Hans-Ludwig Kröber

Mord im Rückfall

45 Fallgeschichten über das Töten

Medizinisch Wissenschaftliche Verlagsgesellschaft

Der Autor

Prof. Dr. med. Hans-Ludwig Kröber
Zentrum für Forensisch-Psychiatrische Begutachtung (ZFPB)
Schlossstraße 50
12165 Berlin

MWV Medizinisch Wissenschaftliche Verlagsgesellschaft mbH & Co. KG
Unterbaumstraße 4
10117 Berlin
www.mwv-berlin.de

ISBN 978-3-95466-429-0

Bibliografische Information der Deutschen Nationalbibliothek
Die Deutsche Nationalbibliothek verzeichnet diese Publikation in der Deutschen Nationalbibliografie; detaillierte bibliografische Informationen sind im Internet über http://dnb.d-nb.de abrufbar.

Produkt-/Projektmanagement: Bernadette Schultze-Jena, Berlin
Lektorat: Monika Laut-Zimmermann, Bernadette Schultze-Jena, Berlin
Layout & Satz: zweiband.media, Agentur für Mediengestaltung und -produktion GmbH, Berlin
Druck: druckhaus köthen GmbH & Co. KG, Köthen

Zuschriften und Kritik an:
MWV Medizinisch Wissenschaftliche Verlagsgesellschaft mbH & Co. KG, Unterbaumstraße 4, 10117 Berlin, lektorat@mwv-berlin.de

Inhalt

Einleitung: Wird er es wieder tun?

Das tut man kein zweites Mal, denkt man. Totschlag. Oder gar Mord. Das schlimmste Verbrechen, darauf die Höchststrafe, und verbüßt: Das tut man kein zweites Mal. Denken wir, aber denkt der Verurteilte genauso, der freundlich lächelnd vor uns sitzt? Wahrscheinlich. Aber wird er seine guten Vorsätze zu einem straftatfreien Leben nach der Entlassung aus der Jugendstrafe, aus der befristeten Freiheitsstrafe wegen Totschlags oder verminderter Schuldfähigkeit, ja aus der lebenslangen Freiheitsstrafe auch verwirklichen können? Was könnte ihm in die Quere kommen, was wird ihn aus dem Schritt bringen, wann wird er kapitulieren und sagen: Ich bin halt nicht so wie ihr braven Bürger. Ich bin so jemand, der, wenn es nötig ist, auch tötet.

Dieses Buch beschreibt Männer, die nach einer Verurteilung wegen eines versuchten oder vollendeten Tötungsdelikts in Haft (oder vereinzelt in den Maßregelvollzug) gekommen waren, erneut getötet oder zu töten versucht haben.

Die Ausgangsfrage, ob ein Verurteilter nach Entlassung in Freiheit ein Tötungsdelikt begehen könnte, ist eine Standardfrage bei der kriminalprognostischen Begutachtung und bei den Fortdauer- oder Entlassungsbeschlüssen der Strafvollstreckungskammern. Wenn jemand nie ein Gewaltdelikt begangen hat, geschweige denn ein Tötungsdelikt, kann man diese Frage schnell abhaken. Die prognostische Ausgangsfrage der Strafprozessordnung lautet, ob keine Gefahr mehr besteht, dass die in den früheren Taten zutage getretene Gefährlichkeit fortbesteht. Mögliche künftige Tötungsdelikte sind dann in Betracht zu ziehen, wenn der Verurteilte eine „polytrope" Delinquenz ausweist, also eine Vielzahl unterschiedlicher Delikte begangen hat (Diebstahl, Raub, Körperverletzung, sexuelle Nötigung) und wenn insbesondere eine tatsächliche Steigerung der Tatintensität und der Rücksichtslosigkeit des Täters zu beobachten ist. Frühere manifeste Gewaltanwendung, auch bei Sexualstraftaten, verlangt nach einem Nachdenken über das Risiko der Steigerung bis hin zu Tötungsdelikten.

Wenn aber nun bereits ein Tötungsdelikt zu Buche steht? Natürlich macht sich jeder, der hier eine prognostische Einschätzung abgeben soll, Gedanken, ob es wieder zu einem Tötungsdelikt kommen könnte. Zumal wenn es mehrere Tote gegeben hat, oder die Tat als besonders gemein, infam, oder besonders grausam imponiert. Das könnte zwar bereits zu der Klassifizierung als Mord und nicht als Totschlag geführt haben, und mithin zu einer Mindestverbüßungsdauer von 15 Jahren und mehr – es gibt Verurteilte mit einer Mindestverbüßungsdauer von 20, ja von 30 Jahren. Aber viel hängt davon ab, wie alt der Verurteilte bei der Tat war. Die Schuldschwere einer Tat, die sich in der Strafdauer spiegelt, ist aber nicht zweifelsfrei ein kriminalprognostisch verwertbarer Hinweis auf Rückfallgefahr.

Wird jemand wieder töten? Kriminalprognostische Experten zerbrechen sich den Kopf darüber, aus der kleinen Minderheit der Straftäter, die getötet haben, die noch viel kleinere Minderheit im Vorhinein zu erkennen, die es wieder tun könnte. Dass sie es dann tun werden, versucht man zu verhindern – indem jemand nicht entlassen wird, oder der Entlassene stützend und kontrollierend so umsorgt wird, dass er die schlechte Prognose widerlegt.

Tötungsdelikte sind in Deutschland selten. Im Jahr 2010 wurden 690 Menschen Opfer von Tötungsdelikten (davon 10% Kinder), 1.900 Fälle wurden von der Polizei als versuchter Totschlag eingestuft, viele davon wurden schließlich als Körperverletzung abgeurteilt. Die Polizeiliche Kriminalstatistik 2010 erfasste 692 Tatverdächtige wegen Mordes und 1.505 Tatverdächtige wegen Totschlags.

Wegen Totschlags verurteilt wurden 2011 schließlich 345 Angeklagte (davon 40 Frauen), wegen Mordes 132 Personen (10 Frauen), wegen versuchten Mordes 93 Personen (12 Frauen) – dabei liegt die Aufklärungsquote bei 95%. Mit 570 Verurteilten wegen diesen Tötungsdelikten war das Ergebnis 2011 so niedrig wie nie; 2007 waren es noch 697 gewesen. Die Zahl der Tötungsdelikte geht in Deutschland seit zwanzig Jahren mal mehr, mal weniger, aber insgesamt kontinuierlich zurück. Das hat mit der Altersstruktur zu tun, aber keineswegs nur damit.

Eine offizielle Statistik der Menschen, die nach zwischenzeitlicher Bestrafung ein zweites Mal getötet haben, gibt es nicht. Durch die deutsche Literatur geistert die Zahl, die die Psychologin I. Rode und der Sozialwissenschaftler A. Legnaro (1994) in einem Buch über psychiatrische Begutachtung vor Jahren genannt haben: Nämlich 3% der aus der Haft entlassenen Tötungsdelinquenten würden erneut mit Tötungsdelikten auffällig. Wie diese Zahl zustande kam, ist unbekannt. Manchmal findet man auch die aparte Angabe von „0 bis 3%".

Es gibt in Deutschland keine Entlassungsstatistik. Nicht alle zu Freiheitsentziehung Verurteilten werden in Freiheit entlassen, manche werden in ihr Heimatland abgeschoben, manche sterben in Haft an Krankheit oder Unfall, manche wechseln in eine andere Form der Freiheitsentziehung (Vollzug einer anderen Haftstrafe oder Maßregel). Wenn in Deutschland jährlich etwa 600 Verurteilte mit Tötungsdelikten in Freiheit entlassen werden sollten, und 3% von ihnen würden – im Laufe der nächsten Jahre – einschlägig rückfällig, so wären das jährlich 18 künftige Kapitalverbrecher auf 80 Millionen Einwohner, einer auf 5,5 Millionen – einer in Berlin, drei in NRW. Sind es so viele?

Vor einigen Jahren gab es in Berlin eine vorübergehende Häufung von Begutachtungsfällen, bei denen eine lange Freiheitsstrafe verbüßt wurde, weil jemand im Rückfall getötet hatte. Damals dachte ich, es müssten mehr sein als 3%, und fing an, Fälle zu sammeln.

Dies geschah zusammen mit der psychiatrischen Kollegin Dr. Corinna Paar, die auch die sehr dürftige Literatur über diese Tätergruppe erfasst hat: Es gibt nichts wirklich Verwertbares. Die Forschung befasst sich lieber mit Tätern, die beim Amok oder terroristischem Anschlag gleich viele Menschen töten, und sie befasst sich seit Langem begeistert mit Serientätern, obwohl die nun noch seltener sind und keineswegs idealtypisch die Problematik von Mördern und Totschlägern abbilden (Dern 2011). Ich verdanke Frau Dr. Corinna Paar viele fruchtbare Diskussionen und eine Reihe von Fällen, die sie beigesteuert hat und in diesem Buch eingegangen sind: Vielen Dank!

Nachdem sich anfangs schnell ein Grundstock von interessanten, aber auch recht unterschiedlichen Fällen bildete, dauerte es dann mehrere Jahre, bis der Umfang von 45 Fällen erreicht war. Arbeitsbegriff für diese Männer war „Mehrfachtöter“ in Abgrenzung von Serientätern. Unter Serientätern versteht man Personen, die bis zu ihrer Ergreifung Serien von mehreren, manchmal vielen gleichartigen Taten begangen haben. Serientäter gibt es in allen Delinquenzgebieten: bei Dieben, Räubern, Betrügern, Kindesmissbrauchern, Vergewaltigern. Sie machen weiter, der Erfolg gibt ihnen Recht, bis sie doch geschnappt werden. Bei Serienmördern ist der Grund für immer neue Taten nicht ganz so einleuchtend wie bei Bankräubern – das macht sie geheimnisvoll und fürs Publikum interessant. Es gibt des Weiteren Leute, die mehrere Menschen auf einmal getötet haben, beim Amoklauf, bei terroristischen Attacken, beim Bandenkrieg: Auch um die geht es nicht – auch wenn so jemand sich als Wiederholungstöter in der Sammlung befindet.

Die „Mehrfachtöter“ haben trotz Bestrafung erneut getötet. Das ist die Definition. Sie sind nicht mysteriös und von dunklen Mächten getrieben, sondern sie stehen eher unter dem Verdacht, dass sie Versager sind, zumindest charakterlich, oder beinharte Psychopathen, oder eben doch von einer sexuellen oder asexuellen Paraphilie besessen – mit Schwerpunkt auf dem jahrhundertalten Konzept der „Besessenheit“. Die gute alte Besessenheit ist von vielen Psychologen und Sexologen übernommen worden als „Paraphilie“. Die treibt man heutzutage mittels Kriminaltherapie aus, glaubt man zumindest. Aber die genauere Musterung der Fälle wird zeigen: Es ist alles nicht so einfach zu erklären.

Mehrfachtäter fallen in das kriminologische Forschungsfeld der Rückfalltäter, sie sind Rückfalltäter mit Mord oder Totschlag. 2013 veröffentlichte das Bundesministerium der Justiz (BMJ 2013) eine Studie über die strafrechtliche Rückfälligkeit im Zeitraum von 6 Jahren nach Entlassung in Freiheit (erarbeitet von Jehle, Albrecht, Hohmann-Fricke u. Tetal). In der Kurzfassung heißt es:

> *„Unter den Gewalttätern sind Körperverletzer mit 22% am Ende des sechsjährigen Beobachtungszeitraums am häufigsten einschlägig mit einer erneuten Körperverletzung rückfällig geworden. Personen, die aufgrund eines Raub- oder Erpressungsdelikts verurteilt oder aus der Haft entlassen worden sind, werden zwar deutlich seltener (11%) erneut wegen eines Raub- oder Erpressungsdelikts verurteilt; aber sie fallen häufiger mit erneuten Straftaten aus anderen Bereichen auf: 20% mit Körperverletzung, weniger als 1% mit Tötungsdelikten sowie 37% mit Nicht-Gewaltdelikten.*

Ein anderes Bild zeigt sich bei den Tötungsdelinquenten, die nach sechs Jahren mit 29% eine niedrige allgemeine Rückfallrate aufweisen. Diese Personengruppe wird in der Regel nicht aufgrund eines erneuten Gewaltdelikts verurteilt, sondern wegen anderer Delikte (19%); 8% wegen eines Körperverletzungsdelikts und ca. 1% aufgrund eines Raub- oder Erpressungsdelikts. Weniger als 1% der Personen, die aufgrund eines Tötungsdelikts erfasst wurden, werden erneut mit einem Tötungsdelikt rückfällig.“ (BMJ 2013 [Kurzfassung], S. 9)

Diese Zahlen sind gut und verdeutlichen, dass in Deutschland sehr stabile und weitgehend sichere Verhältnisse herrschen, von denen manch anderes Land nur träumen kann. Gleichwohl: Es gibt sie, die Tötungsdelinquenten, und sie rekrutieren sich, wie man auch hier sieht, überwiegend aus dem Feld der bereits gravierend Straffälligen. Und es gibt sie sogar im Rückfall. Zumindest den würden wir, also die Haftanstalten, Gerichte, Experten und die Gesellschaft, gern verhindern.

Die forensisch-psychiatrische Rückfallforschung ist inzwischen in erheblichem Umfang planiert durch die Erforschung von Risikofaktoren, aus denen dann standardisierte Prognoseinstrumente („Risk Assessment“) entwickelt wurden (Rettenberger u. v. Franqué 2013). Diese helfen aber zum Verständnis der Rückfälligkeit unserer kleinen Spezialgruppe wenig weiter: Wie muss ein Prognoseinstrument beschaffen sein, das eine Teilgruppe von 3% herausfiltert aus einer Gesamtheit, in der die klassischen Risikofaktoren alles dominieren?

Was macht man also mit 45 Einzelfällen, die auch untereinander sehr verschieden sind? Bei jedem einzelnen hatte ich das Gefühl, dass er uns etwas lehren könne, übrigens auch über merkwürdige Gerichtsurteile. Wie bekommen wir eine gewisse Übersicht? Natürlich wurden die Fälle nach feststehenden Einzelkriterien wie Alter, Alter bei Erst- und Folgedelikt, sonstigen Straftaten, Risikomarker etc. ausgezählt und in dieser Weise beschrieben. Die Zahlen sind nicht überraschend, sondern beschreiben eine kriminelle Risikopopulation – mit Männern, die rückfällig werden, ja sogar ein Tötungsdelikt begehen könnten. Mit Ausnahmen, wie immer. Kurzum: Das Besondere dieser Männer ist in den erwartbaren und erhaltenen Zahlen nicht abgebildet. Vielleicht gibt es auch nicht das gemeinsame Besondere, vielleicht ist der böse Zufall in seiner Vielgestalt, also die berühmte „Kontingenz“ der Soziologen und Philosophen, die entscheidende Ursache dafür, dass diese Männer scheiterten und die 97% der anderen nicht, zumindest nicht mit Tötung.

Postulieren möchte ich, erstmal apodiktisch: Es gibt bestimmte besonders wichtige Einflussfaktoren auf die Rückfälligkeit. Erstens das Selbstkonzept und das Motivationsgefüge eines Täters. Zum Zweiten der soziale Rahmen, in dem er sich bewegt und der die Person und ihre motivationalen Ideen immer wieder in akuten sozialen Situationen verknüpft, in denen etwas geht – oder nicht. Und drittens der glückliche oder unglückliche Zufall, der diesen Verknüpfungsprozess im Sinne von Kontingenz (Kröber 2018a) mal stärker, mal weniger stark beeinflusst.

Das Untersuchungskollektiv: Einige Zahlen zur Einstimmung

Wir lernen am meisten über das Töten und das Töten im Rückfall lernen, wenn wir uns die Fallgeschichten anschauen. Aber der Leser soll zuvor zur Orientierung und Einstimmung ein paar Zahlen haben.

Eine erste interessante Zahl wurde von der Menschheit erst spät als Zahl entdeckt und lautet: Null. In diesem Kollektiv sind null Frauen. Frauen sind in der Kriminalität zwar unterrepräsentiert, vor allem bei selbst begangenen Sexualdelikten, aber bei den Verurteilungen wegen Mordes kommen sie mancherorts über die 5-Prozent-Quote. Es gibt sogar Serienmörderinnen (innerfamiliäre Morde, Patientenmorde, Kindstötungen). Es wird auch Frauen geben, die im Rückfall getötet haben (in Friedenszeiten und bei einem funktionierenden Rechtsstaat), aber uns ist keine bekannt. Das müsste die Kriminalprognose bei wegen Mordes verurteilten Frauen erleichtern. Etwas anderes ist es bei Beihilfetaten: Viele Frauen pflegen eine unheimlich große Loyalität zu nahen Verwandten und zu ihrem jeweiligen Geliebten, selbst wenn diese schwer kriminell sind. Das kann sogar lange Strafverbüßungen überstehen.

Die zweite Zahl lautet: 45 Männer wurden gefunden, welche die Kriterien erfüllten. Voraussetzung war, dass der Täter mindestens ein vollendetes Tötungsdelikt begangen hatte und zuvor oder danach – bei zwischenzeitlicher Strafverbüßung bzw. Maßregel – ein weiteres Tötungsdelikt, und zwar zumindest eine versuchte (bedingt) vorsätzliche Tötung. Also Tötung – Strafe – Tötung, oder versuchte T. – Strafe – Tötung, oder Tötung – Strafe – versuchte Tötung. Bei manchen gab es in der jeweiligen Etappe beides, also versuchte und vollendete Taten. In immerhin 8 Fällen gab es Triples: 3 Tatetappen mit zwischenzeitlicher Bestrafung.

Sämtliche hier dargestellten Fälle waren Begutachtungsfälle, überwiegend des Verfassers. In den Falldarstellungen werden keine ärztlichen Geheimnisse verraten, sondern es wird nur zusammengefasst, was in öffentlicher Hauptverhandlung zu erfahren und teilweise in wesentlich ausführlicheren Zeitungsberichten zu lesen war. Wir haben uns orientiert an den Falldarstellungen, wie sie in den Entscheidungssammlungen des Bundesgerichtshofs enthalten sind.

In 32 Fällen (71%) gab es keine Überlebenden: Tötung – Strafe – Tötung. Psychologisch könnte es ja einen Unterschied machen, ob das Opfer beim ersten Mal überlebt hat („Ist ja noch mal gutgegangen."). Das war achtmal der Fall, am häufigsten in der Motivgruppe „Beziehungsstörung zu Frauen: Taten gegen die ablehnende oder verlassende Frau". Es könnte bedeuten, dass gerade im Rahmen der Beziehungskonflikte bei der ersten Tat noch kein maximaler Zerstörungswillen vorhanden war, dass der letzte Nachdruck fehlte. Aber bei so kleinen Fallzahlen kann es natürlich auch reiner Zufall sein. Vor der definitiv tödlichen Rückfalltat hat es nicht bewahrt.

Begutachtet und erfasst wurden also 45 erwachsene Männer, die meisten in Haft, und meistens im mittleren Erwachsenenalter, so mancher über 60, einzelne über 70. Es gab keine Gefangenen des Jugendstrafvollzugs, obwohl in diesem Kollektiv ein Mann ist, der mit 18 Jahren schon seine zweite Tötung beging.

Was auffällt, ist die Frauenlastigkeit bei den Opfern. Das in der Tat ist anders als bei den 96 Männern, die in Berlin derzeit wegen Mordes in lebenslanger Haft sitzen (Kompletterhebung, Trofimova 2018). Sie hatten 105 Tatopfer, nämlich 60 Männer und 45 Frauen. Die Taten spielten sich zu einem erheblichen Teil in der kriminellen Szene ab.

Obwohl auch dieses Kollektiv stark dissozial geprägt ist, gibt es noch deutlich mehr „Privattäter", die ihre Taten als Teil von emotionaler-sozialer Konfliktregulation begangen haben – und das mehr als einmal.

Die 45 Männer begingen 117 Tötungsdelikte, also im Schnitt 2,6 Kapitalstraftaten. 22 Opfer überlebten, ganz ohne Verdienst des Täters.

- 39 der 45 Täter versuchten, Frauen zu töten. Opfer waren 67 Frauen, 13 überlebten, vereinzelt schwerst geschädigt, 54 starben.
- 29 der 45 Täter attackierten Männer, 33 Männer wurden getötet, 9 überlebten.
- 6 der 45 Täter ermordeten Kinder, 3 Jungen und 5 Mädchen.

Wie man sieht, haben viele Täter sowohl Frauen wie auch Männer getötet. Die 6 Täter gegen Kinder haben acht Frauen und einen Mann getötet und zwei Frauen sowie einen Mann zu töten versucht.

Wann, in welchem Lebensalter wurden die Taten begangen?

- Beim ersten Tötungsdelikt waren die Männer im Durchschnitt (wie auch im Median) 22 Jahre alt – das Spektrum reicht vom 15-jährigen Ersttäter bis zum 40-jährigen, spät psychotisch Erkrankten.
- Beim zweiten Tötungsdelikt waren die Probanden im Mittel 34 Jahre alt, das Spektrum reichte hier von 19 bis 60 Jahre.

Mithin betrug der durchschnittliche Abstand 12 Jahre – darunter 2 Jahre im Minimum, 32 Jahre im Maximum. Zwölf Jahre Abstand – das verdeutlicht die Schwierigkeiten der Prognose. Allerdings waren diese Männer nach der ersten Tat (gemeint sind hier immer Tötungsdelikte) nicht 12 Jahre in Freiheit, und relativ häufig wurden die neuen Taten innerhalb der ersten 3 Jahre nach Freilassung begangen.

Man denkt ja immer, wer getötet hat, kommt lange in Freiheitsentziehung und kann schon deswegen nichts mehr anstellen. Das trifft nur bei manchen zu. Nur 10 der 45 Personen waren nach der ersten Tat zu lebenslanger Freiheitsentziehung verurteilt worden. 5 von ihnen waren nach der Verbüßung von 21, 21, 15, 15 und 12 Jahren zur Bewährung entlassen worden und wieder rückfällig geworden. Die 4 anderen Lebenslangen begingen ihre neuen Taten während der Haftverbüßung, zwei versuchte Tötungsdelikte im Vollzug und 2 vollendete Tötungsdelikte im Hafturlaub. Auch eine weitere vollendete Tötung (nach zeitiger Freiheitsstrafe wegen einer ersten, versuchten Tötung) wurde kurz vor dem Zweidritteltermin im Strafvollzug begangen.

Die Öffentlichkeit denkt ja gern, psychisch kranke Rechtsbrecher seien besonders gefährlich, und wenn sie dann im Maßregelvollzug landen statt im Gefängnis, mache das die Lage besonders unsicher. Tatsächlich gehören zum Kollektiv 7 psychisch kranke, schizophrene Täter, von denen aber 3 Männer manifest erst nach den Tötungsdelikten erkrankten. Sie waren entsprechend in den Tatzeiträumen auch nicht in psychiatrischer Behandlung. Von den verbleibenden 4 Männern waren 2 nach der ersten Tat im psychiatrischen Maßregelvollzug gemäß § 63 StGB gelandet; sie waren zweifelsfrei schizophren erkrankt und wurden über Jahre hinweg erfolgreich behandelt. Der eine beging seine zweite Tat nach Jahren psychischer Stabilität und guter sozialer Reintegration, der andere sogar 21 Jahre nach der ersten Tat. Ein junger kurdischer Ersttäter war mehrere Jahre in der türkischen Psychiatrie und war danach remittiert, erkrankte in Deutschland erneut. Im vierten Fall wurde die bereits beginnende Schizophrenie zum Zeitpunkt der Tötung seiner Mutter nicht erkannt, und er kam in Jugendhaft. Die 7 psychisch kranken Täter wurden in der Fallgruppe „Schizophrene Mehrfachtöter" zusammengefasst, also als einzige nach dem Merkmal psychischer Krankheit und nicht anhand der motivationalen Tathintergründe.

Generell ein erhöhtes Risiko für ein zweites Tötungsdelikt haben natürlich alle jungen Ersttäter (bis zum Alter von einschließlich 20 Jahren). Zum Ersten, weil sie stets nur zeitlich begrenzt bestraft werden können, auch bei Mord mit maximal 10 Jahren, oft aber noch kürzer. Zum Zweiten, weil junge Täter schlechter zu einem Kurswechsel zu bringen sind, sie machen unbelehrt weiter wie gewohnt. Zum Dritten, weil sie auch in den Jahren nach Entlassung noch jung sind, und weil auf sie alle Lebensanforderungen intensiver und ungewohnter eindringen als auf Ältere: Sex, Frauen, Geld, Autos, Arbeit, Respekt, sozialer Status. 14 Täter waren nach der ersten Tötung nach Jugendstrafrecht verurteilt worden, obwohl 13 von ihnen mindestens 18 Jahre alt, also Heranwachsende waren, auf die auch Erwachsenenstrafrecht anwendbar gewesen wäre. Hinterher ist man natürlich immer klüger. 5 Verurteilte hatten die Jugendhöchststrafe von 10 Jahren erhalten. Wenn man wegen Mordes im Jugendknast sitzt, ist man in der Regel der „King", im sozialen Ranking gleich ganz oben. Das ist der sozialen Rehabilitation nicht gerade dienlich.

Eine erhöhte Chance auf ein zweites Tötungsdelikt hatten natürlich auch alle Erwachsenen, die besonderer Milde des Gerichts teilhaftig wurden: Umdeutungen von heimtückischen Messerstichen in den Rücken als Notwehr, Verwandlung gezielter Tötung in eine Körperverletzung mit Todesfolge.

Hinzu kommen jene, denen für ihre chronische Alkoholisierung ein deutlicher Strafnachlass gewährt wurde. Es gab zwei Männer, die zuvor gemäß § 64 StGB in einer Entziehungsanstalt gelandet waren, einer sogar anstatt Strafe. Keineswegs durchgängig, aber in einer ganzen Reihe von Einzelfällen gab es auf juristischer Seite entweder kriminologische Ahnungslosigkeit oder eine sich mitfühlend wähnende Realitätsverleugnung.

Man kann an dieser Stelle auf das Erörtern weiterer Zahlen verzichten: Abzubilden ist eine Gruppe von 45 Männern mit überwiegend schlechten sozialen Startbedingungen, dissozialen Prägungen und persönlichkeitsstrukturellen Problemen, von denen aber keiner wegen schwerer Persönlichkeitsstörung in der Psychiatrie gelandet war, und die sich insgesamt in den kriminologischen Kenndaten nicht von einer üblichen Gefängnispopulation unterschied. Was sie von zehntausenden anderen Kriminellen unterschied, war die Tatsache, dass sie getötet hatten.

Bevor wir uns der Frage zuwenden, warum sie ein zweites Mal getötet haben, müssen wir uns Gedanken darüber machen, warum sie überhaupt getötet haben. Ob das schön ist, zu töten, oder schrecklich, oder beides, oder was man damit erreichen will. Was einem das Töten wert ist. Und wie die Seltenheit des „privaten" Tötens im Einzelfall zusammenpasst mit der enormen Häufigkeit des Tötens nicht nur in der Menschheitsgeschichte, sondern auch heute noch, in jeder Minute auf dem ganzen Erdball.

Gewalt und Macht

Gewalt schafft Macht. Mit Gewalt sind Dinge zu erlangen, die man sonst nicht erlangen könnte. Popitz, dessen kurzer Text „Phänomene der Macht" (Popitz 1992) alles Wesentliche über Macht und Gewalt enthält, startet mit der Feststellung:

> *„Die direkte Form von Macht ist die schiere Aktionsmacht: die Macht, anderen in einer gegen sie gerichteten Aktion Schaden zuzufügen, – anderen ‚etwas anzutun'. Das setzt keine dauerhaft überlegenen Machtmittel voraus. Auch dem Schwächeren, der die Gunst der Stunde nutzt, kann gelegentlich Aktionsmacht zufallen. [...] Wer Aktionsmacht ausübt, kann etwas tun, wogegen andere nicht gefeit sind; er hat die Macht, andere etwas erdulden zu lassen. Er kann den Kredit kündigen, das Haus anzünden, den anderen einsperren oder vertreiben, ihn verstümmeln, vergewaltigen, töten. Aktionsmacht ist Verletzungsmacht. [...] Im direkten Akt des Verletzens zeigt sich unverhüllter als in anderen Machtformen, wie überwältigend die Überlegenheit von Menschen über andre Menschen sein kann. Zugleich erinnert der direkte Akt des Verletzens an die permanente Verletzbarkeit des Menschen durch Handlungen anderer, seine Verletzungsoffenheit, die Fragilität und Ausgesetztheit seines Körpers, seiner Person."* (Popitz 1992, S. 43f.)

Jede Vergesellschaftung, Familie, Gruppe, Gemeinde, lebe mit dieser Spannung von Verletzungsmächtigkeit und Verletzungsoffenheit.

> *„Zusammenleben heißt stets auch sich fürchten und sich schützen. Die Verletzbarkeit des Menschen durch den Menschen ist nicht aufhebbar. Kein Erleiden und keine Unterwerfung kann sie irgendwie abgelten."* (Popitz 1992, S. 44)

Manche Machtaktionen richten sich darauf, dauerhafte Machtgefälle zu schaffen oder zu verstärken. Wo dies durch regelmäßige Anwendung und stete Androhung von Gewalt geschieht, haben wir „Gewalträume" im Sinne von Baberowski (2012, 2015). Popitz nennt dies „bindende Aktionsmacht", die von der Wiederholungsdrohung lebt.

Viele Machtaktionen – und gerade die uns hier interessierenden – sind aber im Sinne von Popitz „bloße Aktionsmacht", sind nur auf die aktuelle Zielerreichung ausgerichtet. Betrachtet man die Beziehung zwischen dem Aktionsmächtigen und dem Opfer, so Popitz,

> *„fällt zunächst auf, dass viele Machtaktionen ihren Sinn in sich selbst haben. Der Räuber will nur den Raub, der Rachsüchtige nur die Rache. Mit dem Vollzug der Aktion wird der Verletzte uninteressant. Man will nichts weiter von ihm"* (Popitz 1992, S. 46).

Dass die Fähigkeit, andere Menschen zu verletztén und zu töten, die auch der Schwache hat, im Augenblick ihrer Anwendung Macht konstituiert, bedeutet keineswegs, dass die Taten um der Macht willen begangen werden, wie dies manche Feministinnen bezüglich Vergewaltigungen meinen. Sie sprechen von „sexualisierter Gewalt" und behaupten, den Männern gehe es nicht primär um sexuelles Erleben, sondern um die Herstellung von Macht. Ursache und Wirkung sind aber umgekehrt, und die Macht – zur Bemächtigung des weiblichen Körpers – wird im Standardfall nach Erreichung des Zieles sofort wieder preisgegeben.

Gerade in unserer Gesellschaftsverfassung, in der Sicherheit garantiert erscheint, wird unsere Verletzlichkeit besonders deutlich offenbar in unserer körperlichen Verletzbarkeit. Wir sind nicht nur gefährdet durch die Aggressivität und Erregung anderer, sondern noch stärker durch dessen egoistisches Kalkül. Natürlich gibt es einen Zusammenhang zwischen Aggression und Gewalt,

> *„aber Gewalt setzt nicht unbedingt Aggressionen voraus, nicht einmal eine Stimmung ähnlicher Art. [...] Es ist eine der größten Illusionen zu glauben, dass Kriege gewöhnlich aufgrund von Aggressionen geführt werden. [...] Lockender Gewinn, lockender Ruhm oder die lockende Bekehrung von Heiden sind nicht unbedingt aggressionsbestimmte Motive. Gefährlich illusionär ist vor allem die Ausklammerung jeder Zweckrationalität."* (Popitz 1992, S. 49)

Popitz kommt zu dem Fazit:

> *„Der Mensch muss nie, kann aber immer gewaltsam handeln, er muss nie, kann aber immer töten – einzeln oder kollektiv – gemeinsam oder arbeitsteilig – in allen Situationen, kämpfend oder Feste feiernd – in verschiedenen Gemütszuständen, im Zorn, ohne Zorn, mit Lust, ohne Lust, schreiend oder schweigend (in Todesstille) – für alle denkbaren Zwecke – jedermann."* (Popitz 1992, S. 50)

Die affektive Wertigkeit des Gewalterlebnisses

Allemal erschöpft sich die Gewaltaktion aber nicht im Erreichen des Ziels; die Vergewaltigung, auch wenn sie auf wenig Widerstand trifft, ist ein anderes Lusterleben als der einvernehmliche Geschlechtsverkehr mit dieser oder einer anderen Frau. Gewalt setzt zwar nicht unbedingt Aggressionen voraus, und schon gar nicht einen habituell aggressiven Menschen, aber die Gewaltaktion selbst ist fraglos aggressiv. Es geht hier um das Selbsterleben des Täters im aggressiven Tun, das für ihn sehr anstrengend, aufregend, verunsichernd, phasenweise ängstigend, oder auch perfekt gelingend und belohnend sein kann. Weierstall und Elbert (2012) nennen zunächst die „reaktiv-impulsive Aggression" als Antwort auf eine Bedrohung oder Beeinträchtigung, die für den Täter als erleichternd erlebt werden kann; man möchte die eigene Erregung auflösen.

Wesentlicher für die kriminologische Betrachtung ist aber die „appetitive Aggression", die geplant, zielgerichtet und aus sich selbst heraus Jagd- oder Macht-motiviert ist. Synonym ist die „kontrollierte, Beute-machende Aggression" im Kontrast zur reaktiven, impulsiven Aggression. Letztere agiert offen, aus dem akuten Affekt heraus, impulsiv, ohne antizipiertes Ergebnis, bei hohem Erregungsniveau. Die kontrollierte, Beute-machende Aggression hingegen agiert verborgen, proaktiv, aus einer selbstsicheren Position, mit niedrigem Erregungsniveau und einem antizipierten Ergebnis. Das ist der Standardfall bei vielen Straftaten, auch solchen, die im Nachhinein als Impulstaten oder Affekttaten umgedeutet werden.

Weierstall und Elbert (2012) weisen darauf hin, dass als Motivation instrumenteller Gewalt bislang ausschließlich der Zugewinn an materiellen Ressourcen und Status verhandelt wird, als sozusagen das zählbare Ergebnis.

> *„Gänzlich vernachlässigt wurde sowohl Lust – also ein appetitiver Verstärker – als auch das Potenzial, durch aggressives Verhalten den Status einer Person in der Gruppe zu erhöhen."* (Weierstall u. Elbert 2012, S. 6)

Ganz bedeutsam sei der Zugewinn an Lust (bzw. positiver, angenehm erlebter Aufregung), die beim Ausüben von Gewalt empfunden werden kann. Diesen besonderen Kick gewaltsamen Handelns erleben keineswegs nur Psychopathen. Ein appetitives (lustvolles) Erleben von aggressiven Handlungen sei vor allem bei Männern ein weit verbreitetes Phänomen (schon beim Zuschauen aggressiver Sportsituationen, Actionfilmen oder Schlägereien, nochmal bedeutend intensiver bei eigener Gewaltausübung). Dem müssten angesichts der sehr weiten Verbreitung keine pathologischen Persönlichkeitszüge zugrunde liegen.

Der Autor verweist auf einen wichtigen Gedanken: Erregung gibt es bei nahezu jeder Aggression, der erlittenen wie auch der begangenen. Entscheidend ist die *Valenz* der Erregung, also die affektive Wertigkeit des jeweiligen Erregungszustandes: sehr unangenehm – oder angenehm, gar sehr angenehm, außerordentlich angenehm.

Das gilt natürlich bereits für die legale Aggression im Alltagsleben, bei gemeinschaftlicher, körperlich anstrengender Arbeit, beim Sport, oder auch beim Geschlechtsverkehr. Auch Sex beinhaltet miteinander ringen, Auseinandersetzung, Kräftemessen, und ist ein Musterbeispiel dafür, dass es nicht allein um das Ergebnis geht, sondern um das Erlebnis; nicht allein um die Erregung, sondern die positive, lustvolle, besondere Erregung.

Es gibt natürlich Täter, die sich ihre Tat angenehm vorgestellt haben und sie dann als sehr erregend, aber sehr unangenehm, ja katastrophal erleben. Es gibt Totschläger, die bei der Tat einkoten, die nach der Tat erbrechen. Sie sind leider eine Minderheit, und die aversive Reaktion kommt meist zu spät. Im Regelfall dient die appetitive Aggression dazu, aus einem neutralen Zustand in einen Zustand positiver Erregung zu kommen. Die erfolgreich durchgeführte und positiv erregend erlebte Gewalttat erhöht die Wahrscheinlichkeit, dass dieser Mann eine weitere derartige Tat begehen wird, zumal wenn er sonst wenig Möglichkeiten kennt, in lustvolle Erregung zu geraten. Es interessiert hier aber nicht nur die platte behaviorale Konsequenz. Zu bedenken ist, dass dieses seltene, sehr besondere Erlebnis zu einem biografischen Knotenpunkt wird, der auch in der Rückschau das Selbstkonzept nachhaltig verändern wird –wie auch immer.

Glück haben jene Frauen und Männer, deren appetitive Aggression im Bereich des Verbalen und des nicht Strafbaren verbleibt. Man kann auch mit Worten verletzen, schädigen und dies als lustvoll erleben. Viele Männer aus unserem Kollektiv sind in dieser Disziplin aber nur schwach begabt.

Gewalt und Töten

Wenn man Gewalt einsetzt in der Auseinandersetzung zwischen Banden, Familien, Gruppen, Staaten, muss man auch bereit sein, zu töten. Töten ist die ultimative Form der Gewalt, die dauerhafte, irreversible Ausschaltung eines Feindes. Gewalt will Macht zur Ermöglichung der Aneignung von etwas.

Die Geschichte der Gewalt hat eindrucksvoll der Historiker Karl-Heinz Metz (2010) nachgezeichnet und analysiert. Von Anfang an geht es um Gewalt, welche den weiblichen Körper besitzen will, und Gewalt, welche die menschliche Arbeit und die von ihr erzeugten Güter besitzen will. In der Bannung der Gewalt – zunächst in kleinen Gruppen, Familienverbänden – entsteht Gemeinschaft, weil sich in ihr die Furcht, jene fundamentale Fremdheit zwischen den Menschen, löst (Metz 2010). Zwischenmenschliche Gewalt gab es zunehmend seit Beginn des Ackerbaus, zur Behauptung des eigenen Territoriums. Gewalt wird eingesetzt zum Schutz des Territoriums, und es entsteht so Friedensraum durch Abgrenzung. Es gibt eine ständige Dialektik von Gewalt und Frieden: Ein Friedensraum entsteht durch die herrschaftliche Inbesitznahme der Gewalt. Frieden, Gewaltfreiheit ist auch in früheren Gesellschaften nur möglich in dem Maße, wie ein Gewaltmonopol durchgesetzt wird, das Recht etablieren und Strafe durchsetzen kann. Das Recht erst, so Aristoteles, vollendet die Menschwerdung, und der Mensch wird schlimmer als alle Tiere, wenn er sich von ihm losreißt.

Metz sagt: „Aus Gewalt geht alle Religion hervor und alle Politik.“ (Metz 2010, S. 7). In der Geschichte hat es immer Gewalt und immer das Streben nach Frieden gegeben. Sexualität und Gewalt sind beides Kräfte, die unmittelbar den Körper ergreifen, die eine hohe Intensität entfalten, und die gerade deswegen zur Vermittlung solcher Unmittelbarkeit durch Religion und politische Gemeinschaft zwingen. Gewalt wird also nicht nur durch Herrschaftsmacht, Institutionen, Strafe eingehegt, sondern auch durch Religion, Rituale, soziale Sitten.

Das Leben ist ein heiliges Gut. Töten ist ein Sakrileg. Tiere werden getötet, um ihres Fleisches willen, doch bereits der primitive Jäger spürt, dass er etwas tötet, was in ihm ist: das Leben, schreibt Metz (2010). Die Jagd wird von ihm als „Inkubation des Tötens“ gesehen; von der Jagd geht es zum Raub und dann zur Eroberung. Die alten Gesellschaften, und auch unsere noch, sahen aber keinen grundlegenden Konflikt zwischen dem Töten in weiter Ferne, als Soldat oder Kolonist, und dem Tötungsverbot innerhalb des

Gemeinwesens: Außen mag das Töten herrschen, aber innen der Frieden. Schon die Alten sahen die Gewalt wie eine ansteckende Krankheit: Sie ist bodenlos. Wenn der Krieger, wenn der Gewalttäter in die zivile Gesellschaft zurückkehrte, musste er rituell gereinigt werden. Sonst drohte Ansteckung durch Nachahmung; soziale Interaktion werde wesentlich durch Nachahmung geformt. Heute nennt man das „posttraumatische Störungen“, aber es ist vielleicht doch eher, wie die Alten es sahen, die Gewöhnung ans Töten, der zynisch legitimierte Abschied vom Mitgefühl, der – zurück in der Heimat – vor allem dann virulent wird, wenn der Heimgekehrte hier keine Teilhabe und Einbindung mehr findet und kein Feld, in dem er sich wieder zu sich selbst entwickeln kann.

Aus Gewalt geht alle Religion hervor: Das Christentum als eine Religion der Liebe und der Mitmenschlichkeit ist geboren aus der fundamentalen Erfahrung von Gewalt und Zerstörung. Das schärfste, eindeutigste der 10 Gebote lautet: Du sollst nicht töten. Denn die menschliche Geschichte ist über Jahrtausende immer wieder von Gewalt und Töten bestimmt. Menschen gehören zu den Lebewesen, die sich gegenseitig umbringen, und übertreffen darin jedes andere Wirbeltier. Sie tun dies mit durchaus nachvollziehbaren Gründen: zum Erreichen von Besitz an Dingen, Land oder Frauen, zum Erreichen von Sex, zu jeglichem Vergnügen, doch auch zum schieren Überleben.

Keineswegs kann jeder Mensch zum Mörder werden – unter friedlichen und zivilisierten Rahmenbedingungen wird die große Mehrheit unüberwindliche Hemmungen haben, einen anderen Menschen zu töten – selbst wenn es aus Rache oder Rivalität gute Gründe gäbe, den anderen aus dem Weg zu schaffen oder abzustrafen. Es ist dies eine Frage des Selbstkonzepts: Wer will ich sein, und wie will ich auf keinen Fall sein? Dieses Selbstkonzept braucht Zeit, um sich herauszubilden, stabil zu werden, und es kann sich wandeln unter äußeren Umständen. Es ist stabil, wenn die Person es sich wert ist, nichts Böses zu tun, selbst dann nicht, wenn keiner es merkt. Seit der Kindheit sind wir sicher, dass wir niemanden töten. Schon das Töten von Wirbeltieren fällt enorm schwer. Normalerweise bleibt das so.

Vor 25 Jahren habe ich geschrieben (Kröber 1993, S. 80): „Wer vorsätzlich mit eigenen Händen tötet, weiß, dass er eine unverrückbare Grenze überschreitet.“ „Mit eigenen Händen“ ist hier keine rhetorische Floskel, sondern durchaus konkret gemeint. Es bezeichnet den dramatischen Wechsel von Phantasie, seelischem Innenleben, Affekt zur selbstbeobachteten Handlung. Auch der psychotisch Kranke, der aus wahnhafter Motivation und

Überzeugung ein Tötungsdelikt begeht, weiß in der Regel, dass er hier eine letzte Grenze überschreitet – er hält dies aber für unabweislich geboten. Der psychotisch Kranke dagegen, der einer hochgradigen Angst, Angespanntheit und qualvollen inneren Erregung bei eingeengter Bewusstseinsverfassung durch aktives, aggressives Handeln entkommen möchte, versucht nicht selten, die anwesenden Personen so lange es geht zu schonen, will nicht töten (Janzarik 1991). Sofern es zu Tötungen kommt, handelt es sich bei genauerer Analyse oft um Unfälle. Das Wissen um das Außerordentliche, Erschreckende des eigenen Tuns findet sich – in einem veränderten Bezugssystem – auch beim erweiterten Suizid endomorph Depressiver und, mit einer besonderen Pointierung, bei schwer persönlichkeitsgestörten Menschen. Zweifeln kann man am ehesten bei stark geistig behinderten, hirnorganisch Kranken, die vereinzelt keinerlei Wissen um die Folgen ihrer explosiblen Handlung und keinerlei Fähigkeit zum Normenbezug erkennen lassen; dieses Defizit besteht dann aber nicht nur während einer aggressiven Attacke, sondern grundsätzlich.

Wer vorsätzlich mit eigenen Händen tötet, weiß, dass er eine unverrückbare Grenze überschreitet. In ihrem existenziellen Gewicht sind Mord und Selbstmord nahe verwandt. Töten liegt in einem von Schaudern umgebenen Tabubereich, der ihn dem zügigen Zugriff der Alltagspsychologie entzieht; Töten ist nicht Element normalpsychologischen Kalküls, sondern eine affektiv stark besetzte, vielleicht auch instinkthaft gesicherte Grenze.

Spricht man davon, jemand wisse vom Tötungsverbot, so ist dieses Wissen kein rein kognitiver Bestand, sondern die emotional intensiv befrachtete Basis für Angstentlastung und für die Sicherung der eigenen physischen Existenz gegenüber den sonst stets zu befürchtenden aggressiven Attacken anderer. Wahrscheinlich spielt die Reziprozität des Tötungsverbotes, seine enge Verknüpfung mit eigener basaler Vernichtungsangst, eine gewichtige Rolle für seinen Erwerb und die tiefgehende intrapsychische Verankerung. (Es stünde dies auch nicht im Widerspruch zur Tötungshandlung im Krieg oder Bürgerkrieg.)

Das von der Gesellschaft aktuell verbürgte Tötungsverbot ist kein rein intellektuelles Wissen, sondern von hoher, individuell verhaltenssteuernder Wertigkeit und Potenz. Wird das Einbeziehen des Tötens in die eigene Überlegung zur Lösung eines Problems, hat sich der Täter mit dem Schaudern auseinanderzusetzen, dass man nach einer solchen Tat unwiderruflich außerhalb der sozialen Gemeinschaft stünde – ob diese den Täter nun entdeckt oder nicht –, außerhalb jener Gemeinschaft also, die allein die eigene

Existenz zu ermöglichen imstande ist. Jeder Mord ist gleichbedeutend mit einem sozialen Selbstmord, auch davon gibt es ein – nicht notwendig sprachgedankliches (Schmidhäuser 1966) – Wissen. Der eigenartige Reiz, die depressiv-traumartig verzerrte Atmosphäre der Ripley-Romane von Patricia Highsmith z.B., resultiert aus eben dieser unlebbaren Fiktion des „normalen" Weiterlebens nach dem eigenen Mord.

Möchte ich das, was ich vor 25 Jahren in dem Saß-Buch über „Affektdelikte" (Kröber 1993) schrieb, revidieren? Es hat psychologische Diskussionen gegeben, ob es eine Tötungshemmung gibt. Aber jegliche Selbsterfahrung spricht dafür. Dass diese Tötungshemmung überwunden werden kann, manchmal relativ schnell überwunden werden kann, wenn die soziale Umgebung (Krieg, Bürgerkrieg, Bandenwesen) es selbst auch tut und einen in diesem Tun bestärkt (Elbert et al. 2010, 2015; Neitzel u. Welzer 2012), ist inzwischen unstreitig. Aber keineswegs bei jedermann, und nicht ohne massive bedrängende Rahmenbedingungen. Am leichtesten geht es bei pubertären Jungen, haben Elbert et al. (2015) gezeigt. Entwickelte, ausgereifte Persönlichkeiten werden sich eher widersetzen, und zwar in dem Bewusstsein, dass sie so etwas auf keinen Fall tun werden. Warum Menschen Straftaten begehen, warum sie im Besonderen sogar Tötungsdelikte begehen, wird kriminologisch-soziologisch in den Delinquenztheorien verhandelt (Hermann 2009).

Betrachtet man die Menschen, die sich – zu Friedenszeiten in einem Rechtsstaat – über das Tötungsverbot hinweggesetzt haben, so trifft man auf gravierende Einflussfaktoren, welche die Bereitschaft zur Gewaltanwendung und schließlich auch zur Tötung fördern.

Der wichtigste und häufigste Faktor: Miserable, instabile, gewalttätige und verrohende Aufwuchsbedingungen, in denen Kinder nur überleben, wenn sie sich strikt egoistisch verhalten und oftmals eine Einzelkämpfer-Lebensweise entwickeln – auch wenn sie soziale Kontakte haben, machen sie alles mit sich allein aus. Andere machen erst später im Rahmen chronischer massiver Konflikte, z.B. in Partnerschaften, einen Wandel des Selbstkonzepts durch. Man ist nach wie vor grundsätzlich gegen Gewalt, aber im konkreten Einzelfall dafür. Man übt körperliche Gewalt aus, und erlebt dies auch durchaus befriedigend, spannungslösend, die eigene Person erhöhend, und man passt schließlich das normative Regelwerk des Selbstkonzepts an die bereits geübte Praxis an.

Insofern ist, aus meiner Sicht, ein wesentlicher Faktor für Tatentscheidungen das Selbstkonzept.

Ein weiterer ist die Motivation: Man kann das Töten für den eigenen Vorteil, oder den seiner Familie oder seiner Gang, für in Ordnung halten – es gibt aber gegenwärtig keinen Grund, jemanden zu töten, also lässt man es. Es sei denn, man möchte mal das Gefühl genießen, wie es ist, jemanden zu töten. Aber das ist es den meisten nicht wert.

Aber Tatmotive, zumindest für Gewalt, gibt es hienieden reichlich: Besitz, Gold, eine Frau, noch eine Frau, Macht, Rache. Es sind starke Motive, und je nachdem, wie die Dinge laufen und wie die Rahmenbedingungen sind, kann Töten eine Option sein. Ein zu lebenslanger Freiheitsstrafe verurteilter Mann, der im vermeintlich perfekten Mord seine Frau getötet hatte, sagte nach langer Strafzeit: Es sei so, wie es im Schnee-Kapitel von Thomas Manns „Zauberberg" steht: Man darf dem Tod keine Herrschaft über die eigenen Gedanken einräumen. Töten, auch das Selbsttöten, muss ein Tabu sein, an dem nicht gerüttelt wird. Wer anfängt, über das Töten als Lösung seiner Probleme nachzudenken, ist in Gefahr. Wer nicht nachdenkt und die Dinge auf sich zukommen lässt und dann kurzschlüssig auf die Tötungslösung verfällt, ist immer schon in Gefahr. Dummheit ist eine Gefahr für böse Taten, auch die Dummheit der Intelligenten.

Seine komplexe Tatmotivation muss dem Täter nicht in allen wesentlichen Aspekten bewusst sein. Es reicht wenn er sagt: Das hat sie verdient. Oder: Sie sollte mich nicht durch ihre Zeugenaussage wieder in den Knast bringen. Man tut gut daran, erstmal die offen zutage liegenden Motive ernst und für bare Münze zu nehmen, bevor man über unbewusste Motive oder gar einen Wiederholungszwang spekuliert. Auch Geschlechtsverkehr wird ständig wiederholt, aber nicht infolge eines unbewussten psychoanalytischen Wiederholungszwangs, sondern weil man genau das wieder möchte, was man dann auch bekommt.

In diesem Buch gehe ich davon aus, dass die Täter getötet haben, weil sie dafür Gründe hatten. Diese Gründe nenne ich Motivation oder das Motivationsgefüge. Diese trifft fatal mit einer – zufälligen oder selbst geschaffenen – sozialen Situation zusammen, in der scheinbar andere Lösungen unmöglich oder weniger gut sind und die jedenfalls die Ausführung der Tötung ermöglichen und nicht verhindern kann.

Totschlag und Mord im Rückfall

Bei den Personen, mit denen wir uns hier aus kriminologischer, psychologischer und psychiatrischer Perspektive befassen, interessiert uns zunächst nur, dass sie getötet haben. Wir unterscheiden dabei nicht zwischen Mord und Totschlag. „Totschlag" im Sinne von § 212 StGB besagt, dass man jemanden bewusst getötet hat oder doch so behandelt hat, dass man damit rechnen musste, dass er dadurch stirbt. Das hat man dann „billigend in Kauf genommen" oder auch direkt beabsichtigt gehabt. „Mord" im Sinne von § 211 StGB ist eine besonders qualifizierte Form des Totschlags, es muss für ihn eines der sogenannten „Mordmerkmale" erfüllt sein, als da sind: die Begehensweisen Heimtücke oder besondere Grausamkeit, und die Motive Habgier, Mordlust und andere niedrige Beweggründe, oder Mord zur Ermöglichung oder Verdeckung einer anderen Straftat (wie Vergewaltigung oder Raub).

Bereits über die Menschen, die einmal getötet haben, gäbe es noch viel zu sagen. Doch wir wenden uns unserem eigentlichen Thema zu: Den Menschen, die trotz zwischenzeitlicher Bestrafung wegen eines ersten Tötungsverbrechens sogar ein zweites Mal einen Menschen getötet oder zu töten versucht haben. Die Zahl dieser Menschen ist klein.

Durch die Krimi- und True Crime-Literatur sowie durch Filme und Fernsehserien geistern die (zumeist sexuell-destruktiv motivierten) Serienkiller, angefangen mit Jack the Ripper bis hin zu Jürgen Bartsch. Sie sind nicht unser Thema, soweit sie unentdeckt aus stets dem gleichen Motiv ihre Taten begehen. Uns interessieren die Personen, die – aus ganz unterschiedlichen Motiven – einst ein Tötungsdelikt begangen haben, als Täter ermittelt und bestraft wurden, und die dann rückfällig wurden. Das sind, wie gesagt, sehr wenige.

Bei genauer Betrachtung stellt man fest, dass die langen Haftzeiten für Mörder zumeist nicht einer anhaltenden Gefährlichkeit geschuldet sind, sondern der Schwere ihrer Schuld. Sie sind also Ausdruck der Strafverbüßung, nicht einer Wiederholungsgefahr. Auch wenn die Mindestverbüßungsdauer festgelegt ist, auf 15 Jahre, oder bei besonderer Schwere der Schuld auf mehr als 15 Jahre, 18, 22 Jahre oder mehr, bleiben manche doch deutlich länger hinter Gittern. Denn sie werden nicht gelockert. Positiv bewältigte Lockerungen (begleiteter Ausgang, Alleinausgang, Beurlaubungen, Offener Vollzug) sind in der Regel Voraussetzung für eine Entlassung aus der Haft durch die zuständige Strafvollstreckungskammer des Landgerichts. Über Lockerungen entscheidet allein die Haftanstalt, denn sie hat die Verantwortung für den Gefangenen. Ihr Direktor steht im Feuer, wenn ein Gefangener flieht oder eine neue Straftat begeht. Also erklären die Strafanstalten insbesondere bei Gefangenen mit besonders schlimmen Taten (oder bei unsympathischen, arroganten, aufsässigen etc. Gefangenen), warum sie den Gefangenen trotz Ablauf der Mindestverbüßungszeit nicht lockern können. Der Argumente gibt es viele: Der Gefangene habe seine Straftat noch nicht hinreichend „aufgearbeitet". Er habe sich zwar mit seiner Tat auseinandergesetzt, aber „nicht hinreichend authentisch". Er habe die Tat durchgearbeitet, aber nur kognitiv mit dem Kopf, nicht emotional. Er habe nicht die unbedingt erforderliche, mindestens dreijährige (real dann sechsjährige) Sozialtherapie absolviert, diese müsse den Lockerungen vorangehen. Er zeige mit seinen Scherzen über Blondinen ein deliktnahes, frauenverachtendes Verhalten. Er zeige noch nicht genügend Opferempathie. Und so weiter, das Arsenal ist groß, der Zusammenhang mit einer fortdauernden Gefährlichkeit ist zumeist klein oder nicht vorhanden.

Der Mythos von der anhaltenden Gefährlichkeit des Mörders wird bestimmt vom Bild des Serienkillers. In den Buchhandlungen gibt es oft das True Crime-Regal, in dem die Serienkiller reüssieren, insbesondere, seitdem das FBI sie entdeckt hat und daraus das Profiling, also die Bestimmung von bestimmten Merkmalen der Wiederholungtäter, abgeleitet hat. Diese Serienkiller werden, zumal in den Medien, fast durchweg als sexuell-pervers motivierte Täter dargestellt und beleuchten oftmals auch die begrenzten kriminalistischen Möglichkeiten zu einer bestimmten Zeit in einer bestimmten Region. Es gibt aber nicht nur die sadistischen Serientäter à la Hannibal Lecter, sondern auch schizophrene Serientäter wie den UNA-Bomber Ted Kaczynski, es gibt Berufskiller à la Mafia, es gibt Mütter, die Jahr für Jahr ihr Neugeborenes töten, Krankenschwestern, die unliebsame Patienten und Familienangehörige ins Insulinkoma schicken, und schließlich politisch drapierte Serienmörder, die ihren tödlichen Narzissmus durch das Umbringen von Ausländern pflegen und feiern. Im Kleinen sind das die NSU-Herrschaften, im Großen die Heydrich, Himmler, Stalin oder Pol Pot. Und so finden wir bereits im Bereich der Serienmörder eine Bandbreite unterschiedlicher Motive: sexuelles Begehren, sexuelle Perversion, Rache, Bereicherung, Bequemlichkeit, Beziehungsgestörtheit, Mordlust (mörderischer Narzissmus).

Mordlust war eine Zeitlang eine politisch unkorrekte Motivzuschreibung; man warf dem Text des Strafgesetzbuches, das „Mordlust" als ein mögliches Mordmerkmal benennt, vor, es sei unpsychologisch und so etwas gebe es nicht. Vielmehr stimme die Umkehrung (Pfäfflin 1982), in der Tat werde die Lust gemordet. Das Tötungsdelikt sei die Abwehr der Angst vor der übermächtigen Frau oder dem übermächtigen Sexus. Soweit es um Sexualmorde geht, mag Pfäfflin Recht haben; man kann die Transformation des sexuellen Begehrens in den Sadismus als Unfähigkeit zur Lust in der sexuellen Begegnung sehen, ersetzt durch die Zerstörungslust. Mordlust aber bleibt da eine interessante motivationale Erwägung, wo gerade keine sexuelle Konnotation sichtbar ist, wo der allseits gebildete SS-Mann und Lagerkommandant vom Balkon seines Hauses mit dem Gewehr ins KZ hineinschießt und Menschen abknallt wie Blechwildschweine im Schießstand auf der Kirmes. Welcher Begriff käme dem unterstellbaren Motiv näher als „Mordlust"? Sicher nicht Hass, sicher nicht ideologische Verblendung, sicher nicht Fanatismus, sicher nicht Antisemitismus: Er hasst die Gefangenen nicht, er verachtet sie, und es spielt für ihn keine Rolle, ob sie Juden, Zigeuner oder Kommunisten sind; entscheidend ist, dass er die absolute Macht über sie hat. Sie haben verloren, sie sind völlig machtlos, sie stehen in jeder Hinsicht zu seiner Verfügung. Im Hineinballern feiert er seine Macht und Größe. Just for fun und nebenbei, er kann es auch lassen, und es läuft dann alles entsprechend den KZ-Regeln von Arbeit und Vernichtung.

Wir sehen: Man kann nicht über das zivile, das private Morden reden, ohne über das organisierte, zumeist staatliche Morden zu reden, über Krieg, Bürgerkrieg, Revolution und Terror. Die Geschichte der Gewalt (Metz 2010) ist von Anfang an eine Geschichte glorifizierter Gewalt, von Familien, Stämmen, Dörfern, Städten, Regionen, Volksgruppen, Völkern, Staaten. Wir müssen, um den Rahmen und die Maßstäbe nicht zu verlieren, die Psychologie und Zweckbestimmung dieser Gewalt im Kopf behalten, wenn wir uns dem einzelnen, „privaten", auf eigene Rechnung arbeitenden Mörder oder Totschläger zuwenden. Und auch bei ihm müssen wir befürchten, dass trotz all der Widrigkeiten, die mit dem Töten verbunden sind, der Anstrengung, dem Geruch, dem Schweiß, ein Gefühl des Triumphs verbunden sein kann und eine Selbstadelung dieser kleinen Person zu einem außerordentlichen Helden.

In diesem Buch geht es um eine besonders kleine Teilgruppe: Um jene, die es ein zweites Mal getan haben – obwohl sie zwischendurch gefasst und bestraft wurden. Wir hoffen, von dieser kleinen Gruppe etwas zu lernen: Was ist für sie am Töten so bedeutend, dass sie es ein zweites Mal tun? Warum ist es ihnen so wichtig, dass sie dafür das Risiko wahrhaft lebenslanger Haft in Kauf nehmen? Sind sie so unbeherrscht, dass sie nicht anders konnten? Oder ist Töten so großartig, dass sie nicht anders wollten? Oder ist es einfach halt grad so passiert?

Die 45 Mehrfachtöter werden kasuistisch je einzeln dargestellt. Die tatsächlichen Namen wurden eliminiert, auch sonst sollte die Einzelperson möglichst nicht identifizierbar sein. Es werden keine therapeutischen Geheimnisse verraten, sondern Fallinformationen gegeben, die der Leser auch anders bekommen könnte oder bekommen hat, durch die Medien oder den Gang in den Gerichtssaal.

Der Verfasser hat sich bemüht, die einzelnen Fallgeschichten weder lang noch langweilig zu machen, sodass man diese Kasuistik mit Neugierde, Spannung und geistigen Gewinn durchlesen und sich seine eigenen Gedanken machen, seine eigenen Theorien entwickeln kann. Die Fallgeschichten sind das Wichtigste an diesem Buch. Was vorher und nachher geschrieben steht, sind Notenblätter eines forensischen Diskurses; die Fallgeschichten aber sind die Musik, für die dieses Buch gemacht wurde. Nützliches Wissen lernen wir aus Erfahrungen, und Narrative liefern Erfahrung.

Die Motivgruppen

Warum töten Menschen? Warum töten sie trotz Straferfahrung ein zweites Mal? Die erste Antwort auf diese Frage erfordert eine Klärung des Motivs: Was wollten sie erreichen? Die nächste Frage wäre dann: Warum wollten sie es ausgerechnet auf diesem Weg erreichen und nicht auf einem anderen, erlaubten oder doch zumindest nicht so verwerflichen Weg? Die dritte Frage wäre, was waren die Rahmenbedingungen, unter denen die Tat so und nicht anders begangen wurde; was hat die Entscheidung für eine Tötung mit innerpsychischen Faktoren der Täter zu tun und was mit der aktuellen Lebenssituation? Dass wäre dann die „durch die Tat zutage getretene Gefährlichkeit", wie es in § 454 Absatz 2 der Strafprozessordnung (StPO) heißt.

Wir haben im Kapitel über Gewalt und Macht gesehen: Menschliche Gewalt dient seit Jahrtausenden dem Zweck, sich die Verfügung über bestimmte materielle Güter, Land und Menschen, insbesondere Frauen zu verschaffen: Besitz. Besitz bedeutet Macht, Potenz, Sex, Zukunft. Betrachtet man nicht Staaten, nicht soziale Großgruppen und Organisationen, sondern Einzeltäter in Friedenszeiten in einem Land mit stabiler Rechtsordnung, so ist Gewalt sehr häufig ein Mittel, um sich in den Besitz von Geld und Waren zu bringen. Das wäre die erste Hauptgruppe.

Eine weitere Hauptgruppe der sozusagen „privaten" Täter begeht Gewalt- und Tötungsdelikte aufgrund sexuellen Begehrens und aufgrund des schwierigen Verhältnisses, das manche Männer aus unterschiedlichen Gründen zu Frauen haben. Dazu gehören Vergewaltiger, die sich gewaltsam nehmen, was sie haben wollen; einige Vergewaltiger töten. Eine – seltene – Sonderform der Vergewaltiger sind die Sadisten, bei denen das Töten zu dem von ihnen gewünschten Ritual gehört.

Zum anderen waren es Männer, die ihre Konflikte mit den Frauen gewaltsam austragen, zumal wenn diese sich trennen wollen oder bereits gegangen sind. Manchmal werden auch Rivalen, der tatsächliche oder vermeintliche neue Partner angegriffen. Eine kleine, inzwischen vielleicht historisch überlebte Gruppe der Wiederholungstäter ist die der schwulen Männer, die aus Angst vor Bloßstellung ihren Intimpartner töten.

Schließlich gibt es Männer, die zwar auch vordergründig ein „normales" Motiv hatten, Abstrafung eines Verräters, Rache, Schutz vor Entdeckung, Raub, Vergewaltigung – und doch hat man gerade bei ihnen den Eindruck, dass es ihnen vor allem um eines geht: um das Töten. Um den Adrenalinstoß, das Erleben von Allmacht, um das handgreifliche Erlebnis des Tötens. Sie täten es gern öfters, wäre da nicht das Risiko des Gefasstwerdens und der demütigenden Strafe. Das zugehörige juristische Merkmal heißt „Mordlust". Die Gerichte erkennen selten auf Mordlust und nehmen lieber ein anderes, objektivierbares Mordmerkmal wie „Heimtücke" oder „zur Ermöglichung einer anderen Straftat". Denn kaum ein Angeklagter, schon gar nicht sein Verteidiger räumt ein, aus Freude am Töten gehandelt zu haben. Es ist eine Zuschreibung, die sich nur anhand der Delinquenzgeschichte aufweisen lässt; selten einmal gestehen Verurteilte, die nichts zu verlieren haben, einem Gesprächspartner ein, dass sie sich bei der Tat als grandios erlebten.

Oft genügt bereits die Androhung von Gewalt, um z.B. Schutzgeld zu erpressen. Es genügt, dass die manifeste Gewaltausübung – falls man sich nicht fügt – ausgesprochen wahrscheinlich ist. Oft wird durch eine initiale, sehr intensive, ja überschießende Gewaltanwendung demonstriert, was einem blüht, wenn man nicht gefügig ist. Das wäre dann die Herstellung eines „Gewaltraumes" (Baberowski 2012, 2015); solche Gewalträume gibt es in allen Bereichen, die der organisierten Kriminalität unterliegen, gleichermaßen aber auch in den Familien eines gewalttätigen Mannes. Für die Herstellung eines Gewaltraumes – aus dem man Schutzgelder, Drogenprofite, Prostitutionseinnahmen herausholen will – ist es sinnvoll, einen Mord an einem beliebigen Mitglied der Gegenseite zu begehen, der keinen anderen Zeck hat als zu demonstrieren: Wir sind mächtig. Wir schrecken vor nichts zurück. Wir töten, das macht uns nichts aus. Wir werden dafür nicht bestraft. Selbst wenn: Ihr werdet davon nicht wieder lebendig.

James Bond war der Super-Agent, weil er „die Lizenz zum Töten" hatte. Die vermeintliche Größe, die in jedem Mann sichtbar wird, der sich selbst die Lizenz zum Töten erteilt, findet sich mal untergründig, mal unübersehbar, bei allen Motivlagen. Und wenn nachfolgend der Ordnung und der besseren Orientierung halber Motivgruppen aus den 45 Fällen gebildet werden, dann soll das nicht heißen, dass sich die Gruppen trennscharf unterscheiden. Es sind eher „Motivationsschwerpunkte", nach denen geordnet wurde – oft gab es ein Motivbündel, und beim Wiederholungdelikt eine veränderte motivationale Konstellation. Manche Herren könnte man in mehreren Gruppen führen, weil sie z.B. stehlen und rauben und vergewaltigen und töten. Der Leser wird es merken, wenn er die Einzelfälle studiert.

Er wird aber auch merken, wie unterschiedlich die Tatbilder und die Lebensverläufe innerhalb einer Motivgruppe sind. Ein wesentlicher Zweck dieses Buches ist es zu verdeutlichen, wie varianten- und zufallsreich diese Leben nach fast durchgängig miserablen Startbedingungen verlaufen sind. Und: Es gibt Fälle, an denen unsere Empathie-Möglichkeiten scheitern. Andere werden bei dem einen oder anderen eine Spur Mitgefühl erwecken.

Dies gilt auch für die letzte Gruppe, die nicht durch das Tatmotiv vereint ist, sondern durch die schwerste psychische Krankheit, durch eine schizophrene Psychose. Es sind immerhin 7 Männer in dieser Gruppe, von denen 3 allerdings erst nach ihren jung begangenen Taten manifest erkrankt sind. Man nimmt aber an, dass dem Krankheitsausbruch vorangehende psychische Defekte, vor allem Defekte der Affektivität und der Empathie, eine wesentliche Rolle bei den Tötungen gespielt haben. Nur drei der sieben Männer sind „echte" Mehrfachtäter in dem Sinne, dass nach zwischenzeitlicher Ahndung zwei vollendete Tötungen begangen wurden. Einen ähnlich hohen Anteil von Mehrfachtätern, bei der es bei einer der beiden Taten beim Versuch blieb, waren jene mit Beziehungsstörungen gegenüber Frauen: 6 von 9 Verurteilten hatten – zumeist bei der ersten Tat – nicht den Tod des Opfers erreicht.

Es könnte dies neben anderen Faktoren – mangelnde Übung, Störung von außen – auch Ausdruck einer noch nicht völlig überwundenen Ambivalenz gegenüber der Tötung sein. Insgesamt waren es ja 13 Männer, bei denen eine Tat als Versuch abgeurteilt wurde, 6 plus 4 = 10 Männer fallen in diese beiden Gruppen (Beziehungsgestörte und Schizophrene). Vor allem war es aber Zufall und Glück, dass die Opfer der Versuchstaten überlebten. Man muss schon ein gestandener Heizer sein, wenn man es überlebt, dass einem ein glühender Schürstab in den Bauch gerammt wird. Derartiges Vorgehen lässt keine Ambivalenz erkennen.

Es werden nun also die 45 Männer mit ihren Geschichten jeweils knapp in den wesentlichen Aspekten dargestellt, gegliedert nach Motivgruppen. Vor jeder Gruppe kommt ein kurzer erläuternder Text mit den Gedanken eines forensischen Psychiaters über diese Tätergruppen. Dem folgen die „Stories" jedes Einzelnen.

Raubmord

Raubmord scheint die einfachste und klarste Sache zu sein, die man sich vorstellen kann. Das Motiv Raub ist stark, nachvollziehbar, rational: Man will etwas, das der andere besitzt. Man nimmt es ihm weg. Weil der das nicht will, macht man es mit Gewalt. Schon kleine Kinder tun das, und es braucht Jahre der Erziehung, dass sie das lassen und zumindest nur noch stehlen (Kröber u. Paar 2009). Raub setzt voraus, dass es etwas gibt, das man haben möchte; solange das nicht der Fall ist, kann man friedlich zusammenleben. Der Wert des Geraubten muss nicht hoch sein, es ist mehr als ein Raubmord begangen worden, nur um in den Besitz von 5 Euro zu kommen. Raubmord für 800.000 Euro oder für 10 Euro sind ethisch nicht unterschiedlich zu bewerten. Dass es sich im ersten Fall „wenigstens gelohnt hat", macht die Tat nicht besser. Wir ertappen uns immer wieder dabei, dass wir den Wert eines Menschenlebens für einen Rechenwert halten; er ist aber inkommensurabel.

Das Rauben und der Mord sind aber eine Sache der Kosten-Nutzen-Rechnung – nicht immer, aber gerade im professionellen kriminellen Milieu durchaus. Es findet ein Abgleich mit Risiken statt, vor allem dem Strafrisiko. Selten gibt es den Abgleich mit möglichen Nebenwirkungen – nämlich was alles schiefgehen könnte, und wie man sich mit einem Plan B absichern könnte – um möglichst „unnötige" Schäden und nicht zuletzt eine „unnötige" Tötung eines Menschen zu verhindern.

Die Fallsammlung beginnt mit einem Serienmörder, nicht weil er zwei Mordserien hingelegt hat, sondern weil er „Mehrfachtöter" ist: Er hat getötet, wurde dafür verurteilt und lange Jahre inhaftiert, und nach der Haftentlassung macht er bald weiter, weil er es nicht schafft, auf konventionelle Weise Geld zu verdienen und den eigenen Lebensunterhalt zu finanzieren. Wer wie Kristian A. nie in einem freien Arbeitsverhältnis gearbeitet hat, weil er lebenslang gar nicht lang genug in Freiheit war, schafft es nach langer Haft oft auch dann nicht, wenn er in Haft einen qualifizierten Berufsabschluss geschafft hat. Schon gar nicht schafft es der, der in Haft die Arbeit hartnäckig gemieden hat, weil er nicht die Absicht hat, dies zukünftig zu tun, oder gar aus Statusgründen: Weil ein Chef wie er nicht arbeitet, für ihn arbeiten andere. Der hat dann, damit er schuldlos ohne Arbeit ist, Rücken oder so etwas.

Bei Räubern finden wir häufig eine kriminelle Identität. Mit Raub verdient man in drei Stunden so viel wie andere in wochenlanger, monatelanger oder jahrelanger Arbeit. Und der erfolgreiche Raub macht ungleich mehr Spaß und verleiht einem das Gefühl sozialer Überlegenheit. Es ist hier nicht die Rede von den jämmerlichen Raubtaten von Junkies, sondern von den sorgsam vorbereiteten, oft arbeitsteilig durchgeführten Raubtaten, bei denen wirklich große Beute zu machen ist. Modell: Überfall auf Geldtransporter oder Postzug oder Blitzüberfall auf das Juweliergeschäft, das binnen 4 Minuten um entscheidende Bestände geplündert wird. Die tüchtigen Räuber sind in der Regel relativ intelligent, gut kontrolliert, nicht süchtig; manche hätten auch bei der Polizei oder der Bundeswehr Karriere machen können, hätten sie auch gern, aber sie waren schon zu früh straffällig und wurden nicht mehr genommen. Diese Räuber begehen (zumindest in Deutschland) nach Möglichkeit keine Morde, weil dies unnötig ist, den Verfolgungsdruck erhöht und im Falle eines Scheiterns eben lebenslang bedeutet. Solche kooperativ vorgehenden, leistungsstarken Räuber haben wir in diesem Kollektiv nicht.

Wir haben Einzeltäter, die sich entsprechend zumeist mit kleinerer Beute begnügen müssen, manchmal kläglicher Beute, weil man vorher gar nicht weiß, wieviel zu holen ist. Ein mit Kristian A. vergleichbarer Täter aus Norddeutschland, der binnen 14 Tagen 5 hochbetagte alleinwohnende Frauen tötete, die er als Auslieferungsfahrer für Essen auf Rädern kannte, erbeutete insgesamt keine 2.000 DM – weil die alten Damen nichts im Haus hatten. Er war keineswegs schwachsinnig. Aber wir finden unter den Einzeltätern mehr Stümper, mehr Männer mit Suchtproblemen, mit schlechter

Kooperationsfähigkeit – deswegen müssen sie ihre Taten allein begehen und kämen auch nie auf die Idee des kooperativen Handelns. Bei Kristian A. gibt es das schließlich, aber der Mittäter wird in den Tötungsplan gar nicht erst eingeweiht und bleibt weitgehend Staffage.

Dass man für eine möglicherweise geringe Beute eine Mindeststrafe von 5 Jahren Haft riskiert, besagt etwas über das Selbstkonzept dieser Person. Es geht nicht um eine psychische Störung, sondern eine frühe Handlungskonzeption, die im sozialen Umfeld des Kindes und Jugendlichen sinnvoll gewesen sein mag: Nimm, was du kriegen kannst. Wenn du es nicht nimmst, ist es weg. Dann nimmt es jemand anderes. Bei dissozialen Entwicklungen hat man die mangelnde Fähigkeit zum „Belohnungsaufschub", also die Tendenz zur sofortigen Bedürfnisbefriedigung als typisches Merkmal benannt. Das mag aber in bestimmtem Kontext sinnvoll sein: Entweder sofortige Bedürfnisbefriedigung oder gar keine – was jetzt überraschenderweise im Kühlschrank ist, wird morgen nicht mehr drin sein. Warte nicht ab, bis dein Bruder nach Hause kommt oder die Mutter oder ihr aktueller Mann. Da sind dann auch kleine Belohnungen ein Erfolgserlebnis; man hat sich oft schon darein gefügt, dass man keine große Beute bekommt, man schlägt sich halt so durch. So gut wie niemand kommt auf die Idee, dass er dies Wenige auch mit 40 Stunden Arbeit plus Wegezeit pro Woche erlangen könnte. Keine attraktive Alternative. Wenn man aber mal überraschend viel Beute macht, gilt die eigene Methode als erfolgsträchtig und wird beharrlich fortgesetzt, bis man geschnappt und inhaftiert wird. Je nach Alter und Alternativen macht man hinterher so weiter wie vorher. Mit Rauben, nicht mit Töten.

Das Risiko des Raubmords kann man ja eigentlich nur eingehen, wenn es sich um eine sehr sichere Sache handelt, mit minimalem Strafrisiko. Das Töten unbekannter alter Frauen (bisweilen auch Männer) scheint (zunächst) gut zu funktionieren: Es gibt keine Täter-Opfer-Beziehung, durch die man in Verdacht geraten könnte, man ist schnell drin in der Wohnung, keiner hat einen kommen und gehen gesehen. Aber diese wenig professionellen Täter hinterlassen Spuren, und wenn sie bereits erkennungsdienstlich in anderer Sache erfasst sind, ist die Kriminalpolizei schnell dran. Ihre Risikoabwägung war falsch, und bei vielen ist die Risikoabwägung von Wunschdenken, Kritikschwäche und Dummheit geprägt. Dummheit nicht im Sinne von Intelligenzmangel, sondern chronischer Nichtanwendung der eigenen intellektuellen Fähigkeiten. Die Dummheit der Täter ist ein wichtiger Helfer der Polizei – sie kann aber auch zu besonders schlimmen und zerstörerischen Taten führen, weil der Täter in seiner Dummheit keinen anderen Ausweg weiß als die größtmögliche Gewaltanwendung bzw. Tötung. Manchmal steht die Dummheit schon am Anfang Pate: Ich haue die um – und gut ist. Wer trotz Bestrafung wieder auf die gleiche, bald zu Bestrafung führende Masche setzt und beim gleichen Modus Operandi bleibt – erstmal töten, dann Geld suchen –, ist doppelt dumm.

Die meisten unserer Täter sind unter dissozialen Rahmenbedingungen aufgewachsen, aus Trennungsfamilien, Heimaufenthalte, Sozialisation in den Heimen durch vormalige Wehrmachtssoldaten, nun Erzieher, Koedukation durch andere dissozial geschädigte Kinder. So gibt es als Basisausstattung Lügen und Stehlen, wenn möglich auch sexuelle Übergriffe, als Steigerungsform Raub. Und der Raub kippt dann ins Töten, zur Erlangung der Beute, oder zur Beseitigung des Zeugen. Das wiederholte Tötungsdelikt war, wenn Töten nicht ganz gleichgültig war wie im ersten Fall, ein Ausdruck von Schwäche und eines unguten Tatverlaufs, wo der Täter dies für den besten Ausweg hielt. Vor allem aber: Wer auch nach einem Tötungsdelikt und Bestrafung kriminell immer weiter macht, und wer seine Kriminalität nicht gut organisiert und diszipliniert ausübt, hat ein erhöhtes Risiko, irgendwann wieder in eine Situation zu kommen, wo er das Töten für angebracht halten wird.

Kristian A.: Serien-Raubmörder gegen hochbetagte Frauen

> Es ist doch ganz einfach. Aus Freude am Töten und an der Beute. Gemütsarm, manipulativ. Niedriger IQ, hoher PCL-Wert. Von Strafe völlig unbeeindruckbar.

Als der über Serienmörder forschende Kriminalbeamte Stephan Harbort Herrn Kristian A. interviewte, hatte er erst drei Morde begangen. Er hatte mit 21 Jahren zunächst eine 81-jährige Rentnerin, die ihm ihre Wohnungstür geöffnet hatte, mit einer Strumpfhose erdrosselt und war mit ihrer Geldtasche geflohen. Einen Monat später drängte er sich in die Wohnung einer 84-jährigen Frau, erwürgte sie und erbeutete 75 DM. Drei Tage später erdrosselte er seine 72-jährige Großtante, bei der er vergeblich versucht hatte Geld zu borgen; er erbeutete über 3.000 DM und kaufte sich davon Kleidung, einen Radiorekorder und Haschisch.

Er stammte aus einer katastrophalen Familie: Die Eltern trennten sich wegen des Alkoholmissbrauchs des gewalttätigen Vaters, als er 10 Jahre alt war. Der älteste Bruder wurde wegen Mordes 18-jährig zu einer 10-jährigen Haftstrafe verurteilt und starb später, ebenso wie der jüngere Bruder, in Haft. Kristian A. lebte, sofern er überhaupt in Freiheit war, überwiegend von Straftaten. In der Psychopathy-Checklist kam er auf Höchstwerte; gleichwohl erhielt er für die drei Morde, in einem Urteil der 80er-Jahre, eine Gesamtfreiheitsstrafe von 15 Jahren, weil ein mildtätiger Gutachter glaubte, Kristian A. habe ein psychisches Problem mit alten Frauen. Dass alte Frauen leicht zu überwindende Opfer sind, schien ihm und dem Gericht zu simpel.

Kaum verurteilt, beging Kristian A. gemeinschaftlich mit anderen Gefangenen in der Haftanstalt einen schweren Raub in Tateinheit mit gefährlicher Körperverletzung gegenüber einem etwas schrulligen Mitgefangenen, bei dem sich Kristian A. durch ausgedehnte Misshandlungen des Opfers hervortat; er wurde dafür mit einer weiteren Freiheitsstrafe von 5 Jahren bedacht. Nach Vollverbüßung sämtlicher gegen ihn verhängten Freiheitsstrafen, es waren auch noch frühere Verurteilungen offen, wurde er schließlich nach 21 Haftjahren aus dem Justizvollzug entlassen. In dieser Zeit hatte er auch das Interview mit Harbort geführt.

Inzwischen war er 43 Jahre alt. In der Haft hatte der homosexuelle Mann einen Lebensgefährten gefunden, mit dem er nahezu gemeinsam entlassen wurde; der Partner ergab sich jedoch zügig dem Alkohol. Beide kamen zunächst bei der einzigen Schwester von Kristian A. unter, die sie aber schließlich vor die Tür setzte. Sie gingen keiner Beschäftigung nach, sondern finanzierten sich mit kleineren Straftaten. Ein halbes Jahr nach Entlassung überlegten sie, eine ältere Frau, in deren Haus sie wohnten, zu überfallen und zu berauben.

Als diese nach Hause kam und gerade dazu ansetzte, ihre Wohnung zu öffnen, sprang Kristian A. auf sie zu und nahm sie in den Würgegriff, während sein Partner die Wohnungstür aufschloss. In der Wohnung würgte er sie weiter, ließ Wasser ein und legte die zumindest Bewusstlose in die gefüllte Badewanne, wo sie schließlich, soweit sie noch am Leben war, ertrank. Der Partner war davon überrascht, dass Kristian A. die Frau tötete; abgesprochen war nur eine Beraubung.

Der Partner trank jetzt noch mehr und wurde von der Polizei in anderer Sache festgenommen; Kristian A. wusste nicht, wo er abgeblieben war.

Dreizehn Tage nach der vorangehenden Tat machte sich Kristian A. auf die Suche nach einem weiteren Opfer, um seinen Lebensunterhalt aus der Beute zu bestreiten. Er entdeckte eine 83-jährige Frau auf einem Bürgersteig, die einen gebrechlichen Eindruck machte. Er folgte ihr bis zu ihrer Wohnungstür, würgte die Frau, zog sie in ihre Wohnung, erdrosselte sie dort mit ihrer Strickjacke. Dann durchsuchte er die Wohnung nach Geld und Wertsachen und nahm das Bargeld an sich.

Alle Opfer hatten auch gebrochene Rippen, weil Kristian A. den einheitlichen Tatmodus hatte, sich beim Würgen und Drosseln auf den Oberkörper der Frauen zu knien.

Wegen dieser beiden Morde wurde er nun zu lebenslanger Freiheitsstrafe verurteilt und es wurde die besondere Schwere der Schuld festgestellt, zudem die Sicherungsverwahrung angeordnet.

Bei der psychiatrischen Begutachtung imponierte er durch seine manipulativen Fähigkeiten, bei beeindruckender emotionaler Ungerührtheit und einem gewissen Stolz auf seine kriminelle Leistungsbilanz. Bei einer Intelligenzmessung kam er auf einen Gesamt-IQ von 88 mit einem Verbal-IQ von 94 und einem Handlungs-IQ von 82. Es bestand eine gefestigte kriminelle Identität mit einem stabilen dissozialen, delinquenten Lebensstil. Seit dem Alter von 21 Jahren war er nur ein halbes Jahr in Freiheit. Auch vor dem 21. Geburtstag war er in neun Strafverfahren schon zu Freiheitsstrafen verurteilt worden, die aber zur Bewährung ausgesetzt, teilweise erlassen und teilweise nach den ersten Morden verbüßt wurden. Die fünf von ihm begangenen Tötungen imponieren wie einfache Formen der Geldbeschaffung, begangen mit einer fraglosen Freude am Töten. Auch nach dem vierten und fünften Mord log er bei der Begutachtung passgenau, er sei als Kind häufiger zur Großmutter abgeschoben worden, und die habe ihn sexuell missbraucht. Er habe den Eltern davon nichts gesagt – „um Gottes Willen".

Gerd A.: Rückfall nach erfolgreicher Rehabilitation

Katastrophale Heimerfahrungen, 10 Strafverfahren ab Strafmündigkeit, aber nie mit Gewalt. Dann mit 24 ein Raubmord an einem Trödelhändler, lebenslange Freiheitsstrafe. Mustergültiger Gefangener, erfolgreiche Ausbildung zum Industriekaufmann, Entlassung nach 21 Haftjahren. Ein Jahr später ein neuer, eigentlich unsinniger Raubmord – vielleicht eine Verdeckungstat. Kennt man die Lebensgeschichte, erschließt sich manches besser.

Gerd A. wurde ein Jahr nach Kriegsende geboren. Seit dem Alter von 14 Jahren hatte er zehn Strafverfahren wegen Diebstahls, vom Mundraub bis zum schweren Einbruch, aber nie wegen eines Gewaltdelikts. Mit 24 Jahren beging er einen Mord in Tateinheit mit Raub und wurde zu lebenslanger Freiheitsstrafe verurteilt. Er hatte einen kleinen, schmächtigen 69-jährigen Trödler erwürgt und erdrosselt, um möglichst wertvolle Gegenstände aus dessen Gebrauchtwarenladen abtransportieren zu können, so eine Reiseschreibmaschine und ein Kofferradio, die er teilweise zu Geld machen konnte, das er auch bald wieder ausgab. 11 Tage später wurde er festgenommen. Bis zur Rechtskraft des Urteils dauerte der Indizienprozess fast 5 Jahre; Gerd A. leugnete.

In der Haft zertrümmerte er anfangs einmal das Zelleninventar. Er machte über einen Fernkurs das Wirtschaftsabitur mit einem Notendurchschnitt von 1,3. Er bekam in der Haft einen qualifizierten technischen Arbeitsplatz und leitete andere Gefangene an. Er wurde in ein anderes Bundesland verlegt und erreichte 15 Jahre nach der Tat Freigängerstatus. Als Freigänger erhielt er Geldstrafen wegen Körperverletzung (er hatte im Streit einem Mann in den Hintern getreten) und Beleidigung (des Anstaltsleiters). Nach 21 Haftjahren erlangte der 46-Jährige einen anerkannten Abschluss als Industriekaufmann. Bei einer kriminalprognostischen Begutachtung war er hinsichtlich seines Mordes erstmals ansatzweise geständig. Die lebenslange Freiheitsstrafe wurde nach 21 ½ Jahren zur Bewährung ausgesetzt.

Gerd A. verließ mit einem Bargeldbetrag in Höhe 440 DM die Anstalt und zog 600 km weiter in eine Großstadt. Er blieb 1 Jahr in Freiheit. Er lebte von Arbeitslosengeld, erzielte Nebeneinkünfte durch Anfertigen von Steuererklärungen und durch die Organisation von Musikveranstaltungen. In einem Dorfkrug hatte er Einnahmen durch gutbesuchte Diskoveranstaltungen am Wochenende, Feuerwehrball und einige im Kulturhaus vorhandene Ladengeschäfte. Er machte einen längeren Urlaub im Ausland, lernt dort eine Frau kennen und plante die Heirat, die 13 Monate nach der Haftentlassung Mitte August stattfinden sollte.

Im Mai eröffnete eine Bekannte von Gerd A. ein Lokal, das sie abwechselnd mit ihrem Ehemann bewirtschaftete. Anfang August hatte durchgängig der Ehemann, der 52-jährige Herr A. Kneipendienst. Gerd A. verkehrte öfters in dem Lokal und blieb oft lange, so auch in der Tatnacht, als der leicht angetrunkene Gerd A. und der Wirt Herr A. nach Mitternacht die einzigen Personen waren, die noch im Lokal waren. Der Wirt verstaute die Tageseinnahmen von 760 DM in einem Geldsack, als Gerd A. ihm mit einem schweren Bierkrug auf den Kopf schlug. Herr A. war benommen, flüchtete aber zur Tür, wo er eingeholt und niedergeschlagen wurde; Gerd A. schlug weiter auf den Schädel des Wirts ein, der schließlich völlig zertrümmert war. Gerd A. wusch sich hinterm Tresen das Blut von den Händen und öffnete dann mit einem Bajonettmesser die Spielautomaten, an denen er in den Stunden zuvor einiges Geld verloren hatte; jetzt erbeutete er weitere 1.600 DM. In diesem Moment trafen drei Polizisten ein, die von Nachbarn wegen Lärmes alarmiert worden waren. Sofort schaltete Gerd A. um und behauptete, er und der Wirt seien soeben Opfer eines Raubüberfalls durch drei Männer geworden, die auch ihn bewusstlos geschlagen hätten, er sei soeben erwacht. Erstaunlicherweise war aber Gerd A. nicht beraubt worden, sondern hatte 2.400 DM in den Taschen. In einem aufwendigen Indizienprozess wurde er 1994 wegen Mordes in Tateinheit mit Raub zu einer lebenslangen Freiheitsstrafe verurteilt, die Mindestverbüßungsdauer wurde später auf 18 Jahre festgesetzt.

Schließlich wurde er nach 19 Jahren, stark sehbehindert und wegen Fußamputation, Polyneuritis und Diabetes im Rollstuhl, mit 66 aus der Haft entlassen. Gewalttaten traute man ihm nicht mehr zu.

Alles klar? Nicht, wenn man seine Geschichte bedenkt. Kindheit und Jugend verliefen unter katastrophalen Rahmenbedingungen: Das uneheliche

Kind wurde in seinen ersten 10 Lebensjahren ständig abgeschoben, mit 1 Jahr von der Mutter zur Oma, mit 5 Jahren von der Oma ins Heim, danach von Heim zu Heim. Ein Erzieher eines städtischen Waisenhauses schrieb 1954 im gnadenlosen Stil der Zeit über den 8-Jährigen:

> *„G. ist ein sehr verwahrloster Bursche, der weder Ordnung noch Sauberkeit kennt. Trotz täglicher Ermahnungen und Zureden ist er nicht imstande, seine Sachen und Kleider zu pflegen, sich ordentlich zu waschen und etwas mehr auf sich zu halten. In seinem ganzen Wesen gleicht er mehr einem Tier als einem Menschen. Er isst nicht, sondern er frisst, er benimmt sich völlig gedankenlos irgendwie auffällig, so dass selbst die primitivsten Kinder es merken und ihn immer wieder darauf aufmerksam machen. Die Hausarbeiten und Schularbeiten sind maßlos schlecht. Er gibt sich keine Mühe. Er stellt sich sehr dumm an und macht trotz wiederholten Anregungen immer wieder alles falsch. Dabei ist er gar nicht so dumm. Besonders im Rechnen kann er die anderen übertreffen. Aber sonst ist er liederlich, schlampig, unordentlich, faul, träge, ohne Ehrgeiz, ohne sich Gedanken zu machen, lebt er in den Tag hinein. Anfangs machte er die Hosen voll, nässte auch das Bett ein, war unausstehlich, überhaupt nicht ansprechbar. Alle Mühen prallten an ihm ab. Widerstandslos nahm er jede Ansprache und Ausschimpferei entgegen, reagierte nicht, machte seinen Trott weiter. Jetzt ist er so weit, dass er nicht mehr die Hosen vollmacht, das Bett wöchentlich nur einmal nässt, sich Mühe gibt, besser zu schreiben, trotzdem wenig davon zu sehen ist. Er wäre besser für eine Hilfsschule geeignet."*

Das Kind hatte einen später gemessenen IQ von mindestens 110 und war auf der vorangehenden Heimschule durchaus eifrig und erfolgreich gewesen. Der gleiche Erzieher, der später übrigens eines sexuellen Missbrauchs beschuldigt wurde, schrieb fünf Monate später:

> *„[Ich habe versucht], diesen triebhaften Jungen in ordentliche Bahnen zu leiten, jedoch seine angeborene Kleptomanie und sein konstantes Lügen konnten wir ihm nicht abgewöhnen. Er lügt solange, bis er endgültig zu 100 Prozent überführt ist. Nun hat er im September auch ein kleines Mädchen unseres Heims verführt. Da er eine große Gefahr für unsere Mädchen bildet, bitten wir um sofortige Verlegung."*

Gerd A. war damals wohlgemerkt neun Jahre alt. Die Heime wechselten auch deswegen, weil die Mutter den Jungen immer wieder mal zu sich nahm, wenn sie einen neuen Mann hatte oder bei ihrer Mutter lebte. Sie verlor aber stets bald wieder die Lust an dem stets hungrigen Kind, das sie kräftig durch Prügeln zu erziehen versuchte, und gab es dann in das nächste Heim. Mit 12 Jahren hatte Gerd A. mal wieder Glück mit dem Heim, kam gut zurecht, litt nur noch bisweilen unter Bettnässen, brachte gute Leistungen in der Schule und wurde nach Schulabschluss nach Hause entlassen.

Es folgte ein jahrlanger Wechsel der Lehrstellen und Lehrorte. Immer wieder verdarb er seine Chancen durch Disziplinlosigkeiten oder kleine Diebstähle. Mit 17 war er erstmals zwei Monate in U-Haft wegen Diebstahls. Er wurde wieder im Heim aufgenommen, entwendete ein Moped, wurde wegen Diebstahls verurteilt, und es mehrten sich nun die Haftzeiten: 1 Jahr, 1½ Jahre. Er nahm an einer Gruppentherapie teil. Der Psychologe befundete: aggressiv, sture Oppositionshaltung, hungrig nach sozialem Kontakt, hasserfüllt und brutal, jedoch nicht auf krimineller Grundlage, sondern als Folge von Verzweiflungsreaktionen. In der Gruppe arbeite er gutwillig, diszipliniert und überdurchschnittlich fleißig mit. Er besuchte unangekündigt seinen körperbehinderten leiblichen Vater, lebte eine Zeit bei ihm, verprügelte den Vater schließlich erheblich, weil dieser Familienmitglieder geschlagen habe. Die Mutter verbot ihm das Betreten ihrer Wohnung, nachdem er sie bestohlen hatte.

Frauen kennenzulernen bereitete ihm keine Mühe. In Gaststätten fiel er auf, weil er so viel aß. Sein Alkoholkonsum blieb in üblichem Rahmen. Vor dem ersten Mord arbeitete er als Nachtwächter.

Die erste Tötung hatte der 24-Jährige im Rahmen eines dissozialen, leichtsinnigen Lebenswandels begangen. Er lebte in den Tag hinein, machte viele Versprechungen, die er teilweise nicht halten konnte, verbrauchte mehr Geld, als er einnahm. Er brachte sich mit seinen Versprechungen unter Zeitdruck und in Zugzwang. Er tötete sein Opfer, ohne große moralische Bedenken überwinden zu müssen: Dieser kleine alte Mann stand zwischen ihm und der Beute und der Durchführung von ihm angekündigter Geschäfte. Auf seinem damaligen Stand dissozialer Verwahrlosung waren tatsächlich ein Kofferradio und eine Reiseschreibmaschine Grund genug für die Tötung eines Menschen.

Hingegen war erstaunlich, dass er trotz guter Startbedingungen – Abitur, Kaufmannsausbildung, soziale Kompetenz – ein Jahr nach Haftentlassung wieder einen Raubmord beging. Er hatte kaufmännisch erfolgreiche Geschäfte begonnen, stand vor einer Heirat. Er hatte Geschick, mit Leuten und Geschäftspartnern umzugehen und seinen Vorteil umzusetzen. Vielleicht wollte er für einen Neustart in der Heimat seiner künftigen Frau möglichst viel Geld zusammenbringen, Startkapital. Das erklärt aber noch nicht, warum er für 2.400 DM mordet. Die Vermutung bleibt, dass der altgediente Dieb primär einen Diebstahl geplant hatte und vom Wirt erwischt wurde. Oder dass es aus privaten Gründen, im Hinblick auf die Frau des Opfers, zu einem heftigen Streit zwischen den beiden kam, bei dem sein zornmütiges Temperament schließlich doch noch einmal zum Durchbruch kam. Ab einem bestimmten Grad der Eskalation könnte er gewusst haben, dass er nun seine Bewährung verwirkt hat, und dass er den Widersacher und Opfer-Zeugen nun auch töten kann. In dieser Version wäre die Bereicherung dann sekundär gewesen, damit die primär aus Wut und Aggressivität entstandene Tat sich wenigstens materiell gelohnt hat. Es fehlen Hinweise darauf, dass die Tat vorher geplant war; er hätte sie dann wesentlich geschickter durchführen können und ohne das Risiko, dass plötzlich die Polizei eintrifft.

Stefan A.: Finale Goldsuche im Wohnzimmerfußboden

> Er ist keine imposante Erscheinung: 174 cm groß, dünn, lernschwach, impulsiv. Er durchläuft das volle Programm: frühe dissoziale und delinquente Entwicklung, Diebstähle und Gewalt, Heime und Jugendstrafvollzug. Mit 18 Raub und versuchter Mord an einem 79-jährigen Mann. Mit 21 Tötung eines ebenfalls Homosexuellen in der Hoffnung auf einen Goldschatz.

Am Anfang steht eine sozial schwache Familie mit sieben Kindern. Stefan A. hat die erste Klasse der Grundschule wiederholt, ab der dritten Klasse kam er auf die Sonderschule für Lernbehinderte, bei einem später gemessenen IQ von 85. Minimales Allgemeinwissen, schlechte Rechenleistungen. Nach Wiederholung der fünften Klasse wurde der 15-Jährige ohne Abschluss aus der Schule entlassen. Ein Jahr zuvor hatte die Mutter die Scheidung beantragt und war mit drei Kindern nach Berlin gezogen, er selbst und zwei Geschwister kamen in Heime. Er entwich ständig, wurde in immer neue Heime geschickt und wechselte dann weitgehend in den Jugend- und Strafvollzug. In Freiheit lebte er von Sozialhilfe und Diebstählen.

Mit 12 Jahren zwang er mit anderen Kindern ein Mädchen, sich zu entkleiden. Er bedrohte bei dieser Gelegenheit auch einen Jungen und zwang ihn Bachwasser zu trinken, von dem es hieß, dass darin Rattengift sei. Mit 14 Jahren wurden ihm wegen Diebstahlsdelikten Verwarnungen erteilt.

Mit 15 Jahren zwang er einen Jungen unter Androhung von Schlägen, sich auszuziehen, verbrannte dessen Kleidung und jagte den Jungen über die Schottersteine einer Bahnlinie. Ebenfalls mit 15 wurde er dann wegen gemeinschaftlichen Diebstahls in 41 Fällen zu einer unbestimmten Jugendstrafe verurteilt, die schließlich in eine von 3 Jahren umgewandelt wurde. Hinzu kam eine Verurteilung wegen gefährlicher Körperverletzung, nachdem er, ebenfalls noch mit 15, die Kleidung eines 12-jährigen Jungen mit einer brennenden Fackel angesengt, den Jungen zu Boden geschlagen und mit der brennenden Fackel auf ihn eingestoßen hatte. Mit 17 Jahren wurde er kurzzeitig aus der Jugendhaft entlassen, begann drei Tage später eine Metzgerlehre, wurde vier Tage später erneut wegen eines Diebstahls in Untersuchungshaft genommen. Die Strafaussetzung zur Bewährung wurde widerrufen, und er blieb nun in Haft bis er 18 war.

Drei Wochen später kam er wieder wegen gemeinschaftlich versuchten Diebstahls in Untersuchungshaft, wurde dann aber zu einer Bewährungsstrafe verurteilt.

Vier Monate nach diesem quasi freisprechenden Urteil beging er ein versuchtes Tötungsdelikt. Er überfiel einen 79 Jahre alten Rentner, brachte ihn unter Drohung mit einem Messer in einen Keller, misshandelte und fesselte das Opfer und nahm ihm Bargeld, zwei goldene Ringe und eine goldene Armbanduhr ab. Als versuchter Mord wurde gewertet, dass er sich während der Tat von seinem Opfer den Sitz von dessen Herzschrittmacher genau bezeichnen ließ und dann mit dem Griff seines Messers wuchtig gegen diese Stelle schlug. Er wurde zu einer Jugendstrafe von 2 Jahren verurteilt, von der er 20 Monate zu verbüßen hatte.

Danach war er ein Jahr und einen Monat in Freiheit. In dieser Zeit trat er einer schwangeren Frau in den Bauch, wurde beim Kraftfahrzeugdiebstahl erwischt und leistete Widerstand gegen Polizeibeamte, drückte einer Frau eine Schusswaffe an den Hals und drohte, sie umzubringen, schlug einen Mann zusammen und stieß ihn eine Treppe hinunter, wodurch dieser unter anderem einen Kieferbruch erlitt. All diese Ermittlungsverfahren führten zu keiner Untersuchungshaft und wurden schließlich im Hinblick auf das zweite, vollendete Tötungsdelikt eingestellt.

Der nunmehr 21-Jährige hatte einen 56-jährigen Homosexuellen Herrn G. kennengelernt, in dessen Kellerwohnung er mehrfach übernachten konnte. Zu sexuellen Kontakten sei es dabei jedoch nicht gekommen. Am Abend vor der Tat hatte Stefan A. zusammen mit diesem 35 Jahre älteren Mann in seiner Stammkneipe getrunken, war aber lediglich angeheitert und hörte dann auch auf zu trinken. Angeblich ging man dann zu dritt in die Kellerwohnung von Herrn G., dem späteren Opfer. Er drängte darauf, dass G. den anderen Mann hinauswirft, was er schließlich tat. Als er mit Herrn G. allein war, habe er von G. verlangt, mit ihm sexuell zu verkehren. Als G. sich geweigert habe, obwohl der doch mit dem anderen Mann Sex gehabt hatte, habe er ihn niedergeschlagen.

Das Urteil nahm jedoch an, dass das Motiv von Herrn A. ausschließlich Habgier war, weil er und weitere Personen wussten, dass Herr G. in seiner Wohnung Goldmünzen aufbewahrte sowie Schmuck und auch Bargeld in nennenswerter Höhe. Einem Zeugen hatte Herr A. Münzen gezeigt und erklärt, dass er einen ganzen Koffer voll Münzen habe, den er versteckt hätte.

Jedenfalls schlug er sein Opfer zu Boden, traktierte es mit einer Flasche und weiteren schweren Gegenständen. Er fügte dem Mann dann mit einem Messer mehrere Stichverletzungen im Gesicht, Hinterkopf und Schulterbereich zu. Angeblich soll das Opfer nun gedroht haben, er werde ihn deswegen bei der Polizei anzeigen, was das Gericht als angeblich nicht widerlegbar ins Urteil übernommen hat. Der Angeklagte hatte mit dieser Einlassung nämlich das Mordmerkmal der Verdeckung geliefert. Jedenfalls aufgrund dieser Drohung des Opfers habe er ein im Wohnzimmer liegendes Elektrokabel ergriffen, es A. um den Hals gelegt und ihn erdrosselt. Die Rechtsmediziner erklärten, dass zwischen dem Beginn der Körperverletzung und der schließlichen Tötung ein Zeitraum von mindestens 20 Minuten gelegen haben müsse; den hatte der Täter möglicherweise bereits für die Suche nach Wertgegenständen genutzt, vielleicht auch gewaltsam Auskünfte erpresst.

Offenbar war er mit dem Ergebnis seiner Suche unzufrieden. Jedenfalls entfernte er im Wohnraum den Bodenbelag und mehrere Hölzer der Dielenbretter auf der Suche nach den Goldmünzen, die er auf diese Weise vielleicht auch fand. Mit einer Handschaufel grub er dann ein ca. ein Meter tiefes Loch in den Boden, legte die Leiche hinein, schüttete das Loch wieder zu und deckte es mit Dielenbrettern ab.

Unter Mitnahme des Tatmessers entfernte er sich dann in den Morgenstunden aus der Wohnung, kehrte aber eine Stunde später wieder zurück und nahm noch einen Kassettenrekorder mit. Mit einem anderen Mann kehrte er noch sechs Tage später einmal in die Wohnung zurück; er hatte in der Wohnung ein Hemd vergessen, in dem ein Brief steckte. Zwei weitere Tage später wurde er festgenommen.

Noch während der Untersuchungshaft misshandelte er gemeinsam mit einem anderen einen weiteren Gefangenen und nötigte ihn sexuell, was ihm eine zusätzliche Einzelstrafe von 3½ Jahren eintrug, die dann aber auch in die Gesamtfreiheitsstrafe „lebenslang" einging. Später wurde die besondere Schwere der Schuld festgestellt, Mindestverbüßungsdauer von 19 Jahren.

Im Laufe der Jahrzehnte der Haft wurde Stefan A. ruhiger, fiel immer wieder einmal durch Cannabiskonsum auf, verweigerte therapeutische Bemühungen, reagierte mit Rückzug und Resignation. Er verdeutlichte, dass er immer wieder unverstanden geblieben sei, zu kurz gekommen sei. Bei der Analyse seiner Delinquenz fiel auf, dass der homosexuelle Mann nie imstande war, längere Beziehungen aufzubauen, und dass die von ihm begangenen Gewaltdelikte nahezu durchgängig Zufallsopfer trafen, keine Vorgeschichte hatten, bei der sich ein Konfliktpotenzial hätte aufbauen können. Die aggressiven Ausbrüche erfolgten jeweils aus der aktuellen Dynamik eines Augenblicks heraus. Vorgelegen habe eine chronische emotionale Anspannung mit hoher Reizbarkeit und dünnhäutiger Verletzlichkeit, was es ihm noch schwerer gemacht habe, sich in die Belange anderer Menschen hineinzuversetzen und die eigenen Emotionen ohne Gewalthandeln zu regulieren. Auch gut 20 Jahre nach der Inhaftierung war er weiterhin in Haft, verschloss sich weitgehend Resozialisierungsanstrengungen und fürchtete sich eher vor der Welt da draußen.

Oliver M.: Geschmeidiger Windbeutel

> Erst ein merkwürdiger Showdown mit einem ehemaligen Freund, den er niederschießt und verbrennt – 5 Jahre Jugendstrafe teilverbüßt. Nach Haftentlassung ebenso unauffällig-gewandt wie zuvor und straftatfrei. Für 3.600 Euro bringt er 15 Jahre später eine 66-jährige Frau um, deren Vertrauen er erreicht hatte. Außer durch Tötungsdelikte ist er nicht weiter aufgefallen.

Der sozial unauffällige Bauarbeiter war bei seinem ersten Tötungsdelikt 20 Jahre alt und nicht bestraft, lebte immer noch bei seinen Eltern. Das Opfer war ein ehemaliger, 9 Jahre älterer Freund, dem er zwei Jahre zuvor seine Freundin ausgespannt hatte, woraufhin die Freundschaft in die Brüche ging. Es hatte aber nun eine Wiederannäherung gegeben, das Opfer hatte ihm bei einer Wohnungsrenovierung geholfen. Beim anschließenden Zusammensitzen mit Alkohol kam es zum Streit, bei dem angeblich das Opfer einen Revolver zückte und sich angeblich versehentlich selbst in die

Beine schoss – mit zwei Schüssen. Oliver M. brachte den Revolver an sich, zündete ein Kissen an, warf es auf das Opfer und entfernte sich aus der Wohnung. Das gesamte Wohnzimmer brannte aus – mit ihm verbrannte das Opfer. Man fand aber an beiden Oberschenkeln je einen Durchschuss. Drei Monate später wurde Oliver M. verhaftet und erklärte, nachdem der Freund sich selbst verletzt habe, habe er Angst gehabt und nicht gewusst, was er machen sollte. Er habe Sorge gehabt, wenn der Freund wieder zu sich kommt, werde er überall erzählen, dass er auf ihn geschossen habe. Daraufhin habe er den Brand gelegt. Später in Haft erklärte er, er sei eigentlich unschuldig, er habe sich in einer Notwehrsituation befunden und dort falsch reagiert.

Den Psychiatern präsentierte sich ein braver, selbstunsicherer, in einer Handwerkerfamilie aufgewachsener, noch sehr jugendlich wirkender Mann. Er hatte eine ältere Schwester, einen jüngeren Bruder. Er hatte zunächst brav die Schule besucht, begann im Ausgang der Pubertät aber zu schwänzen, wiederholte die achte Klasse und erhielt am Ende der neunten Klasse nur ein Abgangszeugnis. Keine Lehre, Anstellung schließlich als Bauhelfer.

Es gab ein relativ mildes Urteil mit 5 Jahren Jugendhaft. Sie wurden nicht ganz verbüßt, mit 25 Jahren war Oliver M. wieder in Freiheit. Er hatte wieder Arbeit als Bauhelfer. Wechselnde Partnerschaften, durchaus auch längere. Keine neuen Straftaten, sodass der Mord aus dem Zentralregister getilgt wurde.

Er galt mithin wieder als unbestraft, als er im Alter von 35 Jahren eine 66-jährige Frau A. erstickte, die er zuvor niedergeschlagen hatte, um sich in den Besitz ihrer Scheckkarte zu bringen. Er war in dem Haus, in dem er auch wohnte, als Hausmeister tätig und kannte die Getötete bereits seit Jahren, war ihr mit verschiedenen Hilfsdiensten behilflich gewesen und hatte dadurch kleine Nebeneinnahmen gehabt. Er hatte sich dennoch erheblich verschuldet, unter anderem für Reisen mit seiner Freundin. Auf unbekannte Weise hatte er Kenntnis von der PIN der Frau A. erlangt. Er suchte schließlich eines Mittags Frau A. auf und tötete sie. Um nicht in Verdacht zu geraten, entkleidete er den Leichnam und ordnete ihn so im Badezimmer an, dass man den Eindruck haben konnte, die etwas gehbehinderte Frau sei beim Duschen gestürzt und so unglücklich gefallen, dass sie an ihren Verletzungen verstarb. Sodann reinigte er das Wohnzimmer von den Spuren seiner Tat, übersah allerdings einige Blutspritzer an der Schrankwand. Er nahm noch 450 Euro mit und verließ dann die Wohnung, zu der er einen Schlüssel besaß.

In der Folgezeit hob er binnen vier Tagen insgesamt 3.630 Euro vom Konto seines Opfers ab, was ihn verriet. Zunächst nämlich hatte man geglaubt, Frau L. sei tatsächlich gestürzt und es handele sich um einen Unfalltod. Der Leichnam wurde eingeäschert. Erst als die Angehörigen feststellten, dass vom Konto der Verstorbenen nach ihrem Tod Geld abgehoben worden war, übernahm die Mordkommission die weiteren Ermittlungen, und zwei Wochen später, sechs Wochen nach der Tat, erfolgte die Festnahme von Oliver M.

Dieser lehnte diesmal eine psychiatrische Untersuchung ab und das Gericht sah keine Anhaltspunkte für eine psychische Störung. Es handele sich bei ihm um einen selbstwertschwachen Mann, der aber in der Lage sei, durch seine persönliche Erscheinung und seine eloquente, geschmeidige Art Akzeptanz und Zuwendung zu erlangen. Das Landgericht verurteilte ihn zu lebenslanger Freiheitsstrafe. In Haft präsentierte sich Oliver M. als unschuldig. Er habe die bereits tote Frau in ihrer Wohnung angetroffen und halt den Fehler gemacht, mit ihrer Scheckkarte Geld abzuheben. Er ist ein harmlos wirkender, schwacher aber wendiger Mann, der nicht versteht, wie ihm das nun wieder passieren konnte.

Michael M.: Die Familie der stehlenden Kinder

> Erst will man den schwulen Camper nur berauben. Aber dann will man die Sau auch quälen. Erst will man die alte Frau nur beklauen. Aber dann ist man nachts allein mit ihr in der Wohnung, und plötzlich ist sie nackt.

Michael M. war 18, sein Bruder Walter 20, zwei von acht Geschwistern; fünf davon lebten in einer Zweizimmerwohnung plus Mansardenzimmer mit der alleinerziehenden Mutter, die auch nicht immer da war. Alle waren sie auf der Sonderschule gewesen, nicht wegen Dummheit, oft ungepflegt, das Jugendamt schaute oft vorbei. Sie stahlen alle. Auch dafür war die Familie bekannt, die Mutter fand manchmal ganz witzig, was sie so anschleppten. Inzwischen ermittelte die Bundeswehr gegen Michael M. wegen Kameradendiebstahl. Bald sollte er zurück in die Kaserne.

Am Kanal begegneten beide einem 28-jährigen Motorradfahrer, der ein Zelt aufbaute und sie Bier und Zigaretten holen schickte. Der Mann sagte, er hätte Münzen zu verkaufen. Die Brüder dachten an so etwas wie einen Goldschatz, den sie sich holen wollten. Im Dunklen gingen sie nochmal zu dem Fremden. Dass der schwul war, wollen sie erst durch die Polizei erfahren haben. Michael M. ging ins Zelt, Walter blieb draußen. Michael M. und der Mann waren nun im Zelt und tranken Bier, draußen im Gebüsch wartete der Bruder. Als Walter Steine gegen das Zelt warf, kamen beide heraus und Michael M. lockte den Fremden an eine dunkle Stelle. Dort fielen sie über den Fremden her. Durch den Schlag mit einem Stein auf den Kopf wurde der Mann benommen. Ein Küchenmesser brach ab, als Michael M. es dem Mann in den Rücken stach. Sie schliffen den Mann zurück zum Zelt, durchsuchten seine Sachen, fanden die Münzen und ein Stilett. Nun ging es los. Walter schlug dem Fremden, der jetzt aufrecht saß, mit der flachen Hand ins Gesicht, immer wieder. Ob er Angst hätte, wollte Walter wissen. Der Fremde antwortete nicht. Dann ging es weiter mit Würgen, mit Schlagen und dann Zustechen mit dem Stilett. Den letzten der 60 Stiche setzten die Brüder gemeinsam, umfassten beide den Griff und führten den Stich herzwärts. Sie packten die Beute in ein Handtuch, reinigten sich notdürftig am Kanal, versteckten die Beute, tranken das restliche Bier und gingen nach Hause.

Am nächsten Vormittag verkauften sie ein paar Münzen in der Wirtschaft für Bier. Dann gingen sie auf Tour, den Strom entlang, zwei Wochen später wurden sie 300 km entfernt festgenommen.

Walter machte in Jugendhaft eine Ausbildung und war recht schnell wieder draußen. Michael M. blieb 7 Jahre in Jugendhaft. Er war dann 25, und zu Hause nicht willkommen. Er kam in einem Wohnheim unter, weit weg in einer kleinen Stadt. Seine 10 Jahre ältere Freundin wohnte am Heimatort, er konnte sie kaum noch treffen. Er war allein.

Er bekam einen Job, Gartenarbeit bei der 83-jährigen Witwe eines Goldschmieds. Er merkte, dass sie reich ist. Er fand, dass sie ihm viel zu wenig gibt für die harte Arbeit. Als er mitbekam, dass die Frau wegfahren würde, brach er nachts bei ihr ein, durchsuchte alles und nahm alles Bargeld, das er findet. Bald war das Geld aufgebraucht, er ging wieder hin, rief vorher sicherheitshalber an, keiner hub ab, also ging er rein, diesmal durch den Keller. Die Kellertür nach oben war verschlossen, nur ein paar Flaschen Wein waren die Beute. Nach ein paar Tagen zog er nachts wieder los, hin zu der Witwe. Es schimmerte Licht hinter den Jalousien, sie war also da. Er stieg dennoch ein, über den Balkon ins Schlafzimmer, schlich die Treppe ins Erdgeschoss. Angeblich setzte er sich nun in einen Sessel und zündete sich eine Zigarette an. Die Frau kam zur Tür, sah ihn, schrie. Er schlug sie mit der Faust, sie ging zu Boden. Irgendwie war sie dann plötzlich nackt, und er vergewaltigte sie bis zum Samenerguss. Dann drehte er sie auf den Bauch und fesselte sie, drehte sie auf den Rücken und erwürgte sie. Er ging in die Küche und packte ein Radio und 400 DM Bargeld in eine Tasche. Später fand die Putzfrau die Leiche der 83-Jährigen wieder auf dem Bauch liegend vor. Er wurde am gleichen Tag noch verhaftet.

Er ist dann ein sehr ordentlicher, geradezu pedantischer Gefangener geworden, der am liebsten allein auf Zelle ist und dort arbeitet. Er war in der Sozialtherapeutischen Anstalt, 7 Jahre lang, und er hat da alles mitgemacht. Sie waren sehr zufrieden mit ihm, im ersten Durchgang, als der Therapeut mit ihm herausfand, dass er eigentlich Vater und Mutter töten wollte, was ihn selbst überrascht hat, aber auch im zweiten Durchgang, als sie über die Tat an der alten Frau sprachen, im Einzelgespräch und in der Gruppe, viele Stunden lang. Er hat ehrenamtliche Unterstützer draußen, und alle hoffen, dass es nun weitergeht, aber 30 Jahre lang wollten dies weder die Justiz noch die Gutachter zulassen.

Andreas M.: Töten für die PIN

> Er ist ein gepflegt gekleideter, eher unscheinbarer junger Mann von 180 cm Größe. Keine Tätowierungen, kein Piercing. Seine Freunde beschreiben ihn als unstet, umtriebig und leicht beeinflussbar. Er hat immer neue Ideen und Pläne. In der Psychopathy-Checklist kommt er auf 31 von 40 Punkten.

Andreas M. beging zweimal in seinem Leben einen Raubmord. Im Alter von 20 Jahren strangulierte er einen 51-jährigen Mann, ein Zufallsopfer, das er an dessen Auto in seine Gewalt gebracht hatte, mit seiner Krawatte, nachdem er dessen PIN-Nummer erpresst hatte. Nach der Verbüßung einer 10-jährigen Jugendstrafe vergingen sechs Wochen, bis er eine ihm unbekannte 84-jährige Rentnerin in ihrer Wohnung überfiel und auch sie bei dem Versuch, ihre PIN-Nummer zu erpressen, tötete. Das ergab dann lebenslange Freiheitsstrafe, die besondere Schwere der Schuld wurde festgestellt, die anschließende Unterbringung in der Sicherungsverwahrung wurde angeordnet.

Die beiden Raubmorde waren die Endpunkte einer kriminellen Entwicklung, die mit Diebstählen im Grundschulalter begann, „aus Langeweile", wegen dem Kick. Als Jugendlicher Autoaufbrüche, dann Autodiebstähle zum eigenen Gebrauch, und ab dem Alter von 20 Jahren Straftaten, die sich durch zunehmende Brutalität auszeichneten. Andreas M. stieg in Einfamilienhäuser ein, die er nach Wertsachen und Bargeld durchsuchte.

Er entwendete den Golf einer Familie, beobachtete in der Folge deren Tagesablauf. Er kehrte nach zehn Tagen zu dem Haus zurück und überfiel, nachdem der Mann zur Arbeit gefahren war, die 30-jährige Ehefrau. Er fesselte sie, verband ihre Augen, machte sie durch Nadelstiche in die Oberschenkel und unter den Daumennagel sowie Überdrehen der Schultergelenke gefügig und vergewaltigte sie. Nach drei Stunden ließ er sie, gefesselt, geknebelt und von Strangulation bedroht, mit weiterhin verbundenen Augen zurück und informierte telefonisch ihre Eltern, nachdem er nun mit dem zweiten Wagen der Familie davongefahren war. Noch am gleichen Tag wurde er verhaftet.

Er entwich ein halbes Jahr später aus dem psychiatrischen Maßregelvollzug, wo er zur Begutachtung untergebracht war. Auf der 14-tägigen Flucht brach er in ein Einfamilienhaus ein und schlug mit einem Knüppel auf den hinzukommenden Hausbesitzer ein. Eingestellt wurde ein Verfahren wegen Vergewaltigung einer 16-Jährigen, die nachts niedergeschlagen, an einen entlegenen Ort verschleppt, gefesselt und mit verbundenen Augen über längere Zeit vergewaltigt wurde. Ihr wurde gedroht, wenn sie zur Polizei gehe, werde der Täter nach Verbüßung der sicherlich nur kurzen Haft kommen und sie niedermachen.

Vier Tage nach der Vergewaltigung beging der damals 20-jährige Andreas M. seinen ersten Raubmord, bei dem er das Opfer, einen 51-jährigen Familienvater, am frühen Abend auf einem Parkplatz in seine Gewalt brachte. Er fesselte den Mann, verband ihm die Augen und verschleppte ihn im Kofferraum seines Wagens an einen entlegenen Ort. Dort erpresste er die PIN-Nummer, hob Geld ab, kehrte zurück und teilte dem Mann mit, dass er ihn nun töten werde. Auf die Verhandlungsversuche des Mannes in den folgenden 40 Minuten ging er nicht ein. Der Drosselungsvorgang mit der Krawatte des Mannes dauerte zwischen vier und zehn Minuten. Während der gesamten Zeit der Gefangennahme bis zu seinem Tod blieben die Augen des Mannes verbunden. Von dem erbeuteten Geld lieh Andreas M. Pornokassetten und einen Videorecorder aus und wechselte wegen technischer Probleme in der Tatnacht – unter Zurücklassung seiner Habseligkeiten – noch das Hotel, um die Pornos konsumieren zu können. Am Folgetag kehrte er nach einer neuerlichen erfolgreichen Geldabhebung vom Konto des Getöteten noch einmal an den Tatort zurück, drehte die Leiche einmal kurz um und fuhr dann weiterhin in dem Wagen des Opfers umher. Seiner hochschwangeren Schwester gegenüber erwähnte er bei einem Besuch beiläufig, dass er mit einem gestohlenen Auto unterwegs sei, in dessen Kofferraum sich eine Leiche befinde. Noch am selben Tag geriet er in eine Polizeikontrolle und wurde verhaftet.

Im Anschluss der Verbüßung der darauf folgenden 10-jährigen Jugendstrafe dauerte es gerade mal sechs Wochen, bis Andreas M. eine 84-jährige Rentnerin aus der Nachbarschaft, die in dem Ruf stand, Geld zu haben, in ihrer Wohnung überfiel. Die alte Dame, stramm gefesselt und den Kopf wie eine Mumie eng mit Paketklebeband umwickelt bis auf schmale Schlitze an Nasenlöchern und Oberlippe, gab mehrfach eine falsche PIN-Nummer für ihre Geldkarte an. Andreas M. schlug ihr gegen den Kopf; geronnenes Blut behinderte die Nasenatmung zusätzlich. Sie erstickte qualvoll über viele Stunden. Aufgefunden wurde sie in der Badewanne liegend mit durchnässter Kleidung, sodass vermutlich auch Manipulationen mit Wasser vorgenommen worden waren.

Am Abend nach der Tat nahm Andreas M. an einem Skatturnier teil und gewann einen Wettkampf im Armdrücken. Er wurde verhaftet, nachdem er einem Kumpel von der Tat erzählt hatte: „Ich habe wieder Scheiße gebaut."

Andreas M. war das zweite Kind einer 20-jährigen Mutter. Die Eltern trennten sich, als er 4 Jahre alt war; der Kontakt zum Vater brach danach völlig ab. Die Mutter sei fürsorglich, eher verwöhnend, mitunter versuchsweise streng gewesen. Sie heiratete schließlich als der Junge 10 war, die familiären Verhältnisse konsolidierten sich, man baute ein Eigenheim. Mutter und Stiefvater hielten Andreas M. auch während Haftkarriere die Treue, besuchten ihn regelmäßig und unterstützten ihn auch nach der letzten Haftentlassung, als er nun 30 Jahre alt war. Abgesehen von der mehrfachen Trennung von männlichen Bezugspersonen in der Kindheit sind belastende Faktoren im Familienleben nicht deutlich geworden. Die Entwicklung der 2 Jahre älteren Schwester verlief ganz unproblematisch.

Der Junge aber war ab der Grundschulzeit auffällig: Stehlen, Lügen, Weglaufen. Er quälte mit einem Kameraden Meerschweinchen. Ab dem Alter von 12 Jahren zunächst Erziehungsheime, ab 16 Jugendstrafanstalten. In einer Jugendstrafanstalt machte er den Hauptschulabschluss und begann eine Lehre als Fleischer, die er nach Haftentlassung pünktlich und zuverlässig fortsetzte, bis er nach wenigen Wochen in Freiheit wegen der beschriebenen Vergewaltigung inhaftiert wurde.

In den sechs Wochen in Freiheit vor dem zweiten Mord hatte er einen sozial gefestigten Freund, der ihm bei finanziellen und organisatorischen Dingen half. Er wurde von seinen Eltern unterstützt. Er hatte eine Bewährungshelferin, einen Job in der Gastronomie und zahlreiche oberflächliche Bekanntschaften.

Im HAWIE, dem Hamburg-Wechsler Intelligenztest für Erwachsene, erreichte er einen IQ von 114 ohne belangvolle Diskrepanz zwischen Handlungs- und Verbalteil. Es gab keine Hinweise auf ADHS. Weder er noch Familienmitglieder hatten Alkohol- oder Drogenprobleme. Bei keinem seiner Delikte war er berauscht. Er beging seine Taten, weil er sie begehen wollte – angstfrei, unbeeindruckt vom Leiden der Opfer, stolz auf seine Durchsetzungskraft.

Vergewaltigung und Tötung

Jenseits der ausschließlich auf Bereicherung ausgerichteten Kriminalität spielen Frauen und sexuelles Begehren eine große Rolle. Bei der organisierten Kriminalität geht es hinsichtlich Frauen vor allem um Prostitution und Menschenhandel. Bei der individuellen oder auch gemeinschaftlichen Kriminalität finden wir eine Vielzahl von Varianten, auf die in den folgenden Kapiteln eingegangen wird.

- Es gibt eine vielgestaltige Vergewaltigungskriminalität verbunden mit Tötung,
- es gibt die gestörte Beziehung zu Frauen, die zu unterschiedlichen Tatmotiven und Tatformen von Tötungsdelikten führen kann,
- es gibt Tötungsdelikte vor dem Hintergrund verleugneter Homosexualität und
- es gibt die Taten infolge von sexuellen Paraphilien.

Wir beginnen hier mit den Tätern, bei denen die Tötung mit einer Vergewaltigung einherging oder aber mit der Verweigerung von Geschlechtsverkehr.

Sexualität ist ein Gut, das man in der gewünschten Form oft nicht kaufen kann, entweder weil man nicht genug Geld besitzt, oder häufiger noch: Weil man *diese* Frau nicht (mehr) „haben" kann, weil sie „schon vergeben" ist, weil sie einen ablehnt, oder weil sie sich trotz vorangehender Beziehung nun entzieht. Man kann es, dieses Gut, Sexualität mit *dieser* Frau, nur durch

Gewalt bekommen. Manche Täter haben bei Vergewaltigungen die Erfahrung gemacht, dass dies Erlebnis für sie besonders erregend ist. Manche machen die gegenteilige Erfahrung, dass sie der Konfrontation nicht gewachsen sind, oder dass sie bei der Tat von Strafangst überwältigt werden, sodass das sexuelle Begehren plötzlich angesichts der Schwierigkeiten versiegt und nur noch der Gedanke vorherrscht, aus dieser Situation wieder herauszukommen. Mit dem ursprünglichen Tatplan zu scheitern, ist beschämend, mit offener Hose und nacktem Glied dastehen und es nicht bringen, ist beschämend, und der vermeintlich männliche Ausweg aus einer solchen Situation ist die weitere Eskalation der Gewaltanwendung. Faustschläge mitten ins Gesicht, das kann ein Ausgelachtwerden fraglos verhindern.

Eine Gewalteskalation als männliches Allheilmittel in Konfliktsituationen mit einer Frau muss aber nicht erst aus der Tatsituation hervorgehen. Manche Täter erleben die Jagd auf Frauen und dann die Überwältigung erregender als jede einvernehmliche Sexualität. In der feministisch beeinflussten Diskussion über Sexualstraftaten ist regelhaft von „sexualisierter Gewalt" die Rede. Manche Psycholog/-innen im Straf- oder Maßregelvollzug bringen ihren vormals delinquenten Klienten bei, dass sie bei der Vergewaltigung „eigentlich" gar nicht auf Sex aus gewesen seien (zumal Sex Zärtlichkeit, Liebe, Zuwendung sei), sondern dass es ihnen „eigentlich" nur um Dominanz, um Machterleben gegenüber der Frau gegangen sei. Das ist recht eigentlich falsch. Richtig ist aber, dass genitale erwachsene Sexualität eine heftige körperliche Auseinandersetzung ist, die Blutdruck und Puls ansteigen lässt, mit deutlichen Elementen eines Ringkampfes, Schreien, Ächzen und Stöhnen. Aggressionsfrei ist das nicht, es sei denn, man wählt eine Niedrigtemperatur-Variante mit langer Garzeit.

Insofern ist nicht überraschend, dass bestimmte Männer genau dies Kämpfen, dies Niederringen der fremden, ablehnenden Frau, als erregend empfinden, sie auch abstrafen wollen für ihre Verweigerung, die ihm, diesem starken Mann gegenüber, völlig unzulässig sei. Es hat dies also eine deutlich narzisstische Komponente. Der starke Mann, sagte de Sade in „Justine" (1797) hat das Naturrecht auf seiner Seite: Der Stärkere darf sich nehmen, was er will, so sei es in der gesamten Natur. Der Widerstand der Frau, oder die erlebte Verachtung der Frau, oder auch eine unbeabsichtigte eigene Verletzung oder der Erektionsverlust können dann auch zum Gewaltüberschuss führen, zu einer brutalen Abstrafung, bei der das ursprüngliche sexuelle Ziel erloschen sein mag (nicht muss). Solche Taten können dann bis zur Tötung des Opfers führen. Dass der Gewalteinsatz hier nicht funktional allein dem Ziel dient, den Widerstand der Frau (oder des Kindes) zu brechen, um sexuelle Handlungen durchführen zu können, sondern ein markanter Gewaltüberschuss vorliegt, ist keineswegs Ausdruck eines sexuellen Sadismus. Bei sadistischen Taten liegt das Schwergewicht geplant und gewollt von vorneherein auf der (oft ritualisierten) Inszenierung von Gewalt. Bei den Exzesstätern hingegen erwächst die enthemmte Gewalt erst aus der Tatsituation. Diese ganze Tatsituation ist aber nicht verstehbar, wenn man Sexualität als Tatmotiv eliminiert. Dann wird die Tat ein intentional sinnloses Gewalthandeln.

In Wahrheit ist das Erlangen von Sex ein enorm starkes Motiv: Kein Täter hat so stabile Rückfallraten bis ins letzte Lebensdrittel wie ein Sexualstraftäter. Es ist psychologisch unplausibel, dass es den Tätern („sexualisierte Gewalt") eigentlich um Gewalt ging. Es ist auch nicht plausibel, dass es dem Täter vorrangig um Dominanz, um Macht gegangen sei. Das entstammt der Denkfigur, dass es Männern ohnehin um die Herstellung von Dominanz und Macht gegenüber Frauen gehe und dass männliche Sexualität mithin primär der Unterwerfung der Frau diene.

Betrachtet man unsere säugetierischen Verwandten, so kann man bezweifeln, dass es den Kollegen Wildhengst, Löwe oder Bonobo um etwas Anderes als um Sex geht. Die Evolutionsbiologen glauben, dass es ihnen auch um die Weitergabe ihrer Gene geht, aber das muss man als Hengst nicht wissen. Dass der Alpha-Hengst ein macht- und gewaltbetontes Männlichkeitskonzept hat, dem er seine Freizeit opfert, um Sex zu machen, obwohl er Macht ja auch anders zelebrieren könnte, ist nicht naheliegend. Straftäter in Haft oder Unterbringung sind diesbezüglich Experten: Fragt man sie, was sie sich im Fernsehen so anschauen, bekommt man besonders häufig „Tiersendungen" zur Antwort. In Tierfilmen geht es um Familienleben mit putzigen Jungtieren, Nahrungssuche, und dann um die Höhepunkte Sex & Crime: Niederringen des Rivalen und Sex mit der so erkämpften Braut. Mit der Geburt der so gezeugten Kinder schließt sich dann der Kreis zum Familienleben.

Wenn es Männern mit den Taten allein um Macht ginge und nicht vorrangig um Sex, dann wären diese Taten merkwürdig verquer – als bräuchten Männer eine Maskerade für Machtstreben. Frauen sind in dem Weltbild des Macho-Vergewaltigers und vielleicht auch mancher früherer Männergenerationen vorgesehen für die Funktionen des sexuellen Vergnügens, der hausnahen Arbeiten in der Landwirtschaft und um Kinder zu bekommen. Nicht um den Männern Machtgefühle zu vermitteln. Machtgefühl vermittelt die Herrschaft über Männer und der Besitz von Söhnen; Macht erkämpft man gegen männliche Rivalen und Feinde, nicht gegen Frauen.

Vergewaltigung ist sexuell motivierte Gewalt, Gewalt zum Erzwingen von Sex. Überschüssige Gewalt gibt es zur Abstrafung des Widerstandes, zum Ausagieren der Wut über den Widerstand. Bei der Vergewaltigung von Frauen, die der Prostitution zugeführt werden sollen durch den Zuhälter gibt es häufig einen Gewaltüberschuss, der den Frauen für alle Zukunft signalisieren soll, dass es keinen umschriebenen Straftarif gibt, sondern dass bei Widerstand, Betrug und Verrat ihr Leben nichts mehr wert ist. Praktizierter Sex, Geschlechtsverkehr, geht stets einher mit einer Unterwerfung, oft beider Beteiligter, wobei die unterworfene Seite im Verlauf des Akts mehrfach wechseln kann, sinnbildlich in der Frage, wer oben liegt. Sex ist nur sehr selten, so ist zu hoffen, völlig aggressionsfrei eine liebe Kuschelei fast wie zwischen Mutti und ihrem Söhnchen, sondern hat einen aggressiven Kern (man schaue einmal der Fortpflanzung von Pferden zu), ist ein Kampf zwischen Liebenden, ein Kräftemessen, bei dem man sich wechselseitig erfährt. Das der Urszene ahnungslos zuschauende Kind wäre bisweilen entsetzt, wie angeblich einst der „kleine Hans" (Freud 1909).

Es ist natürlich etwas peinlich, all dies erwachsenen Lesern ins Bewusstsein zu rufen; Erwachsene wissen das alles. Und trotzdem kapitulieren viele vor dem Gerede von der sexualisierten Gewalt, als sei der einvernehmliche Sex frei von Aggression und Kampf. Vergewaltigung, die vulgäre Vergewaltigung, will Sex, und sie will natürlich auch Unterwerfung. Beides erreicht zu haben ist ein Erfolgserlebnis – aber eben auch beim einvernehmlichen Sex, und dort auch für die Frau: Auch sie hatte Sex, und auch sie hat den Partner oder die Partnerin bekommen, die sie wollte (Sex ist so beliebt, weil es meist eine Win-win-Situation ist).

Das Entscheidende an der Vergewaltigung ist also nicht das Bemühen um Macht und Erfolg, sondern schlicht, dass die Frau nicht will und dass ihr Sexualität mit Gewalt aufgezwungen wird. Sie ist ein massiver Eingriff in die sexuelle Selbstbestimmung, die massivste Verletzung von Distanz, Leiblichkeit, Intimsphäre. Dem Täter ist das im Regelfall gleichgültig, und nicht selten will er hinterher so tun, als sei ja nichts gewesen. Bisweilen will er aber bewusst auch diese seelische Verletzung, nicht zuletzt bei der verlassenden Partnerin, der er nochmal gewaltsam aufreiten will. Aber selbst bei dieser Vergewaltigung als Strafe besteht eine enorme sexuelle Begierde – seelisch verletzen kann man auch in anderen Formen, und man tut es. Der Sex mit dieser Frau ist nicht austauschbar gegen Sex mit einer anderen Frau, und er ist anders als mit Gewalt nicht zu haben.

Die Frau, die sich gegen einen Vergewaltiger intensiv wehrt, hat nach kriminalistischen Daten nicht selten eine Chance, ihn zum Abbruch seines Planes zu bringen. Vielleicht sind diese positiven Fälle aber auch darauf zurückzuführen, dass sich am ehesten besonders starke und wenig ängstliche Frauen wehren. Zudem gibt es unter den Vergewaltigern durchaus auch Schwächlinge, die leicht aus dem Konzept zu bringen sind. Heikel aber wird die Situation, wenn der Täter von vorneherein bewaffnet ist. Heikel ist es auch, wenn, wie angeblich im nachfolgenden Fall, die Frau ein in der Nähe liegendes Messer ergreift, das schnell zur Tatwaffe gegen sie werden kann.

Bei Sexualstraftätern insgesamt (nicht nur Vergewaltigern) wird beruhigend immer wieder darauf hingewiesen, dass sie eine durchschnittliche Rückfallquote von etwa 20% haben. Tatsächlich ergibt sich dieser Durchschnittswert aus einem relativ hohen Anteil von Einmal-Tätern, die sich also einmal einen sexuellen Übergriff zuschulden kommen ließen. Das sind viele der sogenannten „Gelegenheits-Täter", die eine vermeintlich gute Gelegenheit von Nähe und Vertrautheit ausnutzen wollten, um sexuelle Handlungen durchzuführen. Der klassische Typ hierfür ist der neue Freund der Mutter, der schließlich auch deren 13-jährige Tochter missbraucht. Geringe Rückfallquoten haben vergleichbare Vergewaltigungsdelikte in bestehenden oder endenden Beziehungen, Vergewaltigung in der Ehe, Verstöße gegen „Nein heißt Nein": Wer einmal deswegen vor Gericht stand und bestraft wurde, ist von der Strafe und vor allem dem sozialen Schaden, den er erlitten hat, so beeindruckt, dass er mühelos von künftigen Straftaten absehen kann.

Anders sieht es bei denen aus, die kaum einen sozialen Schaden erleiden, weil sie keinen sozialen Status haben. Das sind die dissozial lebenden Täter, mit frühen Sozialisierungsschäden, eventuell auch einem Substanzmissbrauch, und häufig mit völlig fremden Vergewaltigungsopfern oder Frauen, die man kurz vorher kennengelernt hat, in einer Kneipe oder so, und nicht selten auch Prostituierte, die man um den Lohn prellen will. Diese Tätergruppe hat, schnell anwachsend mit der Zahl der Risikofaktoren, nicht zuletzt mit der Zahl der Verurteilungen und dem Ausmaß psychopathischer Merkmale, eine deutlich ansteigende Rückfallwahrscheinlichkeit, die lange Zeit durch zunehmendes Alter nicht gemindert wird. Reine Gewaltkriminalität hingegen hat ein Maximum in der Adoleszenz und geht bereits bis zum 30. Lebensjahr drastisch zurück – auch dies ist ein Argument gegen die Rede von der „sexualisierten Gewalt" und für die Bezeichnung „gewaltsam erzwungene Sexualität".

Torben L.: Ein Zuhälter wird bürgerlich und scheitert dann erst richtig

> Nach dem Scheitern der Ehe ein brutal scheiternder One-Night-Stand im Kiosk. Dann 21 Jahre ein bildungsbeflissener sozial kompetenter Lebenslänglicher. Nach dem erfolgreichen Neustart schrittweiser Abstieg zum Sozialfall und Trinker, der dann eine Alkoholikerin in deren Wohnung im Streit um Nachschub misshandelt und zu töten versucht. Dann wieder ein allseits beliebterer „Elder Statesman" des Strafvollzugs, der nur noch eins will: Schrebergarten und Grill.

Im Dreipäpstejahr Ende der 1970er-Jahre, an einem Mittwoch Anfang August, tötete der 30-jährige Torben L. gegen 2.30 Uhr in dem von ihm betriebenen Kiosk die 47-jährige Bankangestellte Karin P. auf grausame Weise. Er trank seit Monaten viel und schon am Tage. Frau P. hatte er einige Wochen zuvor in einem Tanzlokal kennengelernt. Er hatte gehofft, in dieser Nacht mit ihr zum Geschlechtsverkehr zu kommen. Frau P. war auch nicht abgeneigt, warum nicht nachts im Kiosk.

Aus nichtigem Anlass kam es aber zum Streit, der Plan war hinfällig. Torben L. versetzte der Frau einen Schlag mit dem Handrücken ins Gesicht, schlug ihr mehrmals mit der Faust gegen den Kopf und in das Gesicht, zerriss ihr Jacke und BH, riss ihr Hose und Slip auf. Angeblich ergriff die Frau ein im Kiosk liegendes Brotmesser, um sich zu wehren. L. entwand ihr das Messer und stieß es ihr mit großer Wucht in den Hals. Er fügte ihr weitere Schnittverletzungen im Brustbereich zu. Er würgte die Frau mit großer Kraft.

Er nahm dann eine leere 0,7-Liter-Wasserflasche und zwei leere 1 Liter-Coca-Cola-Flaschen und stieß diese nacheinander mit aller Kraft in die Scheide und in den After des Opfers. Die Flaschen drangen tief in den Unterleib ein und verletzten den Darm- und Bauchbereich erheblich. Die Frau schrie, Torben L. steckte ihr ein Stück Stoff in den Mund. Schließlich war Frau P. tot. Noch danach biss Torben L. der Frau heftig in die linke Wange, den linken Unterarm und in die linke Brust.

Danach löschte er das Licht im Kiosk und schloss ihn ab. Mit dem Taxi fuhr er in eine Gaststätte und erzählte, er sei in seinem Kiosk überfallen und beraubt worden. Um 9.15 wurde er festgenommen und war zwei Tage später geständig. Das Schwurgericht verurteilte ihn ungeachtet einer vermuteten mittelgradigen Alkoholisierung zu lebenslanger Freiheitsstrafe. Später wurde die besondere Schwere der Schuld bejaht und die Mindestverbüßungsdauer auf zwanzig Jahre festgesetzt.

Torben L. kam aus kleinbürgerlichen Verhältnissen, die Eltern wurden bei Kriegsende aus Ostpreußen vertrieben. Der im Krieg erblindete Vater wurde Angestellter im Sozialamt, die Mutter Verkäuferin im Kaufhof. Die beiden Kinder wurden sehr verwöhnt. Er hatte eine mitten im Krieg geborene ältere Schwester, die sich 26-jährig suizidierte.

Torben L. besuchte zunächst problemlos Volksschule und Realschule. Die Eltern trennten sich, als er 14 war, er blieb beim blinden Vater; die Schwester hatte sich nach Abitur bereits verselbstständigt. Bei ihm gingen die Schulnoten bergab, mit 16 hörte er auf, folgte der Mutter in die Großstadt und begann eine Kellnerlehre, aus der er wegen Aufsässigkeit und Berufsschulschwänzen bald herausflog. Er kellnerte weiter und geriet immer mehr in die Nähe des Rotlichtmilieus.

Mit 16 Jahren beraubte er mit anderen die Pächterin der Bar, in der er arbeitete: Er hatte die Tipps gegeben und Schmiere gestanden (1 Jahr Jugendstrafe, entwichen). Der untersetzte, kräftige junge Mann wurde dann mehrfach wegen Körperverletzungsdelikten bestraft, die man als Zuhälter so begeht. So duldete er z.B. nicht, wenn Frauen, die unter seinem Schutz standen, von einem Mann z.B. als Hure beleidigt worden waren. Auch der Heranwachsende erhielt weiter Jugendstrafen.

Eine drei Monate jüngere 17-Jährige wurde von ihm schwanger, mit 19 hatte er eine Tochter, die bald in ein Heim kam. Die Freundin ging auf den Strich. Er war dann mit einer Striptänzerin liiert, er arbeitete aber auch wieder als Kellner. Mit 25 lernte er eine ein Jahr jüngere Prostituierte kennen, die er heiratete und von der er ein Jahr später geschieden wurde, nachdem es zunehmend Tätlichkeiten ihr gegenüber gegeben hatte. Er lernte gleich danach eine Versicherungsangestellte kennen, mit der er prompt zusammenzog und die er drei Jahre später heiratete; aus der Ehe ging ein Sohn hervor.

Torben L. löste sich aus dem Milieu und bemühte sich um einen bürgerlichen Lebensstil. Gemeinsam pachtete man eine Gaststätte, musste sie aber nach neun Monaten wieder aufgeben. Drei Monate später übernahm er – 8 Monate vor der Tat – in dieser Großstadt einen Kiosk. Die Ehe lief schlecht. Er hatte häufig wechselnde sexuelle Partnerinnen, trank viel Alkohol, besuchte das letzte halbe Jahr vor der Tat häufig ein bestimmtes Tanzlokal, um Frauen kennenzulernen. Die Ehefrau zog mit dem Sohn in eine andere Stadt zu ihrer Mutter. Fünf Tage später beging Torben L. das Verbrechen an Frau P.

Im Vollzug der lebenslangen Freiheitsstrafe erfand sich Torben L. neu. Er war ein überaus williger, fleißiger, zudem um berufliche Qualifikation besonders bemühter Gefangener. Schulische Fortbildung, erfolgreiche Teilnahme am Funkkolleg Religion sowie Psychologie. Er studierte als Gasthörer Erziehungswissenschaften, betrieb Autogenes Training und Yoga. Über seine Tat setzte er sich mit vielen professionellen und Laienhelfern auseinander. Er absolvierte erfolgreich eine Kochlehre, belegte einen Kurs in Buchhaltung. In U-Haft hatte man einen IQ von 105 festgestellt, vielleicht war der reale noch besser. Nach 11 Jahren war er eigenständig gelockert, nach 15 Jahren kam er in den offenen Vollzug. Er galt als Mustergefangener und hatte nun freie Beschäftigungsverhältnisse als Koch in Gaststätten und schließlich eine stabile Beziehung zu einer zwei Jahre jüngeren Kellnerin. Er wurde noch vor der Jahrtausendwende nach 21 Jahren und 3 Monaten aus der lebenslangen Freiheitsstrafe bedingt entlassen.

Er zog zu seiner Partnerin und ihrem schulpflichtigen Sohn. Er übernahm, als die bisherige Pächterin aufhörte, die Gaststätte, in der er arbeitete. Er betrieb zudem mit gutem Erfolg einen Partyservice, bis sich herumsprach, dass er ein Frauenmörder sei.

Plötzlich war er öffentlich stigmatisiert. Es begann ein vier Jahre dauernder sozialer Abstieg. Die Geschäfte liefen plötzlich schlecht, die Gäste und Kunden blieben aus, es häuften sich die Konflikte mit der Partnerin und deren Sohn, den er erziehen wollte. Er fand mehrere kurze Anstellungen in Gaststätten, störte, weil er sich als Experte aufspielte. Als er schließlich arbeitslos war, hatte sich die Partnerin längst von ihm getrennt. Er landete in einem möblierten Zimmer und benötigte zusätzliche Sozialhilfe. Er hatte keinerlei tragfähige Bindungen mehr. Er saß jetzt schon morgens in einem kleinen Park bei einem Biertrinker und trank Schnaps plus Sprudel.

Wenige Tage nach seinem 53. Geburtstag beging er – wieder im August – sein zweites massives Gewaltdelikt gegen eine 52-jährige, alkoholabhängige Frau, die er kurz zuvor kennengelernt hatte. Die alarmierte Polizei konnte verhindern, dass die schwer verletzte Frau zu Tode kam. An einem Freitagvormittag hatte er sich wie üblich in einem kleinen Park aufgehalten, der als Treffpunkt für Alkoholtrinker diente. Hier traf er auf die alleinlebende arbeitslose Frau T., die auf dem Weg zu ihrer Arbeit in einem Mehrfamilienhaus war, in dem sie bislang gewohnt hatte. Kurz zuvor war sie umgezogen. Torben L. erklärte, er suche eine Wohnung, und wolle gern ihre alte Wohnung besichtigen. Er begleitete sie in der Straßenbahn, unterwegs tranken beide an diesem heißen Tag Schnaps. In der Wohnung im vierten Stock machten sie sich dann an die zweite Weinbrandflasche. Dann putzte Frau T. das Treppenhaus, machte Trinkpausen. Schließlich kam es zwischen beiden zum Streit über Alkoholnachschub: Frau T. soll aggressiv reagiert haben, als Torben L. ihr Leitungswasser in einer geleerten Schnapsflasche anbot. Jedenfalls schlug Torben L. ihr mit einer leeren Weinbrandflasche so gegen den Kopf, dass sie das Bewusstsein verlor. Durch Splitter erlitt die Frau zahlreiche blutende Schnittverletzungen am Kopf. Torben L. brachte ihr weitere Schnittverletzungen bei, schlag auf sie ein. Schließlich presste er ihr ein Kopfkissen auf Mund, Nase und Hals, bis die schreiende Frau erneut bewusstlos wurde. Als sie wieder zu sich kam, stand Torben L. nackt vor ihr. Er schnitt ihr mit einem Messer quer über den oberen Halsbereich, es gab eine 9 cm lange, weit klaffende Wunde, aus der es stark blutete. Nach diesem Schnitt verlor Frau T. erneut das Bewusstsein. Dass er den Tod der Frau billigend in Kauf genommen habe, so das Urteil, habe die Kammer nicht positiv feststellen können. Er sei zudem alkoholbedingt in seiner Steuerungsfähigkeit erheblich beeinträchtigt gewesen.

Der blutverschmierte Torben L. duschte sich, reinigte seine Kleidung und versuchte sie mit einem Bügeleisen zu trocknen. Frau T. kam wieder zu sich, lief ins Treppenhaus und klingelte blutverschmiert bei Nachbarn, brach dann zusammen. Torben L. verließ die Wohnung, ging an der auf einem Treppenabsatz liegenden Frau vorbei und verließ das Haus. Er hatte keine erkennbaren Ausfallerscheinungen.

Frau T. wurde notärztlich versorgt. Es wurde ein höhergradiges Schädelhirntrauma festgestellt, eine Nasenbeinfraktur, multiple Quetsch- und Schnittwunden im Kopf- und Halsbereich; es hatte einen erheblichen Blutverlust gegeben, der die Infusion von zwei Fremdblutkonzentraten erforderlich machte. Sie befand sich drei Tage auf der Intensivstation und wurde schließlich nach zwei Wochen entlassen.

Torben L. wurde fünf Tage nach der Tat festgenommen. Das erkennende Gericht verurteilte ihn wegen gefährlicher Körperverletzung zu einer Freiheitsstrafe von sechs Jahren und neun Monaten. Zudem wurde die Aussetzung der lebenslangen Freiheitsstrafe zur Bewährung widerrufen.

Die zeitige Strafe hat Torben L. voll verbüßt. Er befand sich danach wieder im Vollzug der lebenslangen Freiheitsstrafe. Und er war wieder, wie seinerzeit, ein arbeitsamer Mustergefangener.

Mit einer externen Therapeutin absolvierte er 120 Sitzungen. Während er anfangs behauptet hatte, er könne sich an die Tatereignisse nicht erinnern, erklärte er schließlich, es sei ihm dies und jenes wieder in den Sinn gekommen, allerdings in einer deutlich geschönten Tatversion, wonach die stark betrunkene Frau sich vor allem selbst verletzt habe. Er habe ihr aber aus unerfindlichem Grund die Flasche auf den Kopf geschlagen, was er bereue.

Er hatte schließlich gute Kontakte zur Kirchengemeinde und dort einen Freund gewonnen; es bestand zuletzt die konkrete Perspektive, dass er als nun 66-jähriger Rentner/Aufstocker ein alkoholfreies Leben in Freiheit führen könnte.

Martin G.: Viel Sex haben, vergewaltigen und töten

> Zwei Ehen, jede Menge Frauen, 2 Kinder und zwei Tötungsdelikte. Erst versucht er, eine 12-Jährige zu töten, die er vergewaltigt hat. Nach Strafverbüßung wieder verheiratet, hört er, wie die junge Nachbarin das Badewasser einlaufen lässt, und holt sich ein Messer.

Martin G. war ein kleiner, schmächtig wirkender Mann, der im Kollegenkreis eher unbeliebt war wegen seiner Intriganz und seiner Sexualprotzerei. Er hatte aber zahlreiche oberflächliche Bekanntschaften aus dem Kreis ehemaliger Mitgefangener. Kontakt suchte er im Übrigen eher zu Frauen, und in den insgesamt 6 Jahren, die er als Erwachsener in Freiheit verbrachte, ging er zwei Ehen ein und zeugte jeweils ein Kind. Er starb im Alter von 50 Jahren an Krebs in einem Hospiz, in das er aus der Sicherungsverwahrung verlegt worden war.

Martin G. war der Sohn sehr junger Eltern aus einfachen, aber sozial integrierten Verhältnissen. Nach der Trennung der Eltern wuchs er zwischen dem 5. und 10. Lebensjahr bei seinen Großeltern auf, was er als glückliche Zeit erinnerte. Im Alter von 10 Jahren kam er zum Vater und dessen neuer Frau, die nur zwölf Jahre älter war als G. Ihr gegenüber bestand eine heftige, kompromisslose Abneigung, und spätere Gutachter und Therapeuten eröffneten Martin G. ihre Glaubensüberzeugung, dass er seine Delikte keineswegs aus sexueller Gier, sondern in erster Linie aus Hass gegenüber dieser Stiefmutter (und der Mutter und der Großmutter) begangen hatte.

Trotz einer durchschnittlichen Intelligenz (IQ 98) scheiterte Martin G. in der Schule, wo er sich wegen seiner geringen Körpergröße von den Mitschülern nicht akzeptiert gefühlt hatte. Ab dem Alter von 17 Jahren kam es zu einigen Bagatelldelikten. Aus einer Bäckerlehre wurde er wegen Diebstählen entlassen. Die Bundeswehr beendete er regulär als Gefreiter und arbeitete danach bis zur ersten Inhaftierung als Kraftfahrer.

Sex (und sein Verhältnis zu Frauen) war sein zentrales Lebensthema. Den ersten Geschlechtsverkehr habe er im Alter von 17 Jahren mit einer Prostituierten gehabt. Ab dem Alter von 19 Jahren exhibierte er häufig vor Frauen. Probleme mit vorzeitigem Samenerguss hätten sich erst drei Jahre später verloren, in der Beziehung zu seiner ersten Frau, die damals 16 Jahre alt war.

Jeweils, weil die Frau schwanger war, heiratete Martin G. im Alter von 21 und im Alter von 32 Jahren. Er verkehrte auch während seiner Ehen häufig mit Prostituierten und hatte daneben flüchtige Sexualkontakte, wenn sich die Gelegenheit bot.

Wenige Monate nach einer ersten versuchten Vergewaltigung einer jungen Anhalterin im Alter von 22 Jahren, die ihm erst später zugeordnet werden konnte, verübte Martin G. gegenüber einem 12-jährigen Mädchen eine Tat, die als versuchter Mord, versuchte Vergewaltigung und versuchter Missbrauch eines Kindes abgeurteilt wurde.

Angeregt durch ihre sommerlich luftige Bekleidung zog er das Mädchen, mit dem er entfernt bekannt war und mit dem er zufällig die gleiche Strecke fuhr, an einer abgelegenen Stelle vom Fahrrad und verschleppte es in den Wald. Sie schrie, er bekam Angst vor Entdeckung, schmetterte ihr einen schweren Natursteinbrocken auf den Kopf, hielt sie für tot und entfernte sich. Das Mädchen überlebte schwer verletzt und konnte ihn identifizieren.

Während der hierfür ausgesprochenen Freiheitsstrafe von 9 Jahren und 3 Monaten wurde Martin G. frühzeitig gelockert und absolvierte im offenen Vollzug eine Ausbildung zum Metallwerker. Aus den Ausgängen kam er häufig verspätet zurück. Es gab ein Verfahren wegen Exhibierens. Dass er als Freigänger seine Halbschwester sexuell genötigt und gewürgt hatte, wurde erst später bekannt. In der Haftanstalt attackierte er eine Sozialarbeiterin mit einem Messer, sodass sie Abwehrverletzungen erlitt. Dies wurde mit einer zusätzlichen Freiheitsstrafe von sechs Wochen geahndet. Aufgrund einer uneingeschränkt positiven legalprognostischen Beurteilung der Vollzugsanstalt wurde Martin G. zum Zweidrittel-Termin entlassen, er wurde jetzt 32 Jahre alt.

Er heiratete noch im gleichen Jahr eine 20-jährige Frau, fand eine Anstellung als LKW-Fahrer, wo er sich als eher unzuverlässig erwies, und wurde erneut Vater eines Kindes. Er blieb ein umtriebiger Mann. Manchmal exhibierte er, manchmal spielte er an Automaten. Oft suchte er Prostituierte auf. Manchmal nahm er Speed. Oft fuhr er ziellos in der Gegend herum, was an früheres Verhalten anknüpfte und wohl ein Cruising war, auf Jagd gehen nach einem Opfer.

20 Monate nach der Haftentlassung vergewaltigte und ermordete er seine 20-jährige Nachbarin, die Mutter einer drei Monate alten Tochter. Wieder war der Tattag ein heißer Sommertag. Martin G. hatte sich krankschreiben lassen und war allein zu Hause. Er habe es satt gehabt. „Alles ging immer nach Schema F." Die Decke sei ihm auf den Kopf gefallen. Da hörte er, wie die junge Frau nebenan ein Bad einlaufen ließ. Das Messer, das er aus der Küche holte, war 34 cm lang. Später sagte er, dass er noch gehofft hatte, dass etwas dazwischen kommt, dass etwas stören wird, als er in die Küche ging, um es zu holen, und zur Tür hinausging, um drüben zu klingeln. Es kam aber nichts dazwischen. Er schellte, die Nachbarin ließ ihn ein und zeigte ihm stolz die kleine Tochter. Als er ihr das Messer vorhielt und sagte, was sie tun soll, habe sie sofort gehorcht. Er habe eine Erektionsstörung gehabt, sei aber zum Samenerguss gekommen. Warum er dann der Frau das Messer zweimal wuchtig in den Leib stieß, sagte er nicht. Aber von vorneherein wird ihm klar gewesen sein, dass die Frau ihn als Täter benennen würde, und er war zudem unter Bewährung. Als sie zu schreien begann, würgte er sie auch. Die Frau starb jedoch rasch an inneren Blutungen.

Was dann noch passierte, ist schnell zusammengefasst. Martin G. erhielt eine lebenslange Freiheitsstrafe. Die besondere Schwere der Schuld wurde festgestellt, die Mindestverbüßungsdauer auf 20 Jahre festgesetzt. In Haft holte er den Haupt- und Realschulabschluss nach und machte eine Ausbildung als Koch. Er führte Einzelgespräche mit einem Anstaltspsychologen, fiel durch gelegentliches Exhibieren und auch Belästigungen gegenüber weiblichen Mitarbeitern auf und beeindruckte im Übrigen durch den Mangel an Reue oder Schuldgefühlen, insbesondere aber in seiner unveränderten Haltung gegenüber Frauen, die er ausnahmslos massiv abwertete, während er sich selbst - auch in Zusammenhang mit den Delikten - als Opfer darstellte. Dabei redete er viel und widersprach sich oft, ohne dass es ihn nennenswert tangierte. In die sozialtherapeutische Abteilung wollte er nicht.

Mit 48 Jahren wurde ein rasch wachsendes Lungenkarzinom entdeckt. Bei stärkster Atemnot und minimaler Gehstrecke wurde er gnadenhalber in ein Hospiz entlassen, wo er Wochen später verstarb. Während der kurzen, schweren Krankheitsphase war der Kontakt zu den Schwestern wieder hergestellt worden. Martin G. hatte das Grab seines Sohnes, der sich 18-jährig suizidiert hatte, besucht. Bei einer letzten Begutachtung wirkte er weniger theatralisch und gelassener als bei der Begutachtung zwei Jahre zuvor, und er äußerte relativ ungebrochen Mitgefühl für seine Opfer. Vereinnahmt von der Auseinandersetzung mit dem bevorstehenden Tod, soll er sich noch erstaunlich kritisch mit den eigenen Schwächen auseinandergesetzt haben.

Thomas M.: Die Geschichte eines Alkoholikers

> Früh beginnender Alkoholismus, aber noch Arbeit als Möbelpacker. Mit 27 tötet er eine ihm bekannte 60-Jährige bei einer Vergewaltigung. Nach 15 Jahren aus der lebenslangen Haft entlassen, lebt er bald von Hartz IV und von Alkohol. Seine ebenfalls alkoholkranke Freundin misshandelt er mit massiven Schlägen gegen den Kopf. Er lässt die Bewusstlose liegen, derweil er im gleichen Raum mit einem Kumpel weiterzecht. Dann sagt der Kumpel: Sie ist schon ganz kalt.

Schlechter Start, wie so oft. Die Eltern ließen sich scheiden, als er 3 Jahre alt war. Er wuchs mit Mutter und Stiefvater, Bruder und Halbschwester auf. Mit 8 Jahren musste er auf die Sonderschule wechseln, soll da aber den Hauptschulabschluss gemacht haben. Keine Lehre, Arbeit als Möbelträger, bereits da erheblicher Alkoholkonsum.

Mit 27 Jahren das erste Delikt, gleich das erste Tötungsdelikt. Thomas M. besuchte eine 60-jährige Witwe, die allein lebte und die er bereits länger lose kannte. Er kam auf die Idee, mit ihr geschlechtlich zu verkehren, und umarmte die sehr kleine und zierliche Frau, die sich wehrte. Daraufhin drosselte er sie bis zur Bewusstlosigkeit, trug sie ins Schlafzimmer, knebelte sie, fesselte mit einer Paketschnur Hände, Beine und Füße und zerschnitt mit einem Messer Rock, Pullover, Bluse und BH. Er scheiterte zunächst beim Vaginalverkehr, erst auch beim Analverkehr, holte dann aus der Küche eine Margarinedose, und nun gelang der Analverkehr. Währenddessen drückte er mit einer Hand das Gesicht der Frau so stark ins Bett, dass sie erstickte, derweil er zum Samenerguss kam. Er löste dann der toten Frau die Fesseln, wischte in der Wohnung, soweit er sich erinnern konnte, seine Fingerabdrücke ab und entfernte sich. Nahm auch die gerauchten Kippen mit.

Im Verfahren sah der Sachverständige einen beginnenden Alkoholismus, allerdings zum Tatzeitpunkt keine erhebliche Beeinträchtigung der Steuerungsfähigkeit bei einer „undifferenzierten Persönlichkeit“. Thomas M. wurde zu lebenslanger Freiheitsstrafe verurteilt.

Während des Strafvollzugs versuchte er, sein Suchtproblem in den Griff zu bekommen, nahm an den entsprechenden Fachgruppen teil, regelmäßig bei den Anonymen Alkoholikern. Sechs Jahre lang gab es dann auch therapeutische Einzelgespräche zur „Bearbeitung" der Ursachen seiner Tat. Er absolvierte erfolgreich eine Ausbildung zum Koch.

Nach 15 Jahren wurde er bedingt aus der Haft entlassen, arbeitete damals in einer Speditionsfirma, die ihm aber nach einem halben Jahr kündigte. Er trank nun wieder vermehrt Alkohol, absolvierte erfolglos mehrere stationäre Entzüge, bei denen er jeweils mit Blutalkoholwerten über 3‰ aufgenommen worden war, und entwickelte eine alkoholtoxische Optikusneuropathie, also eine Schädigung des Sehnerven. Er lebte von Hartz IV.

Während eines stationären Aufenthaltes lernte er eine alkoholkranke 37-jährige Frau, sein späteres Opfer, kennen. Er zog mit ihr in seine Einzimmerwohnung zusammen. Beide tranken heftig, die Frau litt zudem unter einer Alkoholepilepsie und stürzte häufig.

Nach zwei Monaten des Zusammenlebens verprügelte Thomas M. seine Partnerin in den frühen Morgenstunden dermaßen massiv, dass er mit einem Faustschlag gegen ihren Kopf eine Subduralblutung auslöste, in deren Folge die bewusstlose Frau, um die er sich bis zu ihrem Tod nicht weiter kümmerte, etwa fünf Stunden später verstarb. Thomas M. zechte weiter mit einem Besucher, bis dieser nach einigen Stunden feststellte, dass die Frau ganz kalt ist, woraufhin die Polizei alarmiert wurde.

Für dieses erneute Tötungsdelikt unterstellte die Strafkammer, dass keine Tötungsabsicht vorgelegen habe und verurteilte Thomas M. wegen gefährlicher Körperverletzung mit Todesfolge zu einer Freiheitsstrafe von 4 Jahren und 6 Monaten. Wenig später wurde die Aussetzung der lebenslangen Freiheitsstrafe zur Bewährung widerrufen.

Zum zweiten Tatzeitpunkt war Thomas M. fraglos alkoholabhängig, emotional und sozial verwahrlost, und ließ wohl nicht an diesem Abend zum ersten Mal seinen ganzen Ärger und Zorn über seine Lebenssituation an der gleichermaßen alkoholkranken Frau aus, die ihm sozusagen seine Existenz spiegelte. Wie weit auch hier sexuelle Faktoren eine Rolle gespielt haben, blieb ungeklärt; es gab auch Verletzungen im Analbereich, die nicht durch die Sturzneigung der Getöteten bedingt sein konnten.

Sven B.: Ja wenn die auch …!

> Geltungsbedürftiger Schnackbüdel tötet einen frechen Jungen und nach Strafverbüßung eine betrunkene Frau, die nicht will.

Die beiden Tötungsdelikte, mit 21 und mit 30 Jahren begangen, wirken wie zufällig in dies impulsiv strukturlose Leben hineingepurzelt. In der Tiefe aber gibt es eine Vernichtungsbereitschaft, gleich zweimal wird sie sichtbar. Für die erste Tat wurde er vergleichsweise milde bestraft, und nach der Haftentlassung lebte er noch strukturloser weiter vor sich hin, egozentrisch, schwatzhaft und arbeitsscheu.

Sven B. hat im Alter von 21 Jahren sein erstes Tötungsdelikt begangen, das letztlich angesichts eingeschränkter Informationslage nur als Totschlag gewertet wurde. Er hatte in den frühen Morgenstunden eines Samstags im Hochsommer ohne erkennbaren Grund einen 13-jährigen Jungen getötet. In dieser Nacht nach Beginn der Sommerferien war der Junge mit seinem Freund nachts aus dem Schlafzimmer gestiegen, um noch etwas zu erleben. Er traf auf den ihm unbekannten Sven B., der sich als Einbrecher und Ex-Knacki wichtigmachte. Sven B. war und blieb ein Angeber und Prahler, seine Erzählungen standen in markantem Kontrast zu seinem erfolglosen arbeitslosen Trinkerleben.

Der Freund des Jungen ging schließlich um 4 Uhr nach Hause, der Junge blieb aus unbekannten Gründen weiter bei dem 21-jährigen Sven B. und lief mit diesem zu einem Baggersee, wo sie mit einem Nunchaku übten. Irgendwann zeigt der Erwachsene ihm Seemannsknoten, fesselte ihm dann die Füße. Schließlich legte er ihm ein zur Schlinge gewundenes Seil um den Hals und zog daran, bis der Sterbeprozess irreversibel eingeleitet war. Er wurde dann in den Teich gelegt, sodass er noch etwas Wasser einatmete. Es gab keine Hinweise, dass an dem Jungen sexuelle Handlungen vorgenommen worden waren. Möglicherweise aber hat der Junge dann Sven B. irgendwie gekränkt oder beleidigt gehabt, geltungssüchtig war er allemal, und kränkbar auch.

Sven B. wurde erst ein Jahr später als Täter identifiziert. Er hat diese Tat zunächst als Unfall deklariert, dann ganz geleugnet, inzwischen wird sie von ihm als ein missglücktes Angsteinjagen dargestellt; er habe die Schlinge nicht schnell genug lösen können. Das Landgericht verurteilte ihn wegen Totschlags zu einer Freiheitsstrafe von 9 Jahren; die Staatsanwaltschaft hatte Mord angeklagt gehabt.

Das zweite Tötungsdelikt hat Sven B. mit 30 Jahren im Sommer in den ersten Stunden nach Mitternacht an einer ihm zuvor nur flüchtig vom Sehen in seiner Stammkneipe bekannten 46-jährigen Altenpflegerin begangen. Er hatte die stark betrunkene Frau aus dieser Kneipe in ihre nahegelegene Wohnung begleitet. Ob Sven B. nennenswert betrunken war, blieb unklar; es wurde zu seinen Gunsten angenommen. Als die Frau ihn aus ihrer Wohnung wies und sich seinem Wunsch nach Sex widersetzte, versetzte er ihr mehrere Faustschläge, dann erdrosselte er sie, fügte ihr mit einem Messer zwei Schnitte in den Oberbauch und vier Stiche in den Brustkorb zu und schnitt ihr mit einer Schere ein Ohr ab. Ob er vor, während oder nach den Gewalthandlungen Geschlechtsverkehr mit der Frau hatte oder versuchte, ließ sich nicht herausfinden; man fand nur das Stück einer aufgerissenen Kondomverpackung. Sven B. leugnete in verschiedenen abenteuerlichen Versionen die Tat; dabei war klar, dass er mit der Frau die Kneipe verlassen hatte, und dass er in der Tatwohnung Spuren hinterlassen und diese abgeschlossen hatte – den Schlüssel fand man hinter einem Sesselpolster versteckt in seiner Wohnung. Inzwischen erklärt er, sich nicht zu erinnern und zu bezweifeln, dass er es war, der die Tat begangen hat.

Das Schwurgericht verurteilte ihn nur wegen Totschlags zu 15 Jahren Freiheitsstrafe und ordnete seine Unterbringung gemäß § 63 StGB in der Psychiatrie an, weil ein Psychiater ihm eine Persönlichkeitsstörung attestiert hatte. Immerhin kam er damit auf 20 Jahre Freiheitsentziehung in der Psychiatrie statt 15 Jahre Gefängnis.

Sven B. war Sohn eines Bauschlossers und einer Fabrikarbeiterin, hatte zwei Schwestern und wuchs in äußerlich geordneten, materiell etwas engen Verhältnissen auf. Ab dem ersten Mordprozess äußerte er sich Gutachtern gegenüber zunehmend abwertender über seine Eltern; dass diese Alkoholprobleme gehabt hätten, der Vater aufbrausend und die Mutter lieblos gewesen sei, wurde jetzt im Kontrast zu früheren Angaben behauptet. Aber Wahrheitsliebe hat ihn zeitlebens nicht ausgezeichnet, er log hingebungsvoll, widersprach sich im Laufe der Jahre und Begutachtungen auch immer wieder, auch weil er seine alten Erzählungen vergessen hat.

Kindergarten, Vorschule. Der 7-Jährige kam dann trotz ausreichender Intelligenz auf eine Sonderschule für Lernbehinderte. In Deutsch (Lesen und Schreiben) und vor allem Mathematik erhebliche Schwierigkeiten, mehrere Schulwechsel, nach der neunten Klasse im Alter von 16 Jahren entlassen. Auf der Schule ab dem typischen Alter von 10 Jahren fing er an, in der Clique mit anderen Kindern zu stehlen und zu schwänzen. Im Alter von 10 Jahren war er das erste Mal richtig von zu Hause weggelaufen und hatte auch Geld mitgenommen. Bei dem älteren Kind und dem Jugendlichen gab es also deutliche Zeichen einer kindlichen Störung des Sozialverhaltens mit Stehlen, Schulschwänzen, Weglaufen, über Nacht Wegbleiben, Töten von Tieren, Lügen. Weiter blieb er schulisch unter seiner Leistungsfähigkeit – später wurde wiederholt ein Intelligenzquotient von 100 ermittelt. In Haft machte er dann den Hauptschulabschluss nach. Mangelnde Leistungs- und Anstrengungsbereitschaft dominierten auch die Versuche einer Berufsausbildung.

Als er 16 war, verstarb der Vater, und er wurde aus der Schule entlassen. Er stahl der Mutter Schecks, fälschte sie und lief 14 Tage weg; das ergab das erste richtige Strafverfahren. Er kam in ein Schulheim, um einen Lehrgang zur Berufsförderung zu absolvieren. Nach wenigen Wochen wurde er dort gekündigt, weil er versucht hatte, einen Zigarettenautomaten aufzubrechen. Er kam in ein Lehrlingswohnheim und bekam eine Lehrstelle. Die wurde dem 17-Jährigen gekündigt, weil er nach einer Verbrühung des Armes mit heißem Kaffee drei Monate lang nicht mehr zur Arbeit erschienen war.

Die nächste Arbeit wurde ihm gekündigt, weil er auch da – nun zugunsten einer Freundin – unentschuldigt der Arbeit fernblieb. Er hatte eine 16-jährige Sonderschülerin geschwängert, die vermutlich seine erste Sexualpartnerin war, und war zu ihr und ihren Eltern gezogen. Er war angeblich nochmal vier Monate als Hilfsarbeiter tätig. Danach, ab dem Alter von 18, hatte er nie wieder Arbeit. Dafür wurden ihm zwei Söhne geboren und er erhielt so eine größere Wohnung vom Sozialamt. Er lebte von Arbeitslosengeld, Sozialleistungen sowie Kindergeld und heiratete die Kindsmutter. Er blieb mit ihr zusammen bis zur Festnahme wegen des ersten Tötungsdelikts, ein Jahr nach der Tat. Die Tat war zwei Monate nach der Geburt seines zweiten Kindes erfolgt.

Für die Tötung des 13-Jährigen war er zu 9 Jahren Haft verurteilt worden, die er in verschiedenen Haftanstalten verbüßte. Er absolvierte mehrere Computerkurse, holte den Hauptschulabschluss nach, schloss sich einem stärkeren Beschützer an, sodass er keine Probleme mit Mitgefangenen hatte. Seinen Alkoholkonsum konnte er nur sehr begrenzt fortsetzen; stattdessen will er „täglich" – in anderer Aussage: „in großen Abständen" – Haschisch konsumiert haben. Nach Verbüßung von 6½ der 9 Jahre wurde er trotz einer Entweichung aus dem Freigang und eines massiven Alkoholrückfalls, finanziert mit Geld, das er fürs Blutspenden erhalten hatte, bedingt aus der Haft entlassen.

Er war schon während der Haft mit einem ehemaligen Lebenspartner der Mutter befreundet, von dem diese sich wegen dessen Alkoholismus getrennt hatte. Dieser half ihm, eine Unterkunft zu finden, und beide tranken nun entweder bei Sven B. oder dem Freund oder im Park. Es gab keine neue Partnerschaft, aber vereinzelt war Sven B. erfolgreich, abends die eine oder andere betrunkene Frau aus einer Kneipe abzuschleppen und mit ihr zu Sex zu kommen. Dass manche sich schließlich doch weigerten, obwohl er ihnen Getränke ausgegeben hatte, fand er absolut nicht okay, aber typisch für die Unberechenbarkeit und Schlechtigkeit von Frauen. Da konnte der große, athletische Mann, der eigentlich gar nicht schlecht aussah, dann auch in Wut geraten.

Für die Tötung der sich ihm widersetzenden Frau gab es also 15 Jahre Freiheitsstrafe und die Zuerkennung erheblich verminderter Schuldfähigkeit wegen einer dissozialen Persönlichkeitsstörung (Die Annahme verminderter Steuerungsfähigkeit aufgrund einer dissozialen Persönlichkeitsstörung ist ganz unplausibel und unüblich; manche Gerichte an manchen Orten wollen jedoch Menschen mit chronischer Arbeitsunlust und dissozialem Verhalten milder bestrafen; sozusagen Mengenrabatt. Mit dem Pferdefuß der psychiatrischen Unterbringung.). In der psychiatrischen Klinik, in die er daraufhin eingewiesen worden war, erstickten erwartungsgemäß alle Therapiebemühungen an seinen immer neuen, immer dreisteren Lügengeschichten, seinem ständigen Intrigieren und dissozialen Regelverstößen. Ohne jeglichen emotionalen Tiefgang berichtete er munter über sein Leben und über seine beiden Tötungsdelikte, war eher interessiert an den vermeintlichen kriminalistischen Rätseln, die ihm in den Tatabläufen zu liegen schienen (obwohl er der Täter war), während er ein völliges Desinteresse an der Person und dem Schicksal der Opfer zeigte. An jeder nur denkbaren Ecke schönte und verfälschte er, mit einer eminenten Bereitschaft, jedem anderen als sich selbst Schuld zuzuweisen, auch den Opfern. Manche denunziatorischen Anschuldigungen kamen ganz beiläufig. So wertete er z.B. die Mutter des getöteten Jungen freundlich lächelnd mit dreisten Lügen in infamer Weise ab und erklärte sich selbst zum Opfer. In der Psychopathy-Checklist kam er auf einen deutlich erhöhten Wert (29 von 40 Punkten in der PCL-R).

In der Klinik war man letztlich froh, als Sven B. bereit war, sein Querulieren zu lassen, nicht zu versuchen, Mitarbeiter gegeneinander auszuspielen, Mitarbeiter zu denunzieren, sondern sich einigermaßen absprachekonform zu verhalten. Schließlich einigte man sich auf seine Version, dass er vor allem ein Alkohol- und Drogenproblem gehabt habe, und dass das ganze Problem durch Abstinenz gelöst sei. Auf der Grundlage wurde er dann beurlaubt und – trotz Alkoholrückfalls – entlassen.

René R.: Ein stotternder Sexualmörder

Als braver Ehemann vergewaltigt er brutal eine Nachbarin und versucht, ihren heimkehrenden Ehemann zu töten. Nach 8½ verbüßten Haftjahren und 10 Monaten in einsamer Freiheit wird der Rückfall zu einem amokartigen Massaker. Er attackiert nacheinander vier Frauen, zwei von ihnen sterben.

René R. war in sozial geordneten Familienverhältnissen aufgewachsen, mit einer 5 Jahre älteren Halbschwester. Er erreichte den Abschluss der 10. Klasse und wurde Agrotechniker. Seit Kindheit stotterte er, fühlte sich wenig durchsetzungsfähig, war eher zurückhaltend, sozial angepasst.

Mit 19 Jahren lernte er seine spätere Ehefrau kennen, die er nach der Geburt des ersten Kindes mit 22 Jahren heiratete. In der ehelichen Sexualität soll es keine Auffälligkeit gegeben haben, sie reichte bis zu seiner ersten Verurteilung, wegen eines gewaltsamen Sexualverbrechens. Seit der Pubertät hatte René R. Vergewaltigungsphantasien unter Einsatz von Waffen; Frauen mit einem Messer bedrohen, sie fesseln und dann den Geschlechtsverkehr durchzuführen. Mit diesen Phantasien onanierte er täglich mehrfach.

Als der 23-Jährige an einem Wintertag krankgeschrieben war, begann er bereits nach dem Frühstück Alkohol zu trinken und begab sich dann im Wohnhaus zwei Etagen tiefer zu einer ihm wohlbekannten Nachbarsfrau, die er an diesem Tag zufällig im Treppenhaus getroffen hatte und von der er erfahren hatte, dass sie ebenfalls krankgeschrieben war. Er drang unbemerkt in ihre Wohnung ein. Die Frau lag im Wohnzimmer auf der Couch und schlief. Er entkleidete sich und näherte sich mit einem Messer mit 16 cm Klingenlänge der schlafenden Frau, schlug ihr mit der Hand ins Gesicht und drückte ihr die Messerspitze gegen den Hals. Er zog sie von der Couch hoch und verlangte, dass sie sich entkleidet. Dann schob er sie in das Schlafzimmer, warf sie auf den Rücken, drehte sie in Bauchlage. Weil sie schrie, drückte er mit einem Arm gegen ihren Hals und führte nun den Geschlechtsverkehr durch, kam aber nicht zum Orgasmus. Daraufhin musste die Frau sich umdrehen, er verlangte Mundverkehr, sie weigerte sich, er würgte sie. Er zerriss ihre Strumpfhose und fesselte damit die Hände, drohte der Frau, sie umzubringen, woraufhin sie dann den Mundverkehr durchführte. Er knebelte sie, biss und kniff der Frau in die Brüste, fuhr mit der Messerspitze über ihren Bauch, er fasste grob in ihre Scheide.

In Kenntnis der späteren Taten ist erwartbar, dass René R. ursprünglich vorhatte, die Frau, die ihn ja kannte, abschließend zu töten, um als Täter unentdeckt zu bleiben. Er wurde aber nun von dem unerwartet von der Arbeit zurückkehrenden Ehemann der Frau überrascht, der erst direkt ins Badezimmer gegangen war, um sich zu waschen und umzukleiden, sodass der Ehemann in Unterhose auf ihn traf. René R. begann sofort mit dem Messer auf den Ehemann einzustechen und versetzte ihm potenziell tödliche Bauchverletzungen. Derweil konnte die Ehefrau in die Nachbarwohnung flüchten. Auch René R. flüchtete nun, nachdem der Ehemann bewusstlos zusammengebrochen war, nackt aus dem Haus und über die Felder in einen Wald. Er wurde bald darauf festgenommen. Der Mann überlebte mit erheblichen Folgeschäden. René R. wurde wegen versuchten Mordes sowie wegen Vergewaltigung und Nötigung zu sexuellen Handlungen in Tateinheit mit vorsätzlicher Körperverletzung zu einer Freiheitsstrafe von 13 Jahren verurteilt, die er zu Zweidrittel verbüßte.

Nach 8½ Jahren wurde er mit 32 Jahren entlassen. Die Ehefrau hatte sich von ihm getrennt. Er fand vorläufig Unterkunft bei den Eltern, verfügte nur über wenig soziale Kontakte und war arbeitslos, trank eine Zeit lang vermehrt Alkohol. Er konnte dann eine Umschulung in einem Handwerksberuf beginnen und trank nun nur noch an Wochenenden. Er hatte keine Frauenbeziehungen mehr, suchte aber regelmäßig Bordelle auf. Weiterhin bestanden die Vergewaltigungsphantasien.

Zehn Monate nach Haftentlassung, im Hochsommer, besorgte er sich ein Messer mit einer ungewöhnlich schmalen, langen Klinge sowie Handschellen, die er beide griffbereit unter seinem Fahrersitz zurechtlegte. Gegen 1.00 Uhr morgens suchte er auf dem Straßenstrich eine 16-jährige Prostituierte auf und vereinbarte mit ihr für 50 DM Geschlechtsverkehr; sie fuhren zu einem der gängigen Parkplätze. Unter Vorhalt des Messers versuchte er, die Jugendliche mit den Handschellen zu fesseln; diese begann, aus Angst um ihr Leben laut zu schreien. Daraufhin stach er ihr das Messer mehrfach in den Oberkörper. Sie konnte die Beifahrertür öffnen und das Fahrzeug verlassen. René R. startete sofort und fuhr davon. Die 16-Jährige verstarb noch vor Eintreffen der Feuerwehr infolge inneren Verblutens.

René R. wischte mit einem Lappen das Blut von der Klinge des Messers und verstaute dieses griffbereit im Ablagefach der Fahrertür. 40 Minuten später sprach er an einem anderen Straßenstrich eine 28-jährige Prostituierte an, mit der er ein ganzes Stück zu einem verdeckten Parkplatz fuhr. Er erkundigte sich erneut nach möglichen Praktiken und den hierfür geforderten Preisen. Dann griff er ins Ablagefach der Fahrertür, hielt der Frau das Messer an den Hals und forderte sie auf, ihre Hände auf dem Rücken zu kreuzen und sich zu ihm hinüberzubeugen. Die Frau bemerkte, dass die Zündung des Fahrzeugs noch eingeschaltet war und betätigte mit der rechten Hand mehrfach die Hupe, öffnete die Beifahrertür und ließ sich rückwärts aus dem Fahrzeug fallen. Sie sprang sofort auf und lief davon. René R. verfolgte sie mit dem Auto, streifte bei der Verfolgung Begrenzungspfosten sowie ein abgestelltes Fahrzeug. Als Personen aufmerksam wurden, die an einer Bushaltestelle warteten, gab er die Verfolgung auf und entfernte sich mit quietschenden Reifen.

Er fuhr ziellos durch die Stadt und erinnerte sich schließlich, dass ein Kollege aus der Umschulung derzeit mit seiner Ehefrau in einem Ferienhaus im Umland lebte; er hatte in dem Ferienhaus einmal bei Reparaturen geholfen, die Ehefrau aber nicht kennengelernt. Er fuhr nun dorthin, zumal er wusste, dass der Kollege bereits auf dem Weg zur Arbeit sein musste; er würde also die Frau allein antreffen. Er verschaffte sich Eingang in das Ferienhaus, indem er der Frau gegenüber behauptete, er sei mit ihrem Mann für eine gemeinsame Fahrt zum Arbeitsplatz verabredet gewesen. Als er einige Worte mit ihr gewechselt hatte, versetzte er ihr einen Stoß, durch den sie zu Boden ging, setzte sich auf ihre Beine und hielt ihr das hervorgezogene Messer an die Brust. Die Frau begann in Todesangst laut zu schreien. Er stach ihr daraufhin mit dem Messer in die linke Brust. Das Messer rutschte jedoch ab und traf auf das knöcherne Brustbein. Die Frau wehrte sich heftig und konnte ihm das Messer schließlich aus der Hand schlagen, sodass es durch die geöffnete Tür auf die Terrasse flog. Unerwartet eilte nun die Tochter der Frau zu Hilfe und erhielt von René R. sofort einen gezielten Faustschlag ins Gesicht. Als eine weitere Tochter hinzukam, ließ er von der Frau ab und flüchtete aus dem Haus.

Er kehrte zu seinem Pkw zurück und fuhr ziellos durch die Gegend, schließlich in eine andere Großstadt. Da das von ihm bisher benutzte Messer im Ferienhaus geblieben war, erwarb er am Nachmittag ein Messer mit einer 14 cm langen Klinge und kaufte ein weiteres Paar Handschellen. Er mietete sich nachmittags in einem Hotel ein. Nachts um 1.00 Uhr bestellte er telefonisch eine Prostituierte auf sein Hotelzimmer und vereinbarte mit ihr gegen Bezahlung von 300 DM eine Stunde Sex unter Einschluss von Fesselung. Die Frau entkleidete sich und ließ sich einvernehmlich mit Handfesseln auf dem Rücken fesseln. Er fand dies jedoch nicht erregend, weil es einvernehmlich war und die Frau keine Furcht zeigte. Er versetzte ihr zwei

Faustschläge gegen den Oberkörper, biss ihr mehrfach in die Brustwarzen und fügte ihr Kratzwunden im Hals- und Brustbereich zu. Die Frau begann laut zu schreien. Er hielt ihr den Mund zu und würgte sie. Da sie sich weiterhin wehrte, stach er ihr das Messer mit großer Wucht in die linke Brust und durchstach ihr Herz. Er zog das Messer wieder heraus und legte es auf dem Bett ab. Er nahm die Geldbörse der Frau, holte die zuvor gezahlten 300 DM wieder heraus und verließ unter Mitnahme des Messers das Hotelzimmer. An der Rezeption erklärte er um 3.30 Uhr, er wolle sich noch etwas zu trinken besorgen. Man wurde misstrauisch und ging einige Zeit später auf das Zimmer, wo man die auf dem Bett liegende, blutüberströmte Leiche der Prostituierten entdeckte.

Er fuhr noch einige Tage durch die Gegend, überquerte zuletzt zu Fuß die Grenze ins Nachbarland, wurde dort aber noch am gleichen Tag festgenommen und nach Deutschland ausgeliefert. Im Gerichtsverfahren ließ er seine Verteidiger nur eine Erklärung verlesen, dass er die Vorwürfe einräumt. Er habe aber eigentlich nicht die Absicht gehabt, die Frauen zu töten.

Das Gericht erkannte neben lebenslanger Freiheitsstrafe auf besondere Schwere der Schuld und sah außerdem die Voraussetzungen der Sicherungsverwahrung erfüllt. Es seien gleichartige schwere Taten zu erwarten. „Eine medikamentöse Behandlung mit der Folge von Impotenz lehnte er ab, weil er dann keinen Sinn mehr in seinem Leben erkennen könne."

Fritz D.: Ein früh beginnender dissozialer Fighter und Gewaltfreund

> Er beging eigentümliche, eher impulsive Morde an einem kleinen Mädchen und viele Jahre später an einem Jungen. In den langen Jahren dazwischen stach er eine junge Frau nieder, die er vergewaltigen wollte. Ein langes Leben mit den verheimlichten Tötungsdelikten.

Im Sommer 1980 verurteilte das Landgericht Berlin Fritz D. wegen Mordes, Totschlags und versuchten Totschlags zu lebenslanger Freiheitsstrafe.[1] Die erste Tat lag 18 Jahre zurück, die beiden anderen hatte er 1978 und 1980 begangen.

1 Eine ausführlichere Ausarbeitung des Falles findet sich bei Kröber H-L (2012) Mord – Geschichten aus der Wirklichkeit. Rowohlt, Reinbek, in der Erzählung: „Eine Liebe von Fritz".

An einem Freitag im Mai 1962, 15 Tage nach seiner ersten Entlassung aus der Strafhaft, tötete der damals 21-jährige Fritz D. die ihm unbekannte 5-jährige Sabine. Er hatte am Vorabend eine lange, sozusagen erfolglose Party mit viel Alkohol hinter sich und vormittags in einem Wäldchen bei einer Laubenkolonie seinen Rausch ausgeschlafen. In der Mittagszeit erwacht, entdeckte er das mit einem Kameraden spielende Kind. Zwei Stunden später lockte er es zu sich, ging mit ihm tiefer in das Wäldchen. In einer kleinen Lichtung erdrosselte er Sabine mit ihrer Strickjacke, entkleidete den Unterkörper des Kindes und presste seinen Finger in ihre Scheide. Er verursachte dabei einen Riss der Scheidenwand und des Dammes bis zum Mastdarm und zum After. Nach der Tat flüchtete er und wurde wegen dieser Tat jahrelang nicht gefasst, war aber reichlich in Haft.

An einem Samstag im Juni 1978 frühmorgens beging Fritz D. einen versuchten Totschlag gegenüber der damals 24-jährigen Krankengymnastik-Schülerin Elke S. im Charlottenburger Schlosspark. Fritz D. befand sich auf Hafturlaub, der eigentlich am Vorabend endete, hatte sich aber an diesem Vortag betrunken und im Schlosspark seinen Rausch ausgeschlafen. Als Elke S. vorbeikam, ergriff er völlig überraschend ihren Oberarm und sagte, er wolle mit ihr ins Bett. Als sie sich loszureißen versuchte, stieß er ihr ein feststehendes Messer tief in den Unterleib. Die Frau versetzte ihm einen kräftigen Tritt in die Weichteile. Er stürzte, stand auf und flüchtete. Die junge Frau konnte noch nach Hause laufen, wurde ins Krankenhaus gebracht und durch eine sofortige Operation gerettet.

Fritz D. kehrte am selben Tag in die JVA Tegel zurück. Vorher habe er noch das Europa-Center in der Absicht bestiegen, sich herunterzustürzen, erklärte er später, was ihm wegen des dort herrschenden Publikumsverkehrs nicht gelungen sei. Auch nach dieser Tat blieb er trotz eines recht guten Phantombildes unidentifiziert und wurde erst durch sein Geständnis 1980 als Täter erkannt.

An einem Mittwoch Anfang März 1980, vier Monate und acht Tage nach seiner letzten Haftentlassung aus achtjähriger Haft, tötete Fritz D. gegen 18 Uhr in seiner Wohnung den 10-jährigen Dieter. Er hatte auf der Straße zwei Jungen angesprochen, ob sie für ihn einen Einkauf erledigen. Dieter kam mit in die Wohnung, sein Spielkamerad wartete im Treppenhaus. In der Wohnung griff Fritz D. dem Jungen vermutlich ans Geschlechtsteil, worauf dieser mit einem Schimpfwort wie „du altes Schwein" reagiert haben soll. Hierauf würgte er das Kind und griff nach einem schmalen, langen Messer, das er rasch zweimal tief in den Hals des Kindes stieß. Außerdem stach er zweimal ins Herz und einmal in die Seite des Kindes. Danach entkleidete er den Jungen vollständig, säuberte den Leichnam von Blut und Kot und brachte ihm drei Schnitte bei, einen am Oberbauch, einen zweiten Schnitt vom Nabel bis zur Gliedwurzel, der die Bauchmuskulatur durchtrennte, sowie einen dritten Schnitt, mit dem Fritz D. den Unterrand des Hodensacks in 8 cm Länge durchtrennte. Den Leichnam des Kindes hüllte er sorgfältig in ein Tuch, brachte ihn in ein ungenutztes Zimmer und legte ihn dort hinter einer Couch ab. Dann verließ er seine Wohnung, erzählte dem wartenden Jungen, er wisse nicht, wo sein Freund geblieben sei, und fuhr schließlich mit dem Taxi in eine Gaststätte in der Provinzstraße. Er fuhr nochmals in seine Wohnung zurück, verließ sie wieder, irrte planlos durch Berlin. Zwei Tage später wurde er kurz nach Mitternacht, als er wieder in seine Wohnung zurückkehrte, von der Polizei festgenommen.

Vor der Verurteilung wegen der drei Tötungsdelikte hatte Fritz D. bereits zehnmal in Untersuchungs- und Strafhaft gesessen, seit dem Alter von 19 Jahren hatte er insgesamt 12 Jahre in Freiheitsentziehung verbracht.

Aufgezogen teils von Großeltern, teils von der alleinerziehenden Mutter, hatte er sich früh dissozial verselbstständigt. Bei guter Intelligenz erreichte er den üblichen Volksschulabschluss der achten Klasse; eine Elektrikerlehre brach er ab, dann auch eine Autoschlosserlehre. Er kam kurzzeitig ins Heim, er haute ab, man gab es auf, ihn zu erziehen. Er hatte nur noch kurze Stellen, er lebte im Milieu. Faustkämpfe mit anderen Banden blieben ohne Strafverfolgung. Mit 19 war er aber zum ersten Mal in Jugendhaft wegen vielen Einbruchsdiebstählen. Er wurde als geschickt, kaltblütig und gefährlich bezeichnet. 1960 hatte Fritz D. nach einer Zechtour ein Moped gestohlen, das brachte ihm ein Jahr und sechs Monate ein. 15 Tage nach Haftentlassung aus dieser Strafe beging er den Mord an dem kleinen Mädchen.

Er fand immer wieder Arbeit, als Hilfsschlosser, als Verladearbeiter auf dem Flughafen. Neue Festnahme wegen fünf Pkw-Diebstählen, Fahren ohne Führerschein und unter Alkohol sowie Unfallflucht. Dann wechselte er nach Heidelberg, bestahl in der Gaststätte „Wienerwald" seinen Arbeitgeber. Es folgten weitere Einbruchdiebstähle in Berlin, dann wieder Pkw-Diebstahl. 1975 wurde er vom Landgericht Berlin wegen Diebstahlsdelikten in 29 Fällen zu einer Freiheitsstrafe von fünf Jahren verurteilt. Daraus 1980 entlassen, beging er das letzte Tötungsdelikt an dem Jungen und gestand die beiden vorangehenden.

Er blieb 24 Jahre im Vollzug der lebenslangen Freiheitsstrafe. Mit 64 wurde er entlassen und starb drei Jahre später. Markant bei dem kräftig-untersetzten, eigenwillig-selbstbewussten Mann war die ursprünglich erhebliche primär dissoziale Prägung des Lebensstils; ohne Lebensplanung, ohne Verantwortungsübernahme für Tätigkeiten oder andere Menschen lebte er in den Tag hinein. Es gab keine tragfähigen Beziehungen zu anderen Menschen, die gruppenförmigen Beziehungen stellten ihre geringe Stützkraft unter Beweis. Die Tat gegen die Krankengymnastin hatte er in der Zeit einer chaotisch-perspektivlosen Liebesbeziehung zu einer akademischen Vollzugshelferin begangen, die in der Wirkung besonders labilisierend war. Zumindest bei der zweiten und der dritten Tat bestand eine erhebliche missmutig-aggressive Verstimmung infolge vorangegangener Kränkungs- und Zurückweisungserlebnisse.

Es gab bei allen Taten ansatzweise den Versuch, sich in solchen Situationen durch sexuelle Erlebnisse zu trösten und zu belohnen, bei denen jedoch ein destruktives Ausleben der eigenen Gereiztheit sehr rasch die Oberhand gewann. Auch die Manipulationen an der Scheide des kleinen Mädchens trugen dieses massiv destruktive Gepräge. Alle drei Taten wurden impulsiv, praktisch unvorbereitet, aus einer zunächst indifferent wirkenden, eher missmutigen Situation heraus durchgeführt mit nur geringer Berücksichtigung der Selbstsicherung.

Dissozialer Lebensstil, übernachhaltige missmutige Verstimmbarkeit, eine Tendenz zur Ersatzbefriedigung im sexuellen Bereich und zum initial impulsiven, radikalen Ausleben aggressiver Gereiztheit wurden als die wesentlichen Elemente der in den Taten zutage getretenen Gefährlichkeit des Herrn D. gesehen. Es gab eine nachhaltige dissoziale Entwicklung des vaterlos aufgewachsenen Kindes, der zu seiner Mutter eine gestörte Beziehung hatte und Frauen gegenüber sehr große, egozentrische Erwartungen hegte. Er war emotional keineswegs leichtnehmend und oberflächlich, sondern hatte eine Neigung, sich in schwierige emotionale Situationen zu verstricken und dann protrahiert mit aggressiven, schließlich massiv destruktiven Handlungen zu reagieren.

Karsten B.: Erfolgreich in den 17 Jahren bis zur Anklage

> Ein toter 18-jähriger Nebenbuhler, eine tote Organistin und eine tote 76-Jährige. Eine Prostituierte als Mutter und ein früher dissozialer Beginn. Und zwischendurch schien alles wieder gut zu werden, immer wieder – schon in der Jugend – gab es unerwartet prosoziale Phasen von Stabilität und Zuverlässigkeit.

Mit 18 erschoss er einen Kumpel, um ungestört an dessen Freundin zu kommen. Nach Haftverbüßung, Heirat und beruflicher Reintegration erstach er mit 28 angetrunken eine Bekannte, die sich seinem sexuellen Begehren verweigerte, und blieb als Täter unentdeckt. 1½ Jahre später tötete er, abermals berauscht, die 76-jährige Großmutter seiner Ehefrau, die sich wegen seiner Trinkerei bereits von ihm getrennt hatte. Er wurde abermals nicht als Täter ermittelt, kam aber wegen Vergewaltigung und eines Beinahe-Mordes in Haft und schaffte danach eine bemerkenswerte Rehabilitation mit Berufsausbildung und neuer langjähriger Partnerschaft – bis zu einer erneuten Arbeitslosigkeit und dem Rückfall des Trinkens. Und nun holten ihn – im Abstand von 8 Jahren, auch sein zweiter und dritter Mord ein.

Karsten B. wurde nichtehelich in den Nachkriegsjahren von einer 18-jährigen Mutter in Mecklenburg geboren. Er verbrachte die ersten zwei Lebensjahre bei seiner Großmutter. Der Vater soll Seemann gewesen sein. Die Mutter zog nach Westdeutschland, heiratete dort einen wesentlich älteren Bauhelfer und holte den Zweijährigen zu sich. Sie arbeitete nachmittags und abends als Kellnerin und überließ das Kind, an dem sie angeblich wenig Interesse hatte, dem autoritären Stiefvater. Karsten B. wurde mit 6 Jahren eingeschult und konnte dem Unterricht ohne größere Probleme folgen. Als er 11 war, verfiel die Mutter zunehmend dem Alkohol, kehrte von ihrer nächtlichen Arbeit öfters tagelang nicht nach Hause zurück, brachte auch Freier mit nach Hause. Der im Beginn der Pubertät stehende Junge erlebte dies mit Bitterkeit und Verachtung.

Die Schulleistungen verschlechterten sich in dieser Zeit rapide, der Junge trieb sich zunehmend außer Haus herum, schwänzte die Schule und kam erst spät nach Hause. Der Stiefvater versuchte dies mit Drill und Schlägen zu unterdrücken, scheiterte aber, zumal der Junge dann zunächst für einige Tage, später auch für Wochen, von zu Hause weglief.

Der heterosexuell orientierte 13-Jährige verdingte sich in der homosexuellen Stricherszene in Frankfurt. Für den 14-Jährigen wurde die vorläufige Fürsorgeerziehung angeordnet. Es kam zu kurzen, zweimonatigen Heimaufenthalten, denen er sich meistens wieder durch Flucht und Abtauchen in das Frankfurter Milieu entzog.

Er landete dann aber in einer Einrichtung in Norddeutschland, in der er sich auf Anhieb wohlfühlte. Seine schulischen Leistungen entwickelten sich gut, und er erhielt kurz vor dem 16. Geburtstag ein gutes Hauptschulabschlusszeugnis. Er konnte anschließend sogleich eine Lehre als Kfz-Mechaniker antreten und mit Erfolg abschließen, zeigte durchweg gute Leistungen, praktisch wie auch theoretisch.

Es entwickelten sich auch erste altersgemäße Freundschaften mit Mädchen. Allerdings begann er im Herbst 1973, in Annäherung an den 18. Geburtstag, vermehrt Alkohol zu trinken. Nach seinem 18. Geburtstag zog er aus dem Jugendheim aus in ein eigenes Zimmer.

Fünf Monate später beging der 18-Jährige den ersten von drei Morden – die beiden anderen folgten 10 und 11 Jahre später. Er wurde zu einer Jugendstrafe von 8 Jahren wegen Mordes verurteilt. Er hatte bis dahin nur eine einzige Strafe als 17-Jähriger wegen Diebstahls und versuchten Diebstahls zu zwei Wochen Jugendarrest eingefahren.

Das Gericht hatte festgestellt, dass der 18-Jährige mit Bekannten in verschiedenen Gaststätten in den 1. Mai hineingefeiert und dabei im Laufe der Nacht angeblich sechs Liter Bier getrunken habe. In den frühen Morgenstunden nahm er zwei gleichaltrige Bekannte, Gerda und Thomas, die für den Rest der Nacht eine Schlafstelle suchten, mit in seine kleine Wohnung. Er hoffte, mit Gerda vielleicht noch zu Sex zu kommen. Beide Gäste legten sich vollbekleidet auf einer Couch nebeneinander zum Schlafen. Er versuchte, bei Gerda den Reißverschluss ihrer Hose zu öffnen, wurde aber zurückgewiesen. Auch Thomas forderte ihn auf, Ruhe zu geben.

Nachdem beide wieder eingeschlafen waren, richtete Karsten B. eine scharfe Pistole, mit der er schon auf dem Nachhauseweg vor seinen Bekannten geprahlt hatte, auf die Schläfe von Thomas N. und erschoss ihn nach kurzem Zögern. Seiner späteren Erklärung sah er Thomas als Hindernis, an Gerda heranzukommen. Außerdem sei ihm der Groll wieder hochgekommen, dass Thomas einige Wochen zuvor versucht habe, ihm seine damalige Freundin auszuspannen. Er versuchte, sich erneut Gerda, die durch den Schuss nicht wach geworden war, sexuell zu nähern, gab seine Bemühungen aber auf, als diese ihn erneut zurückwies.

Das Landgericht Bremen unterstellte eine erheblich verminderte Schuldfähigkeit wegen geschätzter Alkoholisierung von etwa 1,5‰ BAK; die habe seine Kontrolle über seine aggressiven Tendenzen erheblich vermindert. Der psychiatrische Gutachter schilderte den Heranwachsenden als mindestens durchschnittlich intelligenten (IQ 115), primär weichen und verletzlichen, milieubedingt verwahrlosten und früh sexualisierten, bindungslosen und kontaktgestörten, dabei selbstgefälligen und egozentrischen jungen Mann ohne tragfähiges ethisch-moralisches Wertesystem. Sein hervorstechendstes Merkmal sei eine den Laien erschreckende Gefühlskälte und Gemütlosigkeit. Bei dem Gutachten blieb an dem Angeklagten kein gutes Haar, es beschrieb ihn als hoffnungslosen Fall. Die Psychologin wies auf seine Waffenleidenschaft und seine Begeisterung für schwere Motorräder hin.

Aufgrund dieser Verurteilung befand sich der 18- bis 23-Jährige gut fünf Jahre lang in Jugendhaft und schloss seine Lehre mit dem Gesellenbrief ab. In seiner Freizeit nahm er Orgelunterricht beim damaligen Kantor der haftnahen Kirchengemeinde.

Nach Aussetzung des Strafrestes und vorzeitiger Entlassung fand er eine Anstellung als Fuhrparkleiter bei einer Lebensmittelfabrik. Seine Freundin zog zu ihm. Im Folgejahr heiratete er, 24-jährig, die Freundin und zog mit ihr in eine größere Wohnung. Drei Jahre nach Haftentlassung, weiterhin bei seiner Firma beschäftigt und dort als gewissenhafter Angestellter geschätzt, wurde die Reststrafe erlassen.

Weil die Firma infolge finanzieller Schwierigkeiten ihren Fuhrpark auflösen musste und es für ihn keine Verwendung mehr gab, wurde Karsten B. im Jahr darauf arbeitslos. Er begann wieder Alkohol zu trinken und pflegte wieder Kontakte mit Bekannten aus dem Strafvollzug. Er konsumierte seit der Haftzeit Drogen, vor allem Haschisch, manchmal Heroin, gelegentlich LSD.

Nach einem Jahr Arbeitslosigkeit fand er bei einer großen Firma Arbeit in der Fahrzeugproduktion. Dort fiel er nach einigen Monaten mit Alkoholproblemen auf, die sich aber vielleicht auch erst nach seinem zweiten Mord verstärkten, den er vier Monate nach Ende der Arbeitslosigkeit beging.

Er war jetzt 28 Jahre alt. Opfer war eine 7 Jahre ältere, friedensbewegte, asexuell lebende Kirchenmusikerin, Frau D., die einst Nachbarin von Karsten B. gewesen war und die er bisweilen zum freundschaftlichen Austausch über Orgelmusik besucht hatte. Sie lebte sehr zurückgezogen, Karsten B. hatte sie aber wiederholt in deren Wohnung besucht, wobei es maximal zu einem freundschaftlichen Kuss auf die Wange kam.

Vier Monate nach Arbeitsbeginn ruhte der Betrieb mehrere Tage wegen eines Arbeitskampfes. Karsten B. traf sich daraufhin an einem Sommertag schon vormittags mit einem Freund, der im selben Haus wohnte, und trank mit ihm sogleich drei bis vier halbe Liter Bier. Das setzte sich den Tag über fort, man habe auch Haschisch geraucht, und angeblich erhielt Karsten B. auch drei Mikrotrips LSD. Irgendwann trennten sich die Männer.

Abends kam Karsten B. auf die Idee, Frau D. zu besuchen. Als er nach 22.00 Uhr eintraf, hatte sie bereits Nachtzeug an. Als sie ihn angetrunken im Hausflur vor sich stehen sah, wollt sie ihn nicht einlassen und forderte ihn auf, gleich wieder zu gehen. Karsten B. erreichte jedoch, dass sie ihn einließ. Er nahm auf ihrer Bettkante Platz und rauchte eine Zigarette. Er habe nun „fummeln" wollen, was Frau D. jedoch deutlich zurückwies. Karsten B. zog ihr daraufhin gewaltsam das Nachtzeug und den Slip aus. Seine eigene Kleidung behielt er an. Er schob Finger in ihre Scheide, sodass das Hymen an zwei Stellen einriss und sie auf diese Weise entjungfert wurde. Frau D. lief schreiend in den Flur zur Wohnungstür, um Nachbarn zur Hilfe zu holen. Er eilte ihr nach, versetzte ihr Faustschläge ins Gesicht und an den Kopf und warf sie im Wohnzimmer zu Boden. Daraufhin würgte er „in seiner Angst" (so das Urteil) Frau D. mit beiden Händen bis zur Bewusstlosigkeit und versetzte ihr sodann mit einem Küchenmesser mit 30 cm langer Klinge zehn Stiche in die Brust- und Herzgegend. Vor allem an einem dieser Stiche, der das Herz traf und der zu einer ausgedehnten inneren Blutung führte, verstarb die Frau innerhalb weniger Minuten.

Das Messer ließ er auf dem Bett liegen. Er deckte den reglosen Körper mit einer braunen Wolldecke zu, dann zog er die Wohnungstür ins Schloss und verließ das Haus. Den Wohnungsschlüssel nahm er mit und warf ihn erst später weg. Der Leichnam der Frau wurde erst zwei Tage später gefunden, als sie nicht zur Arbeit gekommen war. Karsten B. blieb als Täter unerkannt, auch nach dem dritten Mord, den er 1½ Jahre später an Heiligabend beging.

Die Ehe geriet im Dezember in eine schwere Krise, die Eheleute trennten sich, lebten aber noch lange Zeit getrennt in der gemeinsamen Wohnung. Kurz vor Weihnachten zog die Ehefrau zu einer Freundin. Am 23.12. besorgte er nachmittags für die Weihnachtstage Bier und Drogen und kam auf die Idee, die 76-jährige Großmutter Erna L. seiner Ehefrau zu besuchen, zu der beide seit einigen Monaten Kontakt aufgenommen hatten. Was sich dann im Einzelnen ereignete, konnte das Landgericht 17 Jahre später nicht mehr aufklären. Fest stehe aber, dass Karsten B. Frau L. Verletzungen im Kopf-, Brust- und Vaginalbereich zugefügt habe. Am wahrscheinlichsten habe er mit der Frau gegen deren Willen Geschlechtsverkehr bis zum Samenerguss durchgeführt. Zur Verdeckung dieser Straftat habe er sich entschlossen, Frau L. zu töten. Weniger wahrscheinlich sei die Möglichkeit, dass er sie zuerst erwürgt habe, um danach an der Leiche Geschlechtsverkehr auszuführen und sich dadurch sexuelle Befriedigung zu verschaffen.

Im Anschluss an die Tat habe er den Schlüsselbund der Erna L. an sich genommen, die Wohnungstür ins Schloss gezogen und die Wohnung verlassen. Draußen habe er sich des Schlüsselbundes des Opfers entledigt. Bereits frühzeitig war er in Tatverdacht geraten, wurde aber aufgrund einer falschen Zuordnung seiner Blutgruppe als Täter ausgeschlossen.

Die Alkoholproblematik dauerte an und führte dazu, dass zwei Jahre später seine kinderlos gebliebene Ehe endgültig zerbrach. Einige Monate später verlor er auch seinen Arbeitsplatz, weil er es trotz Abmahnung immer nur zeitweilig schaffte, seinen Alkoholkonsum in sozial verträglichem Rahmen zu halten.

In der Phase der Trennung von der Ehefrau, in der sie aber noch räumlich zusammenlebten, kam es zu zwei neuen Straftaten, die das Landgericht mit einer Bewährungsstrafe von 2 Jahren „ahndete", nämlich eine versuchte Vergewaltigung in Tateinheit mit sexueller Nötigung und gefährlicher Körperverletzung sowie eine vorsätzliche Körperverletzung. Er hatte seine Ehefrau mit Faustschlägen und Fußtritten misshandelt, und er hatte eine schizophrene Freundin, mit der er bisweilen Geschlechtsverkehr hatte und die sich an einem Abend verweigerte, bis zur Bewusstlosigkeit gewürgt, sodass sie Urin- und Stuhlabgang hatte. Dann schleifte er sie ins Bad, reinigte sie, und wollte nun Geschlechtsverkehr mit der Frau durchführen, der ihm aber mangels hinreichender Erektion nicht gelang, zumal die Frau sich erneut heftig wehrte. Das Gericht hielt durchaus fest, dass er sie „in die Nähe des Todes gebracht" hatte, fand aber eine Bewährungsstrafe schuldangemessen (1989 nicht ganz ungewöhnlich). Die Tat war noch vor dem dritten Mord.

Nach der Scheidung mit 32 Jahren aber kam es Schritt für Schritt zu einer kaum erwartbaren Stabilisierung. Er kam in eine auf 28 Monate bemessene Umschulungsmaßnahme zum Zerspanungstechniker, die er erfolgreich und engagiert absolvierte. Er lebte in einer neuen festen Partnerschaft mit einer Frau P. und hatte seinen Alkoholkonsum erheblich reduziert. Frau P. wurde ein Sohn geboren, den er für sein eigenes Kind hielt. Nach Ausbildungsabschluss fand er erst keine Stelle im erlernten Beruf. Stattdessen musste er eine mäßig bezahlte Arbeit als Reparaturschlosser annehmen. Eine Anstellung als Dreher verlor er nach 14 Monaten wegen wirtschaftlicher

Schwierigkeiten des Unternehmens. Die Beziehung zu Frau P. verlief harmonisch. Alkoholprobleme zeigten sich nicht. Die Bewährungsstrafe wurde erlassen.

Nach dem Arbeitsplatzverlust im Alter von 38 Jahren verschlechterte sich jedoch die gesamte Lebenssituation wieder, er wurde mit der Arbeitslosigkeit und der Erinnerung an die Vergangenheit innerlich nicht fertig und begann, wieder stark zu trinken. Schließlich war auch Frau P. nicht mehr zu einem Zusammenleben bereit und setzte ihm eine letzte Frist, eine Alkoholkur zu machen. Er organisierte eine Behandlungszusage, war bereits drei Monate aus eigener Kraft alkoholabstinent, konnte diese Reha-Maßnahme jedoch nicht mehr antreten, weil er unter Mordverdacht wegen der Tat gegen die Organistin nun – 11 Jahre später – vorläufig festgenommen wurde. Man hatte ihm einen Fingerabdruck an der Wohnungstür von Frau D. zuordnen können und die Ermittlungen neu aufgenommen. Man unterstellte eine alkoholbedingte verminderte Schuldfähigkeit und verurteilte ihn nicht zu lebenslang, sondern zu 14 Jahren Haft.

Sechs Jahre später geriet Karsten B. dann in Tatverdacht wegen der Tötung der 76-jährigen Großmutter seiner Ehefrau – 17 Jahre nach der Tat. Mord verjährt nicht, und acht Jahre nach seiner Festnahme wegen des zweiten Mordes wurde er nun auch wegen des dritten Mordes verurteilt, abermals vermeintlich vermindert schuldfähig wegen Berauschung, diesmal 15 Jahre plus Sicherungsverwahrung. Die 15 Jahre hat er voll verbüßt und kam dann mit 54 Jahren in Sicherungsverwahrung.

Karsten B. war in den ersten Haftjahren ein recht kooperativer, aktiver Gefangener gewesen. Ab dem letzten Mordverfahren aber, nachdem er die Haftstrafe schon mehr als zur Hälfte verbüßt und eine Chance auf 10-Jahres-Entlassung hatte, machte Karsten B. nichts mehr mit, keine Arbeit, keine Gespräche, keine Teilnahme an gerichtlichen Anhörungen, keine Teilnahme an Begutachtungen. Keine Hoffnung, noch jemals rauszukommen. Dass ihn die Strafe für die Taten so in Abständen ereilt hat, hat ihn endgültig gebrochen. Er ist immer noch nicht alt. Er erklärt konstant bei jedem Anhörungstermin, er wolle nicht aus der Sicherungsverwahrung entlassen werden.

Matthias P.: Rivalentöter und alkoholabhängiger Spezialist für elektronische Überwachung

> Das Akademikerkind hat bald nach dem Technikstudium einen sexuellen Rivalen getötet. Dank eines empathischen Großstadtgerichts saß er nur 3 Jahre und 1 Monat in Haft. Der anfangs sehr erfolgreiche Neustart in der tiefsten Provinz scheitert schließlich am Eheverlauf und endet im Stalking. Beim zweiten Mal hat der Rivale überlebt, und man attestiert dem Täter überdauernd verminderte Schuldfähigkeit wegen Eifersucht, damit er unbefristet in die Psychiatrie kommt. Das gelang dann, nachhaltig.

Matthias P. war Spross einer Akademikerfamilie, absolvierte problemlos Gymnasium und Studium, das er spät mit 34 Jahren abschloss: Es lag nicht an mangelnder Leistungsfähigkeit, sondern an einem hedonistischen Lebensstil. Alkohol, viele Hobbys wie Fotografieren, Musik, Fliegerei. Er war ein kontaktfreudiger Mensch mit großem Freundeskreis, der mit seiner „sexuellen Unbefangenheit" gut in die späten 60er- und früheren 70er-Jahre passte. Es gab eine kurze Ehe, aus der ein Sohn hervorging. In der nächsten längeren Beziehung wandte sich die Frau schließlich einem anderen Mann zu.

Matthias P. rief diesen Mann an und bat ihn zu einer vormittäglichen Aussprache in seine Wohnung. Der Rivale erklärte, er wolle die Frau heiraten. Es kam zu einer erregten Auseinandersetzung, schließlich zu einer Schlägerei. Matthias P. stach mit einem Messer über 20-mal auf den Mann ein, der verblutete. Den Leichnam zerteilte er mit einer Säge und versenkte die Leichenteile in einem Kanal. Nur der Kopf wurde später nicht gefunden. Da der Kopf nicht gefunden wurde, mochte das Schwurgericht nicht ausschließen, dass sich das Opfer im Verlauf des Kampfgeschehens den Kopf gestoßen hatte und daran zu Tode gekommen sei (solche Urteile gab es vorzugsweise in Berlin West). Es verurteilte Matthias P. wegen versuchten Totschlags zu einer Freiheitsstrafe von 5 Jahren, die er nur zu Zweidrittel verbüßen musste. Nach zweieinhalb Jahren war er bereits in der offenen Abteilung.

Während der Haftzeit hatte er sich mit der Frau verlobt, um die der Streit gegangen war, und wieder entlobt. Er zog in ein anderes Bundesland, baute sich eine eigene Technikfirma auf und heiratete eine sehr junge Frau. Drei Jahre später verließ diese Frau die eheliche Wohnung, weil ihr das

Zusammenleben mit Matthias P. wegen dessen unmäßigen Alkoholkonsums und des damit verbundenen Verhaltens unerträglich wurde. Gemeinsam mit den inzwischen zur Welt gekommenen Kindern bewohnte sie Räume des nahegelegenen Firmengebäudes. Das Verhältnis blieb angespannt.

Vier Jahre später versuchte Matthias P. sich gewaltsam Zutritt zu ihrer Wohnung zu verschaffen und drohte ihr, sie zu töten; sie reichte Scheidungsantrag ein. Zu diesem Zeitpunkt hatte die Ehefrau bereits seit eineinhalb Jahren eine intime Beziehung zu einem Herrn B., was Matthias P. nicht entgangen war. Er hatte heimlich in ihrer Wohnung elektronische Überwachungsanlagen installiert. Die Frau zog mit ihren Kindern an ihren Heimatort.

Abgesehen von Fahren unter Alkohol war Matthias P. nicht wieder bestraft worden. Im Gutachten beschrieb man ihn als hysterische, geltungsbedürftige Persönlichkeit, mit einem Hang zur Harmonisierung und zur Verleugnung von Problemen und Frustrationen. In den Jahren des Alleinlebens war es durch den konstanten Alkoholabusus zu einer deutlichen psychischen Nivellierung gekommen, auch zu einem Nachlassen der einst überdurchschnittlichen intellektuellen Leistungsfähigkeit. Matthias P. behauptete, er brauche nur zwei Dinge für seine Kreativität, nämlich Alkohol und Sex. Überall in seiner Wohnung lagen Sexhefte herum, während er der realen Begegnung mit einer Frau sexuell kaum noch gewachsen gewesen wäre. Er versuchte weiterhin, seine Frau zu überwachen und zu kontrollieren, obwohl die Ehe ja mehr als offensichtlich gescheitert war.

Schließlich suchte er seine Ehefrau an einem Sonntagvormittag auf, um mit dieser eine Aussprache herbeizuführen. Auch der neue Partner Herr B. war anwesend, den Matthias P. als „seinen Freund" bezeichnete. Er bedrängte seine Frau, zu ihm zurückzukehren, was diese ablehnte. Die Frau forderte ihn schließlich nach zwei Stunden zum Gehen auf. Daraufhin suchte Matthias P. die Toilette auf und zog einen zum Verschießen echter Munition präparierten Schreckschussrevolver aus dem Schrittbereich seiner Hose. Ins Wohnzimmer zurückgekehrt, schoss er mit diesem Revolver sofort auf Herrn B., der sich zu Boden warf und sich rollend aus dem Schussfeld zu entfernen versuchte. Matthias P. gab fünf Schüsse auf den Liebhaber seiner Frau ab, von denen drei knapp ihr Ziel verfehlten, einer blieb in einem Brillenetui stecken, das B. in der Hosentasche trug, ein anderer zerschmetterte seinen Oberarmknochen. Matthias P. nahm davon Abstand, auch das letzte in der Waffe verbliebene Geschoss auf B. abzufeuern, richtete die Waffe gegen sich selbst, steckte den Lauf des Revolvers in den Mund und drückte ab. Wegen eines technischen Defektes wurde der Schuss jedoch nicht ausgelöst. Er versuchte dann aus dem Fenster zu springen, doch noch ehe er das Fenster öffnen konnte, wurde er von einem hinzueilenden Hausbewohner, der die Schüsse gehört hatte, überwältigt. Matthias P. versuchte am Boden liegend, sich mit einer Glasscherbe Halsschlagader und Pulsader zu öffnen, was ihm aber nur teilweise gelang.

Eine Blutprobe drei Stunden nach der Tat ergab eine BAK von 1,2‰, für den Tatzeitpunkt bestand also eine realistische BAK von 1,8‰, was bei dem alkoholabhängigen Mann in etwa den Pegel relativer Nüchternheit bezeichnen dürfte.

Ein Psychiatrieprofessor erklärte als Gutachter, bei Matthias P. gäbe es zwar hysterische und narzisstische Persönlichkeitszüge, entscheidend seien jedoch seine Alkoholabhängigkeit und seine Eifersuchtsproblematik. Eine akut erheblich verminderte Schuldfähigkeit wurde bejaht, eine Maßregel gemäß § 63 StGB jedoch verneint. Daraufhin beauftragte das Gericht einen weiteren Gutachter, der aber zu keinem anderen Ergebnis kam. Da Matthias P. von dem Totschlagsversuch strafbefreit zurückgetreten war, indem er mit der letzten Kugel nicht den Angegriffenen, sondern sich selbst zu töten versucht hatte, war abzusehen, dass Matthias P. nur wegen gefährlicher Körperverletzung eine zeitige Freiheitsstrafe bekommen hätte.

Dem Gericht gelang es aber, einen Psychiatrieprofessor, Hausgutachter der Kammer, in der Hauptverhandlung dazu zu bringen, das Gegenteil dessen zu verkünden, was in seinem schriftlichen Gutachten stand. Nunmehr war der Alkoholismus randständig, bei Matthias P. bestehe eine schwere narzisstische Persönlichkeitsstörung. Das sei eine schwere seelische Abartigkeit, die eine fortdauernde Gefährlichkeit konstituiere und seine unbefristete Unterbringung gemäß § 63 StGB erforderlich mache. Das Landgericht verurteilte den 60-jährigen Mann zu einer Freiheitsstrafe von 2 Jahren und 11 Monaten und ordnete seine psychiatrische Unterbringung an.

In der Unterbringung bestätigte Matthias P. aus Sicht der Klinik die Diagnose einer „narzisstischen Persönlichkeitsstörung", insofern er sehr unter seiner Unterbringung zwischen psychisch Kranken litt, ansprüchlich war, sich über vieles beschwerte, auch darüber, dass er mehr an Therapie erwartet habe als ein vierzehntägliches Einzelgespräch. Tatsächlich wurde ihm mehr in den ersten Jahren nicht angeboten. Matthias P., inzwischen deutlich über 60, lehnte dann weitere therapeutische Bemühungen ab, räumte seine Alkoholproblematik ein, meinte, diese künftig in den Griff bekommen zu können. Er war aber relativ unkooperativ, weswegen die Klinik sich hartnäckig weigerte, ihm irgendwelche Lockerungen zu gewähren und ihn weiter hochgesichert unterbrachte, obwohl dafür keinerlei sachliche Begründung bestand. Auch als 6 Jahre nach der Unterbringung ein renommierter Sachverständiger seine Entlassung in ambulante Weiterbehandlung und Kontrolle durch die Führungsaufsicht empfohlen hatte, blieben Klinik und Strafvollstreckungskammer einheitlich bei dem Kurs, dass der nun deutlich gealterte, etwas entdifferenzierte, schwammig gewordene Mann im Falle von Lockerungen wohl alkoholrückfällig werde und dass man ihn nicht entlassen könne. Ohne Kooperation, Unterwerfung und Reue war da nichts zu machen.

Bernhard K.: Lebenslanger Gewalttäter aus Gewohnheit und mit Leidenschaft

> Er hat fast alle relevanten Straftaten des StGB begangen. Die Justiz wollte seine anhaltende kriminelle Gefährlichkeit in die Psychiatrie entsorgen.

Bernhard K. war seit dem Alter von 17 Jahren strafrechtlich in Erscheinung getreten.

Er wurde dann wegen Mordes, begangen im Alter von 20 Jahren, und fortgesetzter Unzucht mit einem Kind als 19-Jähriger zu zehn Jahren Jugendstrafe verurteilt.

Der 31-Jährige wurde wegen gefährlicher Körperverletzung zu drei Jahren Freiheitsstrafe verurteilt.

Mit 40 Jahren wurde er wegen Vollrausches zu einer Freiheitsstrafe von vier Jahren und sechs Monaten verurteilt und seine Unterbringung gemäß § 63 StGB im psychiatrischen Krankenhaus angeordnet. Die im Vollrausch begangenen Tatbestände waren solche der Körperverletzung, der versuchten Vergewaltigung sowie des versuchten Totschlags durch Unterlassen.

Gegen den 42-Jährigen ordnete ein Landgericht im Sicherungsverfahren die Unterbringung gemäß § 63 StGB in einem psychiatrischen Krankenhaus an; der zugrundeliegende Tatbestand war gefährliche Körperverletzung gegenüber einer Prostituierten. Er sei wegen „Persönlichkeitsfehlentwicklung" schuldunfähig (!) gewesen.

Bernhard K. wurde drei Jahre nach Kriegsende als viertes von sechs Kindern eines Hilfsarbeiters und einer Putzfrau geboren; die Geschwister waren bis zu 4 Jahre älter und 7 Jahre jünger. Der Vater soll ein sehr unsteter, leicht erregbarer und verantwortungsschwacher Mann gewesen sein, der aus eigener Schuld oft arbeitslos war. Wegen der Überforderung der Familie wuchs Bernhard K. die ersten drei Lebensjahre bei einer befreundeten Familie L. auf; Tante L. sah er eher als seine Mutter an. Er wurde mit sechs Jahren eingeschult, wiederholte das fünfte Schuljahr und wurde mit schlechten Noten nach der achten Klasse entlassen. Er absolvierte aber knapp erfolgreich eine Lehre als Schmelzschweißer im Stahlbau, wurde nicht übernommen. In den nachfolgenden zwei Jahren bis zu seiner Festnahme wegen Mordes arbeitete er insgesamt neun Monate an sechs verschiedenen Arbeitsplätzen. Bei allen Firmen wurde er wegen zu vieler Krankmeldungen, Bummelei oder Arbeitsverweigerung entlassen.

Gegen den 17-Jährigen wurde wegen Diebstahls einer Schallplatte von Roy Black ermittelt, gegen den 19-Jährigen wegen des Verdachts der Unzucht mit Kindern und der Entführung einer Minderjährigen, gegen den 20-Jährigen wegen Einbruchdiebstahls. Des Weiteren wurde gegen ihn ermittelt wegen fortgesetzter Unzucht mit einem 13-jährigen Mädchen seit Juni 1968; diese Taten wurden im Urteil vom 11.12.1970 mit abgeurteilt.

Im Sommer 1969 tötete Bernhard K., damals 20 Jahre alt, die 16-jährige Brigitte S. Er hatte zuvor etwas Alkohol getrunken und war mit der 16-Jährigen in einer Gaststätte in Kontakt gekommen, hatte sie dann heimbegleitet. Als das Mädchen nach einigen Küssen und einem möglicherweise noch einvernehmlichen Geschlechtsverkehr mehr nicht zulassen wollte, erwürgte er sie, nahm ihr die Armbanduhr und ihren Geldbeutel ab und lief weg.

Nach Festnahme, zwei Tage später, war er in der Untersuchungshaftanstalt ein sehr schwieriger Insasse und beteiligte sich nach einem Jahr führend an einer Meuterei und einem Ausbruchsversuch. Er wurde deshalb in eine Strafanstalt für Erwachsene verlegt, blieb aber schwierig, rechthaberisch und unordentlich. Auch nach seiner Verurteilung – 17 Monate nach der Tat – wegen Mordes zu einer zehnjährigen Jugendstrafe besserte sich sein Verhalten nur zeitweilig. Nach 10 Jahren wurde er bedingt aus der Haft entlassen; wegen Verbüßung von Vorstrafen war noch ein Strafrest offen.

Bereits sieben Wochen nach der Haftentlassung würgte der nun 30-Jährige eine Nachbarin seiner Schwester in deren Wohnung. Er befand sich daher sofort wieder in Haft und wurde zu einer Freiheitsstrafe von drei Jahren verurteilt, die er vollständig verbüßte, ebenso den Rest der Jugendstrafe. Bei der nächsten Haftentlassung war er 34.

Die nachfolgenden exakt fünf Jahre bis zur erneuten Festnahme 1988 hielt sich Bernhard K. überwiegend bei einer 15 Jahre älteren Freundin in England auf, außerdem in zwei deutschen Großstädten. Er ging keiner geregelten Arbeit nach, bezog Sozialhilfe und gab sein Geld überwiegend für Alkohol sowie Prostituiertenbesuche aus.

Im Februar war er für einige Tage zum Karneval nach Deutschland zurückgekehrt und beging eine Gewalttat, die (schwer nachvollziehbar) 19 Monate später als Vollrausch abgeurteilt wurde. Er hatte an diesem Tag nachmittags in einem Lokal Alkohol getrunken und die 37-jährige Christel R. kennengelernt, die viel trank. Gegen 22.00 Uhr fuhr Frau R. mit dem Taxi heim und bot ihm an, er könne mitfahren, um Taxikosten zu sparen. Während der Fahrt bedrängte er sie immer wieder, er wolle sie nach Hause begleiten. Sie lehnte dies strikt ab, der Taxifahrer war Zeuge. Sie ließ sich bewusst ein Stück weit von ihrer Wohnung entfernt absetzen und ging den restlichen Heimweg zu Fuß. Aber auch Bernhard K. stieg alsbald aus, folgte ihr, holte sie ein, zerrte sie in ein Waldgelände, brach ihre heftige Gegenwehr mit Faustschlägen und zog ihr sämtliche Kleider aus, um mit ihr den Geschlechtsverkehr auszuüben. Hierzu kam es aber nicht, vielleicht, so das Urteil, weil er eine vorzeitige Ejakulation hatte. Sodann ließ er Frau R. gänzlich nackt auf dem gefrorenen Waldboden zurück. Die um Mitternacht aufgefundene Frau musste wegen erheblicher Unterkühlung auf einer Intensivstation behandelt werden.

Bernhard K. ließ sich von einem anderen Taxi nach Hause fahren, wo seine Mutter die Taxirechnung bezahlte. Dieser Taxifahrer berichtete, der Mann sei leicht alkoholisiert gewesen, habe mit ihm die Fahrtstrecke erörtert und den billigeren Weg über die Landstraße gewünscht und zu Hause erklärt, er müsse noch Geld holen, und habe seine Mutter gerufen. Es gab nicht den mindesten Hinweis durch Leistungseinbußen, wie sie bei einem Vollrausch obligatorisch sind. Den errechnete das Gericht aus Trinkmengenangaben. Aufgrund seiner hartnäckigen Kriminalität wurde von der Kammer zudem auf „schwere seelische Abartigkeit" erkannt und neben der Strafe von 4 Jahren und 6 Monaten wurde in dem 10 Seiten umfassenden Urteil seine Unterbringung gemäß § 63 StGB im psychiatrischen Krankenhaus angeordnet.

Aus dem Maßregelvollzug entwich er vier Monate später bei einem begleiteten Ausgang, trank in mehreren Gaststätten Alkohol und begab sich abends in ein Bordell, wo er gegenüber einer 31-jährigen Prostituierten eine gefährliche Körperverletzung beging; zur Tatzeit war er mit 1,28‰ BAK alkoholisiert. Er hatte für Geschlechtsverkehr 50 DM gezahlt; beim Überstreifen des Kondoms stellten sich aber Erektionsschwierigkeiten heraus.

Die Frau bemühte sich weiter um ihn und ging zum Radio, um dieses einzuschalten. In diesem Moment sprang Bernhard K. auf, fiel die Frau von hinten an, hielt ihr zunächst den Mund zu und würgte sie dann mit beiden Händen fest am Hals. Die Frau wehrte sich, stürzte zu Boden, versuchte in Richtung Tür zu kommen, die Bernhard K. zuhielt. Eine andere Prostituierte bekam etwas mit und drückte den Alarmknopf, woraufhin Bernhard K. nackt aus dem Bordell auf die Straße flüchtete. Zuvor hatte ihm jemand Säure oder Lauge auf die linke Schulter geschüttet, wodurch nicht unerhebliche Verätzungen entstanden. Ein anderes Landgericht erklärte Bernhard K. in einem 7 Seiten langen Urteil bei dieser Tat für schuldunfähig wegen einer „Persönlichkeitsfehlentwicklung"; er wurde erneut nach § 63 StGB eingewiesen.

Er erhielt umgehend wieder Lockerungen und flüchtete prompt über Frankreich nach England zu seiner Freundin. Fünf Monate später wurde er in London festgenommen. Ein Jahr danach, im Herbst 1992, entwich er gemeinsam mit einem anderen Patienten nach Durchsägen eines Gitterstabs erneut aus dem LKH, begab sich nach Hamburg und wurde dort neun Tage später festgenommen.

Im Maßregelvollzug zeigte er keinerlei Schuld- oder Problembewusstsein und beteiligte sich in keiner Weise an Therapie; er kam auf einen sehr hohen Psychopathy-Score. Anfang 1999 wurde er gutachterlich als Fehleinweisung bezeichnet und die Erledigung der Maßregel empfohlen. Das Gericht wollte nicht mittun, weil man versäumt hatte, rechtzeitig gegen ihn Sicherungsverwahrung anzuordnen. Er machte keinerlei Therapie mit, imponierte den Mitarbeitern der Klinik als gefährlich und bedrohlich. Er führte ein einzelgängerisches Leben und verfasste immer wieder Beschwerden über Mitpatienten, Pflegepersonal und Therapeuten. Er war trotz der vielen Jahre im Maßregelvollzug nicht in der Lage, Kompromisse einzugehen. Ein weiteres Gutachten kam wieder zu dem Ergebnis, dass seit Jahren kein Zustand zu erkennen sei, der eine psychiatrische Maßregel tragen könnte. Wohl aber bestehe ein „Hang zu erheblichen Straftaten" im Sinne des § 66 StGB, der die Sicherungsverwahrung regelt.

Da aber keine neuen Sachverhalte (Nova) die Gefährlichkeit des Mannes belegten, sondern alles schon lange vor aller Augen lag (die von den Juristen dann mehrfach geschlossen wurden), scheiterte schließlich die nachträgliche Unterbringung in der Sicherungsverwahrung aus juristischen Gründen.

Roland R.: Am Ende, nach 42 Jahren, stand er nicht mehr auf

Er ist Arbeiter, der beizeiten heiratet, hat ein Kind. Als die Frau ihm einmal Sex verweigert, erschlägt er sie beinahe. Milde Richter, die Frau trennt sich. Als eine Frau, die er abends zum Sex in sein Arbeiterwohnheim schleppt, morgens nicht gehen will und streitet, erdrosselt er sie und kommt in lebenslange Haft. In Haft fällt er in die Hände von jungen Akademikern, die den Mördern einen „fortschrittlichen Lebensstil" beibringen wollen und ihn nach dem kultivierten Besuch beim Italiener mitternachts am „Centrum Séparée" absetzen. Von dort bringt er eine 29-jährige alleinerziehende Mutter in deren Wohnung, versagt beim Sex und erdrosselt die Mutter und dann das aufgewachte Kind mit einer Schnur.

Als Roland R. zum letzten Mal begutachtet wurde, hatte er sich freundlicherweise von seinem Bett erhoben, auf dem er 23 Stunden am Tag lag, hatte seine Zelle verlassen und war zu uns in den Besucherraum geschlurft, ein massiger ungepflegter alter Mann in Basketballshorts und Badelatschen. Er hatte aber freundlich Auskunft gegeben, und von Rechts wegen wurde er dann entlassen ins Altersheim, wo er wider Erwarten doch noch einmal ein bisschen auflebte.

Zwei Jahre nach Kriegsende eingeschult, besuchte er problemlos acht Jahre die Volksschule. Er wollte wie der Vater Maurer werden, brach die Lehre aber ab. Mit 17 Jahren verließ er das Elternhaus, arbeitete ein Jahr im Ruhrgebiet im Bergbau; da hatte er mal ein Verfahren wegen Körperverletzung, sonst keine Delinquenz. Er arbeitete in Bremen auf einer Werft als Schlosser, kehrte in seine heimische Provinz zurück und leistete anschließend zwei Jahre Wehrdienst. In dieser Zeit heiratete er mit 21 Jahren die ein Jahr jüngere Erika, die er seit zwei Jahren kannte und die ihm an geistiger und sprachlicher Wendigkeit deutlich überlegen war. Ein Jahr später wurde eine gemeinsame Tochter geboren.

Als Roland R. 24 Jahre alt war, verweigerte ihm die Ehefrau an einem dunklen Tag spät im November den Geschlechtsverkehr. Hierüber verärgert, holte er einige Zeit später ein 50 Zentimeter langes Gasrohr und schlug damit mehrmals auf seine schlafende Ehefrau ein; als sie erwachte, würgt er sie. Irgendwann änderte er seinen Kurs und leitete Hilfsmaßnahmen ein. Erika erlitt eine Schädelfraktur und musste fünf Wochen lang stationär im Krankenhaus behandelt werden. Das Schwurgericht wertete die als versuchter Mord angeklagte Tat als gefährliche Körperverletzung und verhängte eine Freiheitsstrafe von 1 Jahr und 6 Monaten; die Würgemale am Hals habe sich die Frau in ihrer Not beigebracht (Juristen sind manchmal erfinderisch).

Wegen dieser Tat war Roland R. ganze neun Monate in Haft. Schon vor Haftantritt war die Ehe geschieden worden, nach Haftentlassung aber nahmen beide die sexuelle Beziehung wieder auf. Für den nächsten Sommer war die erneute Hochzeit geplant, aber kurz davor kam es zu einem heftigen Streit. Roland R. warf seiner Frau Untreue vor. Er soll ihr an die Kehle gegangen sein, sie kurz gewürgt und sie dann aus der Wohnung geprügelt haben.

Er zog fort, weit weg in eine Großstadt, und fand sofort wieder Arbeit als Schlosser. Er war jetzt 28 Jahre alt. Dort lernte er zwei Monate später in einem Lokal eine andere Erika kennen, die vier Jahre ältere Erika B., die gerade aus einer Nervenklinik abgängig war und die er mitnahm in sein Arbeiterwohnheim, obwohl da nächtlicher Damenbesuch untersagt war. Unter erheblichem Alkoholeinfluss kam es zu mehrmaligem einvernehmlichen Geschlechtsverkehr. In den Morgenstunden forderte Roland R. Erika auf, nun doch zu gehen, er wolle keinen Ärger. Die müde und verkaterte Erika weigerte sich, empörte sich, wurde laut, angeblich soll sie ihn auch geohrfeigt haben. Roland R. jedenfalls würgte sie mit beiden Händen bis zur Bewusstlosigkeit und erdrosselte sie dann mit einem ihrer Strümpfe. Um den Tod ganz sicher herbeizuführen, setzte er anschließend ihren Körper für kurze Zeit mit einem Kabel unter Strom. Danach setzte er einige Schnitte mit einem Küchenmesser im Halsbereich der Getöteten, angeblich, um sie zu zerstückeln, ließ es dann aber bleiben. Er packte den nackten Leichnam der Frau in die Dusche seines Badezimmers, sodass der Kopf und der Brustbereich in der Duschwanne lagen, während die Beine steil aufgerichtet an das Waschbecken gelehnt wurden. In dieser bizarren Position wurde die Leiche aufgefunden, als der Vermieter am selben Tag einen neuen potenziellen Mieter in die Wohnung führte.

Der 28-jährige Roland R. war derweil ziellos in der Stadt unterwegs und wurde schließlich wenige Stunden später frühmorgens in der Nähe des Wohnheims festgenommen. Er wurde wegen Mordes im Zustand verminderter Schuldfähigkeit zu einer Freiheitsstrafe von 15 Jahren verurteilt. Das Gericht erklärte, dass eine hochgradige Affektanspannung vorgelegen habe: Die Ähnlichkeit der Getöteten mit seiner geschiedenen Frau (und seiner gefühlskalten Mutter) habe einen abgrundtiefen Hass bei ihm hervorgerufen (das sind so Gedanken, die psychiatrische Gutachter damals produzierten und die von Gerichten mit verminderter Schuldfähigkeit belohnt wurden).

Im sechsten Haftjahr kam Roland R. in sozialtherapeutische Behandlung. Zudem wurde er von einer Gruppe von freiwilligen Helfern unterstützt, einem Professor für Sozialpädagogik und vier Studentinnen (wir befinden uns mithin in den resozialisierungsfreudigen 70er-Jahren). Im zehnten Haftjahr war er in erheblichem Umfang gelockert und über Ostern zu seinen Eltern beurlaubt; er kehrte pünktlich zurück.

Im Frühsommer war er wieder beurlaubt, zu seinen freiwilligen akademischen Vollzugshelfern. Er wurde am Freitag vom Professor aus der Haftanstalt abgeholt und zur Wohnung einer Studentin gebracht, bei deren Bruder er übernachten sollte. Den Abend verbrachte man gemeinsam in einer Gastwirtschaft. Gegen Mitternacht erklärte Roland R., er wolle sich noch etwas in der Bahnhofsgegend amüsieren, woraufhin er vom Professor dort abgesetzt wurde. Hier „versackte" er, übernachte bei einem Bekannten und erschien erst am Sonntag bei dem Bruder der Vollzugshelferin.

Sonntagabend aß er wieder mit dem Professor und einer der Studentinnen in einer Gaststätte, und auf seinen Wunsch setzte ihn der Professor nach Mitternacht in der Bahnhofsgegend ab, wo er in ein Tanzlokal namens „Centrum Séparée" ging. Hier lernte der inzwischen 38-Jährige die 29-jährige Gerda A. kennen, mit der er in mehreren Lokalen beträchtlich trank, bis sie gemeinsam frühmorgens in deren Wohnung ankamen, in der auch ihr fünfjähriges Kind schlief.

In der Zeit zwischen 6.30 Uhr und 10.00 Uhr erdrosselte Roland R. Frau A. sowie deren Kind mit einer Schnur. Nach der Tötung des Kindes führte er Analverkehr an dem Kind durch. In der Wohnung fand man den Durchdruck einer handschriftlichen Notiz: „Arschgeficktes Suppenhuhn", ein Ausspruch, den Roland R. in der Haftanstalt häufiger getan haben soll.

Um 7.00 Uhr rief er bei der Arbeitsstelle von Frau A. an, sie könne nicht kommen, der Vater ihres Kindes sei zu Besuch und habe mit ihr etwas zu besprechen. Gegen 14 Uhr ging Roland R. in seine Urlaubsunterkunft, wo er niemanden antraf, und packte seine Sachen zusammen. Er fuhr zu seinem Heimatort, wo er gegen Abend eintraf und seinen Vater um Geld für eine Flucht bat, da er zu Unrecht eines Mordes verdächtigt werde. Er floh dann weiter nach Frankreich, wo er einige Tage später festgenommen wurde.

Wegen dieser beiden Tötungen verurteilte ihn das Landgericht Berlin ausgangs der 70er-Jahre wegen Totschlags (!) in zwei Fällen zu einer Gesamtfreiheitsstrafe von 12 Jahren. Nach insoweit erfolgreicher Revision der Staatsanwaltschaft wurde zudem die Sicherungsverwahrung angeordnet. Das genügte dann. Roland R. blieb die nächsten 30 Jahre in Haft. Nach insgesamt

42 Jahren in Haft und Sicherungsverwahrung wurde er schließlich zum 70. Geburtstag entlassen.

Roland R. hatte während der Hauptverhandlung die Täterschaft bestritten und mir erstmalig – zwanzig Jahre später – die beiden Taten gegen Frau A. und ihren Sohn eingeräumt. Er behauptete, in der Wohnung sei Frau A. mit ihm ins Bett, er habe aber total versagt, sie habe sich über ihn lustig gemacht. Er habe gesagt, sie solle das bleiben lassen, sei richtig wütend geworden. Auf einmal müsse er sie dann erwürgt haben. Das Kind habe die ganze Zeit geschlafen. Dann sei das Kind wach geworden und habe geschrien. Er habe nur gewollt, dass es ruhig ist, furchtbare Panik gehabt, vor lauter Panik habe er es erwürgt. Der Analverkehr mit dem Kind sei danach gewesen, wieso wisse er auch nicht. Er habe keine Erklärung dafür. Er nehme an, dass er von sich habe ablenken wollen. Er bestätigte aber frühere Informationen, dass ihn Analverkehr immer besonders fasziniert habe.

Roland R. wurde in Haft wiederholt wegen depressiver Zustände psychiatrisch behandelt und wurde körperlich immer hinfälliger, Bluthochdruck, Diabetes. Er verließ auf der SV-Station seinen Haftraum nur noch zur morgendlichen Entgegennahme seiner Medikamente in der Arztgeschäftsstelle und zur Annahme der Anstaltskost. Ansonsten wurde er den ganzen Tag überwiegend im Bett liegend angetroffen, schlafend oder fernsehend. Kontakte zu Mitverwahrten und zum Stationsteam waren nicht zu verzeichnen. Er bekam seit Jahrzehnten keinen Besuch von außen. Unter Verweis auf Krankheit erschien er auch nicht mehr zu richterlichen Anhörungen über die Fortdauer der Sicherungsverwahrung. So wurde er schließlich aus Rechtsgründen, aber ohne sein Zutun, mit 70 Jahren in ein Altersheim entlassen, wo er engmaschig kontrolliert wurde und sein Zimmer immerhin etwas häufiger verließ als zuvor im Gefängnis. Es ist danach nichts mehr passiert.

Beziehungsstörung zu Frauen: Taten gegen die ablehnende oder verlassende Frau

Natürlich sind nicht wenige Vergewaltiger Frauen gegenüber auch beziehungsgestört – aber ihre Taten sind nicht ein Ausagieren der Beziehungsstörung, sondern ihres sexuellen Begehrens. Die Beziehungsstörung, oft verbunden mit mangelhafter Bindungsfähigkeit, betrifft zudem oft nicht nur die Beziehungen zu Frauen, sondern zur gesamten sozialen Umgebung in unterschiedlicher Intensität. Es gibt stark beziehungsgestörte Männer, die zu Männern überhaupt keine Beziehung herstellen können und entsprechende Situationen konsequent meiden. Sie tragen dieses Problem nicht mit Männern aus, weil sie sich diesen unterlegen fühlen und sie fürchten; sie tragen es aber mit Frauen aus, weil sie Frauen als schwach einschätzen, zumindest manche Frauen. Viele Täter hatten zu Männern ein nur oberflächliches Verhältnis („nie einen besten Freund gehabt"), hingegen zu Frauen eine äußerst schwierige, ambivalente Beziehung. Diese ergibt sich nicht selten aus einem hohen Bedürfnis nach Zuwendung, Umsorgtwerden, Bemuttertwerden, Bewunderung, das stets enttäuscht wurde oder aber so riesig war, dass es nie zu befriedigen war. Zugleich bestehen Hass und Verachtung gegenüber Frauen oder bestimmten Frauen, die sich aber nicht in jeder Beziehung wiederfinden müssen.

Problematisch ist in vielen Fällen der Umgang mit dem eigenen sexuellen Begehren, das sich nicht in vorhandenen Liebesbeziehungen einhegen lässt. Das auf andere Frauen gerichtete Begehren bedroht dann die vorbestehende

„feste Beziehung“, die oftmals eine Mixtur ist aus Versorgungswunsch, Bemutterungswunsch und sexueller Anziehung – etwa in dieser Reihenfolge, und mit dem Aspekt des gesicherten regelmäßigen Geschlechtsverkehrs, auch wenn gerade die „feste“ Partnerin nicht besonders attraktiv und der Verkehr ein wenig enttäuschend ist. Der ganzen Konstellation ist eigen, dass der Mann für sich bleibt, in einer Konsumentenhaltung, in einer ihm selbstverständlichen Dominanzposition, und sich nicht hingibt – außer wenn die Frau ihn verlassen will. Dass die Frau ihn verlassen will, signalisiert jede Menge Ärger, Arbeit, Zeitaufwand, Umstellung, Umzug, Behördenkram, und für manchen dann doch auch eine Demütigung, Entwertung der eigenen Person, ein grobe Ungerechtigkeit durch die retrograde Annullierung all dessen, was der Mann dieser Frau Gutes getan hat und zukommen ließ (so wenig es gewesen sein mag). Sehr viel einfacher verlaufen solche Trennungen und Scheidungen in Haft: Man hat keine Rennerei, man hat eine feste Bleibe, es gibt einen akzeptablen, nicht ehrenrührigen Trennungsgrund, und Sex mit einer Frau ist auf absehbare Zeit nicht zu bekommen.

Die Vorgeschichte der meisten dieser Männer, ihre Beziehungserfahrungen in Kindheit und Jugend, bewirken oft eine schlechte Bindungs- und Beziehungsfähigkeit und machen sie besonders anfällig für Trennungssituationen, selbst wenn sie die betreffende Frau gar nicht wirklich zu lieben vermögen. Ganz überproportional viele dieser Männer (im Vergleich zu Nicht-Straffälligen) haben schon in der Kindheit häufig die Erfahrung des Verlassenwerdens gemacht, und die Erfahrung der eigenen Bedeutungslosigkeit: Es gab zwar eine Mutter, eine oder mehrere Vaterfiguren, Großeltern, Pflegeeltern, Heimerzieher, aber man hatte nicht das Gefühl, dass sie einen lieben, dass man für sie wichtig ist, dass sie Freude an der eigenständigen Entwicklung des Kindes haben. Sehr viel häufiger wird dem Kind signalisiert, dass es eine Last sei, dass es noch schlimmer werde als sein Vater, dass es nur Unfug mache und nichts könne außer stören und Sachen kaputt machen. Oder das Kind hat das Gefühl, dass es unsichtbar ist, dass es gar nicht wahrgenommen wird: Das ist fast schon die Höchststrafe. Sexuelle Übergriffe auf Kinder rangieren im Vergleich mit der emotionalen Vernachlässigung und der Zuneigung verweigernden, dann auch körperlichen Misshandlung unter „ferner liefen“; die seelische Misshandlung und auch die körperlich Gewalt sind sehr viel häufiger, und sie sind vor allem tagtäglich, monatelang, jahrelang. Und wenn das Kind zu jemandem abgeschoben wird, oft Oma oder Opa, wo es tatsächlich Wärme und Liebe erfährt, kann es sich darauf verlassen, dass dieser Zustand nicht sehr lange hält, weil so ein Kind ein Statussymbol (und ein Einkommensfaktor) ist und zurückgefordert wird, sobald die Mutter wieder einen festen Partner und eine Wohnung hat.

Die sexuelle Abweisung, also die aktuelle Verweigerung von Geschlechtsverkehr oder anderen sexuellen Handlungen, ist für nicht wenige, auch straftatfreie Männer eine heikle Situation, auch wenn dies seitens der Frau in einer nicht demütigenden Weise begründet wird. Diese Männer reagieren häufig missmutig, gereizt, sehen sich um ihr gutes Recht gebracht, lieblos behandelt, abgewiesen. Als würde der fällige Beziehungszins nicht gezahlt. Und manche fürchten, ohne weitere Indizien, sowas sei vielleicht der Anfang von Ende. Eigentümlicherweise ist die Wut oft besonders groß gegenüber der Frau, die man gerade erst kennengelernt hat, bei der man glaubte, eine neue Eroberung machen zu können, und die sich nun im letzten Moment zurückzieht. Wenn da dann massiv gewalttätig zugeschlagen wird, entsteht der Verdacht, dass der Täter grundsätzlich glaubt, dass Frauen einen letztlich nur ausnutzen, linken und verlachen. Es ist nicht der Glaube an eine Minderwertigkeit der Frau, sondern an eine nicht unter Kontrolle zu bringende Übermacht der Frauen in der Gewährung der wichtigsten Dinge im Leben: Liebe und Sex.

Wer nur die Erfahrung scheiternder Beziehungen gemacht hat, zieht zweierlei Konsequenzen. Erstens: Betrachte Beziehungen pragmatisch; berechne, was sie dir bringen, und investiere keine Emotionen; liebe besser nicht, gib dich nicht hin, mach dich nicht verletzlich. Zweitens: Du bist jemand, bei dem alle Beziehungen schließlich auseinander gehen. Das ist sehr ungerecht, und du kannst nichts dafür. Deine Wut ist alt und berechtigt, sie ist immer wieder neu.

Manche jedoch können der Versuchung nie widerstehen, sie setzen immer wieder auf die neue Frau, die neue Partnerschaft, untergründig oder bewusst befördert durch das sexuelle Begehren. Manche beharren unverdrossen auf ihrem Konzept der romantische Liebe, der Erfüllung; die Enttäuschung ist umso heftiger. Dabei bleibt der Blick auf die eigene übermäßige Bedürftigkeit, die aus den einstigen emotionalen Dürreperioden resultiert, in aller Regel verstellt. Diese übermäßige Bedürftigkeit kann kaum eine Frau stillen, zumal wenn diese machohaft und mit wenig Einfühlungsvermögen daherkommt, und die Fähigkeit zur gewollten, angstfreien Hingabe fehlt.

All das, was hier zu den fatalen Folgen einer vor allem emotional miserablen Sozialisation gesagt wurde, soll die Missetaten nicht entschuldigen und den Tätern nicht ihre Verantwortung für ihr Tun nehmen. Jeder muss mit den Stärken und Schwächen zurande kommen, mit denen er erwachsen geworden ist, und ggf. muss er weiter daran arbeiten. Es wäre eine weitere Demütigung, diesen Männern auch noch den Status eines verantwortungsfähigen, zur Verantwortung verpflichteten Bürgers zu nehmen. Sie sind auch nicht krank. Sie haben sich seit vielen Jahren mit ihren Stärken und Schwächen auseinandersetzen müssen und viele Erfahrungen gesammelt. Jeder muss daraus lernen, auch der Straffällige. Wenn er sich damit nicht befassen will und alles okay findet, fällt genau das in seine Verantwortung. Er ist nicht krank. Und selbst unter den Kranken ist kaum einer so krank, dass er nicht erkennen könnte, dass er etwas ändern muss, oder dass er dringend Hilfe holen muss, die ihn bei der unausweichlichen Änderung der Situation und seiner Handlungen voranbringt.

Wolfgang G.: Frauen, die ihn verlassen, darf er töten

> Elke verlässt ihn, er versucht, sie zu töten. Das gibt eine Bewährungsstrafe von 12 Monaten. Er versucht, das mit den Frauen zu lassen. Dann doch wieder: Manuela. Und diesmal tötet er. In der Haft plagt er sich mit der Liebe zu einer Psychologin und scheitert darüber im offenen Vollzug. Daraufhin als Ultima Ratio Sozialtherapie – wo er sich im Hass auf die psychologische Leiterin einrichtet und sie zu töten versucht.

Wolfgang G. (49) versuchte an einem Nachmittag im September 2000 die 54-jährige Leiterin der Sozialtherapeutischen Anstalt zu töten, die allein einen Flur entlangging. Wie bereits lange geplant, ergriff er eine Schere, lief von hinten auf die Frau zu und stach ihr mehrfach heftig in den Kopf- und Nackenbereich. Nach dem Motiv gefragt: Er habe sie gehasst. Im Verfahren erklärte er, für das Gericht glaubhaft, er habe Frau Dr. N. nur so schwere Verletzungen beibringen wollen, dass sie dauerhaft dienstunfähig wird. Fraglos aber hätte es tödlich ausgehen können. Die Frau erlitt drei Stichwunden, durch ihren Sturz zu Boden und möglicherweise Faustschläge Risswunden sowie eine Nasenbeinfraktur, eine Kopfplatzwunde und Blutergüsse. Sie wurde ambulant behandelt.

Mitgefangene erklärten, Herr G. sei schon seit längerem stocksauer gewesen auf Frau Dr. N., habe öfter geäußert, dass er ihr eins auf die Fresse hauen wolle, weil sie ihm keinen Therapeuten zugeteilt habe. Er habe seit vier bis fünf Monaten trotz entsprechenden Antrages keinen Termin bei Frau Dr. N. bekommen und sei deswegen wütend gewesen. Er selbst erklärte, er habe die Tat geplant, ihr aber nur einen „traumatischen Schock versetzen" wollen. Es gab kein Bedauern über die Tat.

Er hatte einen Antrag auf bedingte Entlassung gestellt; Frau Dr. N. habe die Stellungnahme der Haftanstalt zu dem Antrag so verzögert, dass sie nicht fristgemäß einging. Sie habe ihn willkürlich behandelt, ihn „regelrecht verscheißert". Anträge auf begleiteten Ausgang seien nicht bearbeitet worden. Aus diesem Grunde habe er schon länger geplant, sie so schwer zu verletzen, dass sie dienstunfähig wird.

Erstmalig war Herr G. 1978 begutachtet worden. Demnach hatte Herr G. eine massiv gestörte, hasserfüllte Beziehung zu seinen Eltern. Der Vater (+24 Jahre) sei sehr despotisch, aggressiv und dem Alkohol zugetan gewesen. Die bei seiner Geburt 18 Jahre alte Mutter, stets Hausfrau, wurde als nervös und kränklich geschildert. Wolfgang G. warf seinem Vater vor, dass dieser ihn zu erziehen und ihm seinen Willen aufzuzwingen versucht habe (dass andere Menschen ihm ihren Willen tatsächlich oder scheinbar aufzuzwingen versuchen, war für Herrn G. auch in anderen Beziehungen ein Kardinaldelikt). Er hat eine drei Jahre jüngere Schwester sowie sieben Jahre jüngere Zwillingsgeschwister, zu denen der Kontakt abgebrochen war.

Die ersten beiden Lebensjahre wuchs er bei den Großeltern auf. Nach der Grundschule Gymnasium, letztlich aber Hauptschulabschluss mit 16 Jahren. Einzelhandelskaufmannslehre auf dem Fruchthof, einem Obst- und Gemüsegroßmarkt, nach zwei Jahren abgebrochen, er blieb aber bis 1978 auf dem Fruchthof als Arbeiter. Es wurde ein Intelligenzquotient von 111 gemessen (Verbalteil 106, Handlungsteil 114).

Ende 1978, damals 27 Jahre alt, beging Herr G. eine Gewalttat gegenüber der 20-jährigen Elke R. und ihrem neuen, griechischen Freund. Weil Elke, mit der er seit 5 Jahren (sie war damals 15) liiert war, ihn verlassen hatte, hatte er den Plan entwickelt, sie mit einem Messer zu töten. Er beschloss dann aber, sich anders zu rächen, umwickelte einen Hammer mit Schaumstoff, um keine tödliche Wirkung zu erzielen, und schlug bei einem Treffen mit dem Paar dem ahnungslosen Griechen von hinten mit dem Hammer derart heftig auf den Kopf, dass dieser einen Schädelbruch erlitt. Dann verfolgte er Elke R. durch die Wohnung und versetzte ihr mehrere Schläge mit dem Hammer. Das Amtsgericht verurteilte ihn für diese Taten zu einer Bewährungsstrafe von zwölf (12!) Monaten.

Drei Monate später legte er in seiner eigenen Wohnung ein Feuer. Wegen schwerer Brandstiftung erhöhte das gleiche Amtsgericht auf eine Gesamtfreiheitsstrafe von sechzehn Monaten, die erneut zur Bewährung ausgesetzt wurde.

G. will beschlossen haben, nicht mehr mit einer Frau zusammenzuleben. Er verließ die Großstadt, zog ein Jahr lang mit einem Zirkus in Westdeutschland herum, war anschließend Arbeiter auf Rummelplätzen.

Mit 30 bekam er wieder Arbeit auf dem Fruchthof. Dort war ein Zeitungskiosk, der spätere Tatort; die Besitzerin hatte drei Töchter. Die jüngste war die lebenslustige, anfangs noch 17-jährige Manuela B., mit der er eine sexuelle Beziehung einging. Er reagierte sehr eifersüchtig, als die junge Frau Kontakt zu anderen Männern suchte und sich von ihm abwandte. Es kam zur Trennung, er habe aber nie Abstand zu ihr gefunden, zumal sie ja in dem Zeitungskiosk an seiner Arbeitsstelle arbeitete.

Anfang des nächsten Jahres tötete der 31-jährige G. die 18-jährige Manuela. Am Vorabend wurde der Geburtstag eines Arbeitskollegen gefeiert. Auch Manuela war auf der Feier, und sie stritten sich wieder. Sie ließ durchblicken, dass sie eine neue Beziehung zu einem seiner Arbeitskollegen habe. Das habe er nicht ertragen können. Da sei er wieder von diesen Mordgedanken, von diesen Tötungsgedanken beherrscht gewesen. Er verließ die Feier, ging nach Hause, trank viel Alkohol, telefonierte mit ihrem Vater, mit Manuela, mit seiner Schwester. Dann legte er sich schlafen.

Um 4 Uhr ging er zur Arbeit. Auf dem Weg dorthin habe er sich gesagt, dass er Manuela umbringen möchte. Er sei sich aber nach den Erfahrungen mit Elke bewusst gewesen, dass er es nicht schaffen würde. Er ging sogleich in den Zeitungsladen, um zu sehen, ob Manuela überhaupt da sei. Sofort, als Manuela ihn gesehen habe, habe sie gesagt: „Raus, raus, raus!" Dieser Rauswurf habe ihn so wütend gemacht, danach habe er sein Vorhaben in die Tat umsetzen können. Er habe ganz mechanisch seine Anwesenheitskarte gestempelt und sei zu seinem Spind gegangen, der sei etwa 18 Meter vom Tatort entfernt. In dem Spind befand sich ein sehr großes Messer. Er nahm das Messer an sich, warf die Scheide in den Schrank zurück, verbarg das Messer unter der Jacke und ging in den Zeitungsladen zurück. Niemand sonst war anwesend. Er zückte sofort das Messer und stach auf Manuela ein, auch weiter, als sie bereits auf dem Boden lag. Ein Mann kam in den Kiosk, G. verließ fluchtartig den Tatort und den Fruchthof. Er wurde noch am selben Tag festgenommen. Er wurde für voll schuldfähig erachtet und zu lebenslanger Freiheitsstrafe verurteilt.

Er war nun erstmalig in Untersuchungshaft und dann in Strafhaft, zunächst zur Verbüßung der Bewährungsstrafe. In Haft machte er zehn Monate lang einen Kurs als Isolierer-Helfer und später erfolgreich eine Ausbildung zum Energieanlagen-Elektroniker. Er hatte psychotherapeutische Gespräche mit einem Psychologen der Anstalt, dann mit einer Psychologin, in die er sich sehr verliebte. Er bekam daraufhin eine externe Therapeutin. Nach 15 Jahren erfolgte die Verlegung in den offenen Vollzug. Die Arbeit dort langweilte ihn, die Gespräche mit einer externen Therapeutin brach er ab, sehnte sich weiter nach der vorherigen Psychologin.

Er entwich nach einem halben Jahr, ging auf Flucht. Er habe immer das Problem mit der geliebten Psychologin im Kopf gehabt. Er habe zur Küste gewollt, habe keine großen Pläne gehabt. Im Hinterkopf sei auch immer Suizid gewesen, falls er es nicht schaffe. Die zehn Tage unterwegs seien sehr schön gewesen, er habe im Wald übernachtet, habe Regenwasser getrunken, sich von Äpfeln ernährt, sei herrlich schlank geworden. Es seien schöne zehn Tage gewesen. Dann habe er sich gedacht, es sei besser, sich selber wieder zu stellen. Er habe sich an einer Notrufsäule gemeldet, die Polizei sei gekommen.

Er kam in den geschlossenen Vollzug zurück, bemühte sich nun um Sozialtherapie und wurde dort im Juni 1998 aufgenommen. Der Behandlungsverlauf war sehr schleppend, die Therapeuten wechselten, es gab viele Therapieausfälle.

In den Gesprächen nach dem Angriff auf die Leiterin der Sozialtherapie war G. ein sehr konzentrierter Mann, der sich stets unter Kontrolle hat, sich stets überlegt äußert. Er war zugleich von einer ganz unverblümten verbalen Aggressivität gegenüber den Menschen, die er hasste. Er war dabei in seinen abwertenden Äußerungen ruhig, bedacht, geschickt, die Abwertung aber umso wirksamer. Diese Unbedingtheit und Unversöhnlichkeit war bisweilen schwer zu ertragen.

Er präsentierte sich als ein sehr rigider, moralisch gnadenloser Mann, der die Verhaltensweisen anderer Menschen sehr genau beobachtet, sehr darauf aus ist, die Fehler anderer zu entdecken, der anderen Menschen ihre Fehler auch endgültig nicht verzeihen kann. Mit eigenen Schwächen ging er sehr viel konzilianter um. In einer erstaunlich selbstherrlichen Weise nahm er auch bei der Begutachtung im Strafverfahren weiterhin für sich das Recht in Anspruch, die Menschen, die sich ihm gegenüber falsch verhalten, nicht nur moralisch zu verurteilen, sondern auch körperlich abzustrafen. Wenn er künftig eine ehemalige Gruppenleiterin des offenen Vollzugs in Plötzensee treffe, werde er diese gewalttätig angreifen, weil sie das verdient habe. In gleicher Weise wurde die zurückliegende Tat von ihm gerechtfertigt und nicht infrage gestellt. Diagnostiziert wurde eine paranoide Persönlichkeitsstörung (ICD-10: F 60.0) sowie schizoide Persönlichkeitszüge.

Er erklärte, schon als Kind habe er sich entschlossen: Sollte er einstmals von einer Frau verlassen werden, werde er diese Frau umbringen.

André N.: Die undankbaren Frauen oder: Ordnung muss sein

Eigentlich ist er ein fleißiger Facharbeiter, aber er möchte auch mindestens zweimal am Tag Sex. Wenn eine Frau ja sagt, zieht er bei ihr ein. Mit 20 verheiratet, nach der Armeezeit geschieden. Er findet andere. Das Alter ist nicht so wichtig. Nach vier Wochen hat die Frau meist genug und

> wirft ihn hinaus. Das wiederholt sich. Das mag er meist nicht hinnehmen, Schläge, Tritte. Mit 27 Jahren ein versuchter Mord, 10 Jahre Haft, vorzeitige Entlassung. Nach Haftverbüßung und neuer Partnerschaft dann ein vollendeter Mord. Strafe muss sein, denkt er.

Kurz vor Weihnachten war der 39-jährige André N. nach Verbüßung von achteinhalb Jahren einer zehnjährigen Freiheitsstrafe wegen versuchten Mordes aus der Haft entlassen worden. Ein Jahr und vier Tage später beging er kurz vor Weihnachten einen Mord, bei dem das Opfer nun nicht mehr mit dem Leben davon kam. Neun Monate später verurteilte ihn das Bezirksgericht wegen Mordes zu lebenslänglicher Freiheitsstrafe sowie zu Schadensersatzleistungen. 23 Jahre später war der trotz ständigen Missmuts junggebliebene, vitale Mann immer noch in Haft und man fürchtete, er werde im Falle einer Entlassung wieder eine fatale Frauenbeziehung eingehen.

Nach der ersten Haftentlassung, zwei Jahre vor der Wende, hatte er wieder bei seinen Eltern gewohnt und in der zugewiesenen Arbeitsstelle als Schlosser ordentliche Arbeit geleistet, er war pünktlich, ruhig und hilfsbereit. Von seinem Arbeitseinkommen wurde durch Pfändungen Unterhalt für ein eheliches und ein außereheliches Kind beigetrieben. Er bemühte sich stets um Beziehungen zu Frauen und lernte schließlich – einen Monat vor der Tat – die 10 Jahre jüngere, damals 30-jährige Frau G. kennen. Bereits am folgenden Tag durfte er bei ihr einziehen. Er hatte zu der geschiedenen Frau und ihren beiden Kindern im Alter von 8 und 5 Jahren zunächst ein gutes Verhältnis. Nach einem Monat kam es zwischen André N. und Frau G. erstmalig zu einer Unstimmigkeit, auch weil diese bei einer Betriebsfeier zu viel getrunken hatte. Wahrscheinlich hatte sie sich ihm sexuell verweigert.

Am Folgetag ergab sich daraus ein weiteres Streitgespräch, bei dem er sehr erregt war, Frau G. an beiden Oberarmen fasste und sie gewaltsam in das Schlafzimmer ihrer Wohnung brachte, wo er sie aufs Bett warf. Dann ließ er von ihr ab. Frau G. meldete nachmittags telefonisch bei der Volkspolizei, dass der bei ihr wohnende Mann sie misshandelt habe.

In der nachfolgenden Nacht schliefen sie getrennt, legten am Folgetag ihren Streit jedoch bei. Schon am nächsten Tag lebte er wieder auf. Frau G. forderte ihn auf, aus ihrer Wohnung auszuziehen. Einer Freundin erklärte sie, André N. habe sein gesamtes Wesen gewandelt und sei aggressiv geworden. Sie hatte mehrere dunkelblaue Flecken an Armen und Beinen. Schließlich ließ Frau G., als er für einige Zeit die Wohnung verließ, ein anderes Schloss einbauen. Am nächsten Tag suchte André N. nachmittags zusammen mit seinen Eltern Frau G. auf, um seine Wiederaufnahme in die Wohnung zu erreichen – vergeblich.

Ab diesem Moment beschäftigte sich André N. mit dem Gedanken, Frau G. zu töten. Er nahm ein 26 cm langes Messer an sich und begab sich zur Wohnung von Frau G., um angeblich Sachen zu übergeben, weswegen Frau G. ihn nach einigem Zögern auch einließ und mit ihm in der Küche eine Zigarette rauchte. Er schöpfte wieder etwas Hoffnung und ließ den Gedanken fallen, die Frau zu töten.

Zwei Tage später, an einem Sonnabend, fuhr er vormittags mit einigen Arbeitskollegen zum Holzeinschlag, wo er einige Flaschen Bier und eine halbe kleine Flasche Klaren getrunken haben will. Gegen 16.00 Uhr begab er sich zur Wohnung von Frau G. und hatte das 26 cm lange Messer in einer Innentasche seiner Strickweste.

Frau G. wollte André N. zunächst nicht einlassen, seine Sachen lagen bereits gepackt im Flur. Es kam zu einem längeren lauten Streit im Hausflur und wechselseitigen Beleidigungen („Hure" – „Verbrecher"). Schließlich ging er für eine halbe Stunde weg. Weil er danach einen nun beherrschten Eindruck machte, ließ Frau G. ihn in die Wohnung, allerdings nur in die unmittelbar an der Eingangstür liegende Küche. Beide nahmen in der Küche Platz und rauchten, die Kinder der Frau waren auch dabei. Es kam zu einem erneuten Streitgespräch, bei dem die Frau ihn angeblich beleidigt haben soll, er wäre im Bett im Vergleich zu ihrem geschiedenen Mann eine taube Nuss.

André N., so das Urteil, habe nun zur Toilette gehen wollen, Frau G. habe ihm den Zutritt zur Toilette verwehrt. Er habe Frau G. zur Seite geschoben, die habe ihn mit beiden Händen im Gesicht gekratzt. Daraufhin habe er das Messer gezogen und auf Frau G. eingestochen. Er drängte sie ins Bad und würgte sie am Hals, wobei sie zu Boden ging. Er hockte sich nieder und fügte ihr mit dem halb abgebrochenen Messer mehrere Stich- und Schnittwunden im Halsbereich zu, durch welche die Halsschlagader zerschnitten wurde und unverzüglich ein sehr großer Blutverlust eintrat, an dem die Frau umgehend verstarb.

Anschließend stand er auf, sah im Spiegel die Kratzwunden, die er im Gesicht erhalten hatte, wusch sich und warf das Messer aus dem Badfenster. Dann verließ er eilig die Wohnung, wobei ihm zwei Personen im Treppenraum begegneten, die durch die Kinder von Frau G. alarmiert worden waren. André N. wurde wenige Stunden später auf dem Weg zum Betrieb festgenommen, ohne dass er Widerstand leistete. Zum Zeitpunkt der Tat soll er eine Blutalkoholkonzentration von 1,1‰ gehabt haben. Das Urteil stellte fest: „Eine Beeinträchtigung der Zurechnungsfähigkeit oder ein pathologischer Affekt lagen zum Zeitpunkt der Tat bei ihm nicht vor."

André N. war Sohn eines Schlossers und einer Maschinistin. Ein Bruder wurde Schlosser, der jüngere Bruder Kraftfahrer. Er besuchte problemlos, wie damals üblich, acht Jahre die Schule und war Mitglied der Pioniere und dann der FDJ. Die dreijährige Lehre zum Landmaschinenschlosser schloss er mit „Gut" ab. Er arbeitete in seinem Beruf. Mit 20 Jahren lernte er seine spätere Ehefrau kennen, Sekretärin beim FDGB-Kreisvorstand. Als die Freundin schwanger war, wurde geheiratet, es stand dann eine eigene Wohnung zur Verfügung, und bald darauf wurde die gemeinsame Tochter geboren. Als das Kind eineinhalb Jahre alt war, kam die Einberufung zur NVA. Die Ehefrau soll in dieser Zeit fremdgegangen sein. Kurz vor Ende der Armeezeit kam es zur Trennung. Die Frau zog mit der Tochter aus. Er hielt Kontakt zu seinem Kind bis er eine andere Frau kennenlernte, die eine Zeit lang bei ihm wohnte, sich dann aber bald von ihm trennte.

Mit 27 Jahren lernte er die knapp 6 Jahre jüngere Maschinistin E. kennen. Es entwickelte sich ein Verhältnis, und nach seinem 30. Geburtstag zog Frau E. in seine Wohnung. Zwei Monate später, zu Weihnachten, verlobten sich beide. Ab Beginn des neuen Jahres, nach dreimonatigem Zusammenleben, hatten sie aber zunehmend Streit. Es ging zum Beispiel darum, dass die Frau die Schicht tauschen sollte, damit beide die gleiche Schicht haben. Er soll nun mehrfach gegen die Frau handgreiflich geworden sein. Im Februar 1978 zog Frau E. aus und zurück zu ihrem Vater, der in der gleichen Stadt wohnte. Er versuchte nun immer wieder, Frau E. zur Rückkehr zu bewegen, was sie verweigerte. Ende Februar bat sie bei der Volkspolizei um Schutz. Anfang März ging sie aus Angst vor Belästigung durch ihn vier Tage nicht zur Arbeit. Die Volkspolizei führte eine Aussprache mit ihm durch, wo er versprach, von Tätlichkeiten abzusehen. Bereits am Folgetag erhielt Frau E. einen Brief mit erneuten Drohungen. Er schrieb ihr, dass sie vor ihm keine Ruhe mehr haben werde. Wo sie auch lebe, er werde sie eines Tages finden. Wenn es nicht so laufe, wie von ihm gewünscht, werde für sie nicht mehr lange die Sonne scheinen. Sie grabe sich ihr eigenes Grab.

Am 5. März nahm Frau E. wieder die Arbeit auf. Als sie gegen 22.30 Uhr von der Spätschicht kam und aus dem Bus ausstieg, wurde sie von André N.

aufgehalten und aufgefordert, mit in seine Wohnung zu kommen. Als Frau E. dies ablehnte, hielt er sie an den Händen fest und schlug wiederholt mit Fäusten auf sie ein, sodass sie zu Boden stürzte. Als zwei Männer zu Hilfe kamen, ergriff er die Flucht. Frau E. erlitt ein Schädelhirntrauma und eine Kopfprellung. Sie war danach arbeitsunfähig. Er hielt sich in den Folgetagen vermehrt in Gaststätten auf und trank vor sich hin.

Nach stundenlangem Gaststättenbesuch verließ er am 12. März, einem Sonntag, gegen 0.30 Uhr eine Gaststätte und begab sich zur Wohnung von Frau E. Er stellte fest, dass ein Fenster im ersten Stock nicht verschlossen war. Von einem anderen Grundstück holte er eine dort abgestellte Leiter, lehnte sie an das Gebäude und stieg durch das offene Fenster ein.

Er begab sich in die Schlafstube von Frau E., wo er sie sofort mit beiden Händen am Hals erfasste und würgte. Es gelang ihr, nochmals um Hilfe zu rufen, woraufhin ihr Bruder die Schlafstube betrat und versuchte, André N. von der Frau wegzureißen, was ihm nur kurzfristig gelang. Frau E. flüchtete, wurde von ihm verfolgt. Sie konnte ein Fenster öffnen und um Hilfe schreien. Er bekam sie trotz Gegenwehr wieder zu fassen, griff ihr sofort wieder an den Hals und drückte mit beiden Händen zu, sodass Frau E. nur noch röchelnde Laute von sich geben konnte und bewusstlos wurde. Der Bruder hatte die Polizei verständigt, die zehn Minuten später eintraf und Frau E. im Korridor liegend bewusstlos vorfand. André N. hatte die Wohnung wieder durch das Fenster über die Leiter verlassen.

Bei der Begutachtung wegen versuchten Mordes erklärte der Psychiater, André N. sei eine gemütsarme, normal intelligente, erheblich egozentrische Persönlichkeit. Die Arbeitskollegen berichteten: Kaum hätte er eine Frau kennengelernt, wolle er sofort mit dieser zusammenziehen, er habe komische Vorstellungen Frauen gegenüber. Er habe gelegentlich auch mit 20, 30 Jahre älteren Frauen zusammengelebt. Seine Verhältnisse zu Frauen und seine Bekanntschaften hätten nur selten länger als vier Wochen angehalten. Die Frauen hätten immer Schluss gemacht, die Beziehungen seien immer durch Alkohol gefährdet gewesen. Ein Kollege sagte, wenn André N. in Rage komme, müsse derjenige Angst haben, der körperlich unterlegen sei.

Die geschädigte Frau berichtete, er sei sexuell sehr stark veranlagt und hätte am liebsten täglich mehrfach Geschlechtsverkehr durchgeführt, sie selbst sei aber nicht so veranlagt. Wenn er seinen Willen nicht bekommen habe, habe er sich den Verkehr erzwungen. Er habe ihr bei einer Verweigerung des Verkehrs einen Becher Wasser ins Gesicht geschüttet, oder sie habe erst unsinnige Handlungen durchführen müssen. Sie habe den Eindruck gehabt, dass er bei Verweigerung des Geschlechtsverkehrs durchdreht. Bekam er seinen Willen, konnte man mit ihm gut auskommen. Sein Verhalten habe letztlich dazu geführt, dass sie sich von ihm losgesagt habe. André N. bestätigte sein sehr starkes sexuelles Bedürfnis, er wolle täglich mindestens ein- bis zweimal sexuelle Befriedigung, es ginge noch mehr als das.

André N. wurde nach der ersten Tat wegen versuchten Mordes, wegen vorsätzlicher Körperverletzung und wegen mehrfacher versuchter Nötigung zu zehn Jahren Freiheitsstrafe verurteilt. Bei der lebenslangen Freiheitsstrafe wegen des vollendeten Mordes wurde schließlich eine besondere Schwere der Schuld festgestellt mit einer Mindestverbüßungsdauer von 19 Jahren. Zudem hatte er die Reststrafe von 1½ Jahren aus den 10 Jahren zu verbüßen. Der psychologische Dienst der Haftanstalt erklärte nach 12 Jahren, der Gefangene sei oft unzugänglich, wirke sehr selbstbezüglich, mit schnell verärgertem, impulsivem Auftreten. Er habe kaum einen gefühlsmäßigen Zugang zu seiner Straftat entwickelt. Mitgefühl für das Opfer habe er nicht ausdrücken können. Die erste Tat wurde von ihm als eigentlich harmloser Streit bagatellisiert. Er stabilisiere sich durch die Beschwörung eines Feindbildes, das er stets im Strafvollzug finde, der ihn seiner Meinung nach unerträglich behandele. Seine emotionale Palette sei auf Verärgerung und der Wut verengt. Eine tragfähige Arbeitsbeziehung zwischen dem Psychologen und dem Gefangenen sei nicht zu entwickeln gewesen, dieser beschwere sich nur 45 Minuten lang über die Ungerechtigkeiten im Vollzug. Er werte Bedienstete ab, verlagere die Schuld nach außen, sei emotional unzugänglich und habe einen Empathiemangel. Zwanghafte Züge zeigten sich in der überkorrekten Ausgestaltung seines Haftraumes und in der Rigidität seiner Denk- und Wertmuster. Er verleugne seine Aggressionsproblematik und habe ein hoch ambivalentes Verhältnis gegenüber Frauen. So war es auch noch 10 Jahre später, trotz erneuter therapeutischer Bemühungen.

Heiko P.: Der hitzige Heizer

> Der Kollege Heizer überlebt den Stich mit der glühenden Schürstange in den Bauch. Die Ehefrau, nach der Haft geheiratet, trennt sich von ihm und er erwürgt sie. Neustart mit 48 Jahren.

Heiko P. ist wieder in Freiheit, Führungsaufsicht, Kriminalpolizei und eine Forensische Ambulanz haben ein Auge auf ihn. Man sagt, er habe eine etwas auffällige Persönlichkeit, wobei man besonders an seine Reizbarkeit denkt – aber man kommt auch schlecht an ihn heran, und manchmal wirkt er missmutig und brütend, nach seiner Vorgeschichte etwas unheimlich.

Dezember war für ihn kein guter Monat. Am zweiten Weihnachtstag hatte er, mit 23 Jahren, einen Arbeitskollegen zu töten versucht, der dann wie durch ein Weihnachtswunder überlebte. Heiko P. war Heizer, geheizt werden musste auch an Weihnachten, wer jung und alleinstehend war hatte Schicht. Er hatte längere Zeit eine Freundin gehabt, aber seit zwei Jahren war er solo. Er war sportlich. Er war in Jugendhaft wegen „Rowdytums" und hatte da eine Lehre zum Umformer angefangen und später abgeschlossen, aber im Moment wollte es mit einer besseren Arbeit nicht klappen. Er war nicht gewalttätig; das war der Vater gewesen, der trank und schlug. Die Ehe der Eltern hatte nicht lange gehalten, er war bei der Mutter aufgewachsen. Im Unterricht hatte er gestört, war patzig und hatte, als er älter war, nicht mehr mitgemacht; aber gewalttätig war er nicht. Später, mit 20 Jahren, gab es Bewährungsstrafen wegen Klauereien, Betrug, Hehlerei. Man musste sich ranhalten in der sozialistischen Großstadt.

Dann dieser zweite Weihnachtstag. Der Kollege Heizer war zwölf Jahre älter als er, schon lange hier, groß und feuerverzinkt, er hatte hier das Sagen. Heiko P. war zu spät zur Arbeit erschienen, er hatte was zusammengelogen als Entschuldigung. Dann waren die ersten drei Stunden der Schicht vergangen, man saß für eine Pause beisammen, und der Kollege Heizer machte ihm Vorhaltungen. So werde nie etwas aus ihm. Er sei ein Versager. Heiko P. nannte den Heizer einen „verkalkten Wichser" und bekam dafür eine Ohrfeige. Dann ging Heiko P. durch eine Stahltür in den Heizungskeller, fünf Stufen hinab. Wenig später kam er wieder durch die Heizungstür, mit einer 800 Grad Celsius heißen Schürstange, und rammte sie dem Kollegen Heizer tief in den Bauch.

Der Heizer überlebte wie durch ein Wunder. Heiko P. wurde wegen versuchten Mordes zu einer Freiheitsstrafe von 12 Jahren verurteilt. 8 Jahre später wurde er zu Weihnachten entlassen, eine sogenannte Zweidrittel-Entlassung, sie erfolgte zu seiner Partnerin, die er als Freigänger kennengelernt hatte. Er war jetzt 32 – und der Sozialismus untergegangen. Er blieb fast exakt zwei Jahre in Freiheit.

Er fand einen Job als Arbeiter. Er heiratete seine Partnerin, seine Wohnungsgeberin. Aber das Zusammenleben nach der Entlassung ist viel schwerer als die Besuchspartnerschaft in Haft. Die Beziehung war sehr spannungsreich, die Frau vermisste Rücksichtnahme, Stetigkeit, Verlässlichkeit.

Ein halbes Jahr vor der Tat trennten sie sich, er musste ausziehen, hatte aber eigentlich keine Wohnung. Er übernachtete bei seiner Mutter, bei Kumpels.

Anfang Dezember durfte der 33-Jährige wieder einziehen bei seiner Frau, sie wollte es nochmal mit ihm versuchen. Nach wenigen Tagen verschlechterte sich die Stimmung zwischen beiden erneut. Die Frau wollte, dass er doch wieder auszieht, es gehe nicht, er überfordere ihre Kräfte.

Er reagierte, so hieß es später bei Gericht, „gereizt und verzweifelt". Nochmals kam es zur Versöhnung, jedenfalls zum Geschlechtsverkehr, den er als Versöhnung deutete. Und dann wollte die Frau endgültig, dass er geht. Dies sei ihre Wohnung, sie könne das notfalls auch polizeilich durchsetzen, und er wäre unter Bewährung. Sie stand vor ihm und sagte, er solle gehen, sofort. Er schubste sie weg, sodass sie zu Boden stürzte. Er beschimpfte sie und setzte sich auf sie. Er fixierte ihre Arme hinter dem Kopf; sie lachte und beschimpfte ihn, hat er später behauptet. Er legte die Hände um ihren Hals und würgte, sie wurde still, wurde bewusstlos, er würgte und würgte. Fünf Minuten lang, während sie sich aufbäumte, um ihr Leben kämpfte, sich ihr Gesicht lila verfärbte, sie im Todeskampf heftig krampfte. Er hielt sie diese endlose Zeit des Tötens unter sich. Hinterher sagte er, er habe sie seinen Schmerz spüren lassen. „Schmerz" war vielleicht nicht das treffende Wort, aber bei Gericht besser gelitten als „Wut", „Hass" oder „Rache".

Zwei Tage später stellte er sich selbst. Für das nun vollendete Kapitaldelikt hat er, unterstützt vom psychiatrischen Gutachter, 8 Jahre bekommen wegen Totschlags, weniger als einst für den Mordversuch. Er musste aber die unverbüßten Strafreste nun abbüßen und war fast 15 Jahre in Haft, weil man bei ihm schließlich auch Gründe für den Vollzug einer nachträglichen Sicherungsverwahrung sah. In Haft hatte er wenig getan, um das „Vollzugsziel Resozialisierung" zu erreichen, war mehrfach diszipliniert worden wegen Beleidigungen gegen Justizbedienstete und kleineren Schlägereien. Er wurde als egoistisch, dissozial, impulsiv und gemütsarm beschrieben. Als er aus juristischen Gründen frei kam, war er immer noch recht jung, 48 Jahre alt.

Friedrich C.: Ein schwach begabter, verstimmbarer Versager

> Er hat eine schwierige Kindheit, dann in der Jugend von einem Heim ins andere. Mit 21 erdrosselt er seine Freundin. Mit 22 versucht er, einen Mann zu erstechen, der seine Freundin anmachte. Und mit 26 tötet er eine Frau, die er in seine Wohnung abgeschleppt hatte, derweil die Ehefrau im Krankenhaus lag. In Haft und Sicherungsverwahrung hat er keinerlei Veränderungsbestreben, aber immerhin ständig Freundinnen mit Langzeitbesuch.

Friedrich C., 26, zog damals gerade um in eine schönere, größere Wohnung. Seine Frau lag mit Asthma im Krankenhaus, und er hatte am früheren Abend noch gejobbt. Die Wohnung war noch nicht fertig eingerichtet, am neuen Wohnort hatte er noch keine Kontakte. Am späteren Abend in seiner Stammkneipe am alten Wohnort lernte er eine 46-jährige Frau kennen. Getrunken hatte er dort nichts, aber die Frau hatte er mitgenommen in seine alte Wohnung. Sie hatten Sex, er kam sehr schnell zum Samenerguss, er war frustriert. Er wollte sie schnell loswerden, und sie wollte nicht gehen. Vermutlich hat sie, angetrunken, wie sie war, dann noch irgendetwas gesagt, und das war dann zu viel. Ein Hammer, 300 Gramm schwer, lag da herum, und Friedrich C. schlug ihr damit wuchtig auf den Kopf. Sie war danach noch nicht still, er packte sie am Hals und drückte zu, bis sie sich nicht mehr rührte. Tod durch Erwürgen.

Dann saß er da in der alten Wohnung und dachte nach. Er war vor gerade 6 Monaten aus dem Knast entlassen worden und er stand unter Bewährung. Die Leiche musste weg. Er brachte die Leiche in der Nacht noch in den Keller, der Weg nach unten war mühsam. Schon ganz früh war er bei seiner Frau im Krankenhaus und erzählte ihr, wie die fremde Frau ihn bedrohte, auf den Kopf fiel und tot war und dass man ihm gewiss nicht glauben wird. Seine Frau beriet ihn. Im Schutz der folgenden dunklen Januarnacht transportierte er die nackte Frauenleiche in einem Einkaufswagen notdürftig zugedeckt in einen nahegelegenen Park, wo er sie in einem Bach ablegte.

In den fünf Tagen bis zu seiner Verhaftung machte er es sich mit seiner Frau noch mal schön. Von den 600 DM des Opfers fuhren sie mit dem Taxi zum Essen und ins Kino. Auf einem Konzert wurde er dann verhaftet. Er wurde wegen Totschlags zu 4 Jahren Haft verurteilt; aufgrund seiner Vorgeschichte wurde aber die anschließende Sicherungsverwahrung verhängt.

Nach Eigentumsdelikten ab dem Alter von 15 Jahren – meist allein, manchmal mit anderen – hatten die Gewalttaten erst angefangen, als Friedrich C. erwachsen war. 21-jährig hatte er bei einem Streit seine damalige Freundin nachts in ihrer Wohnung zweimal mit einem Nylonstrumpf gedrosselt; einmal war sie dabei bewusstlos geworden. Am nächsten Morgen hatte er den Wohnungsschlüssel erpresst, indem er ihr den Strumpf noch einmal um den Hals legte. Wegen dieser Sache und noch zwei Einbruchdiebstählen war er von einem Amtsgericht zu 1 Jahr und 8 Monaten Freiheitsstrafe verurteilt worden, die sich um einen Monat verlängerte, als er mit anderen zusammen in Haft einen Mithäftling zusammenschlug.

Kurz nach der Entlassung hatte er mit 22 Jahren sein erstes Tötungsdelikt begangen, das als versuchter Totschlag mit 4 Jahren und 3 Monaten geahndet wurde. Es ist dies seine einzige Gewalttat, bei der Alkoholisierung (ca. 1,6‰ BAK) eine Rolle spielte und auch zu einer Strafminderung führte. In einer Kneipe war er mit einem angetrunkenen Mann in Streit geraten, der seine Freundin angemacht hatte. Der Mann hatte ihm ins Gesicht geschlagen und ihm an den Hals gefasst und war dann an seinen Thekenplatz zurückgekehrt. Friedrich C. war wütend, zog sein Sweatshirt aus, zog sein Springmesser aus der Tasche und stach dem Mann dreimal in den Brustkorb und einmal in die Flanke.

Von seiner Freiheitsstrafe verbüßte er 3 Jahre und 2 Monate, bis er auf Bewährung und mit Auflagen, an die er sich nicht hielt, entlassen wurde. Bis zum geschilderten Tötungsdelikt an der 46-jährigen Frau verlebte er noch 6 Monate in Freiheit.

Friedrich C. war das 6. der sieben Kinder eines Hilfsarbeiters. Die Mutter starb als der Junge neun Jahre alt war. Später sterben ein Bruder sowie der Vater, noch bevor er erwachsen ist. Eine Schwester und ein weiterer Bruder sterben bald darauf jeweils an natürlichen Todesursachen. Alkoholabhängigkeit scheint in der Familie keine Rolle gespielt zu haben, aber alle vier Brüder wurden straffällig, davon einer mit schweren Körperverletzungsdelikten.

Friedrich C. besuchte als einziges der Kinder die Sonderschule. Er hatte einen IQ im untersten Durchschnittsbereich, er war hyperaktiv und reagierte schon als Schulkind bei Frustrationen impulsiv und gewalttätig. Ab dem Alter von 12 Jahren war er, als „debil“ etikettiert, in Institutionen untergebracht. Einen Schulabschluss erwarb er nicht und eine Ausbildung machte er weder in Freiheit noch während der Haftzeiten. Er lebte meist von Sozialhilfe und jobbte gelegentlich auf dem Rummel oder bei Konzerten. Die Ehe mit der asthmakranken Bäckereichfachverkäuferin wurde während der Haft geschieden.

Auch in Haft war er selten ohne eine feste Freundin, die mit ihm auch in den „Langzeitsprecher“ ging. Er heiratete auch nochmal. Ansonsten ließ er sich in Haft oft krankschreiben, konsumierte Cannabis und fiel durch sein ständiges Lügen auf. Man versuchte alles: Externe Psychotherapie, Sozialtherapeutische Anstalt, auch einmal drei Jahre Forensische Klinik. Letztlich scheiterten alle Angebote. Friedrich C. blieb kritikschwach, leichtfertig, situativ verführbar. Er lebte reaktiv in den Tag hinein, sodass man ein Verschwinden der einstigen Gefährlichkeit nicht bejahen wollte und er auch 20 Jahre nach dem Totschlag in der Sicherungsverwahrung saß.

Andreas S.: Der romantische Gangster – À bout de souffle

> Heimkind, Jugendwerkhof, Haft wegen versuchter Republikflucht. Dann wird aus ihm nach Ausweisung ein selbstbewusster, intelligenter Bankräuber, der an seinen unglücklichen Frauenbeziehungen scheitert. Als die minderjährige Freundin sich trennen will, versucht er, sie zu töten, ruft aber am Ende Hilfe. Dann gibt es wieder eine verrückte Liebe, mit Räubergeld finanziert, und deren schließlich für beide tödliches Ende.

Er war ausgesprochen intelligent, geistig beweglich, zielstrebig, durchsetzungsfähig, obwohl er wie so viele andere Straftäter in ständig wechselnden, instabilen Beziehungen aufgewachsen war. Als er auf die Welt kam, hatten sich die Eltern schon getrennt. Zum Vater hatte er nur vereinzelt Kontakt. Ein Bruder war beim Vater, zwei Geschwister waren bei der Mutter geblieben, die dann zunehmend alkoholabhängig wurde. Mit 3 Jahren wurde er zum Vater gegeben, dann wieder zur Mutter, als die mit einem Mann zusammen war. Mit 8 Jahren wurde er als schwererziehbar eingestuft und kam ins Kinderheim. Er war dann in sechs oder sieben Heimen, manchmal nur für wenige Monate.

Während der Pubertät machte er im Heim auch erste sexuelle Erfahrungen mit Mädchen. Bereits in den ersten Schuljahren hartnäckiger Schulschwänzer, landete er schließlich im Jugendwerkhof, und es gab dann erste Haftstrafen wegen versuchter Republikflucht. Dreimal versuchte er, die DDR zu verlassen; seine Haftzeiten in der DDR waren nachgewiesen ausschließlich deswegen. Zweimal ein aussichtsloses Unterfangen wiederholt –

das zeigt schon den Romantiker. Schließlich wurde er deswegen ausgebürgert und in die Bundesrepublik ausgewiesen.

Dann ist er tatsächlich zur Fremdenlegion gegangen, dieser Männlichkeitslegende. Er hat nicht wie andere nur damit geprahlt. Er war Realist genug und desertierte bereits nach einem halben Jahr.

25-jährig lernte er nun eine 16-Jährige kennen, mit der er zusammenzog. Er lebte jetzt und in der restlichen Zeit seines Lebens, in der er in Freiheit war, von Raubüberfällen. Der erste war auf ein Juweliergeschäft. Es waren die 80er-Jahre in West-Berlin, da konnte man wegen so etwas 2 Jahre auf Bewährung bekommen. Die Beziehung zu seiner Freundin Sandra wurde zunehmend spannungsreicher.

Eines Morgens gab es eine heftige Diskussion, nachdem die nun 17-Jährige ihm mitgeteilt hatte, dass sie sich definitiv von ihm trennen werde. Er stach ihr mit einem Messer in den Rücken. Als er wider Erwarten feststellte, dass sie an diesem Lungenstich nicht verstarb, versuchte er zunächst vergeblich, sie mit einem Kissen zu ersticken, dann sie zu erwürgen. Die Jugendliche wurde bewusstlos. Er bekam nun Mitleid mit seinem Opfer und versuchte vergeblich, das Mädchen aus der Bewusstlosigkeit zu erwecken. Er alarmierte Feuerwehr und Polizei und verließ die Wohnung.

Er wurde, wegen strafbefreiendem Rücktritt vom Versuch der Tötung, nur wegen gefährlicher Körperverletzung zu einer Freiheitsstrafe von 3 Jahren verurteilt. Daraus wurden am Ende 12 Jahre, weil er auf Entweichungen aus der Sozialtherapeutischen Anstalt erst mit einer Freundin nach Madrid reiste, dann aber auch zwei Banküberfälle beging. Zehn Monate später wurde er bei einem Verkehrsunfall verletzt und stellte sich der Polizei. Er wurde wegen dieser Taten zu 7 Jahren verurteilt.

Schließlich wurde er im Herbst 1999 entlassen. Er lebte zunächst wenige Monate auf einem Bauernhof in Brandenburg und kehrte dann nach Berlin zurück. In einem Bordell lernte er die 22-jährige Marlene kennen und verliebte sich in die emotional sehr instabile Frau mit einer Borderline-Störung. Zwischen beiden entwickelte sich eine turbulente, von ständigen Schwankungen gezeichnete Beziehung. Man muss das nicht schildern, man kann sich das Gangsterleben in „Wild at Heart“ von David Lynch ansehen, oder ihn mit Belmondo in Godards „Außer Atem“ abgleichen. Er war nicht wesentlich gestört in seiner Persönlichkeit, war in den Haftjahren kooperativ, vernünftig; er blieb sich treu. Er war gut imstande, die Intentionen anderer Menschen zu erkennen und sich auf sie einzustellen. Insofern war er ganz gut geeignet für die Partnerschaft mit einer Borderlinerin – aber das überfordert letztlich jeden.

Seine Bezugnahme auf soziale Normen folgte eigenen Regeln. Gegenüber Raubdelikten hatte er keinerlei Bedenken. Er beging nun innerhalb eines halben Jahres mehr als sieben Banküberfälle, bei denen er mindestens 250.000 DM erbeutete. Das Geld war schnell verbraucht, nicht zuletzt für Marlene. Ein gemeinsamer Paris-Urlaub kostete 36.000 DM. Er übernachtete gern im Hotel Adlon. Er war, so Freunde, in Marlene wohl sehr verliebt, während diese in ihm eher einen guten Freund oder auch „Gönner" gesehen habe.

Bei seiner Festnahme führte er eine durchgeladene und entsicherte Pistole bei sich, in deren Magazin sich zwei Patronen befanden.

Er gab an, er habe Marlene finanziell unterstützt, habe ihr unter anderem 40.000 DM für ein Massagestudio gegeben. Er habe eine Zeit lang bei Marlene gewohnt, diese habe ihn schließlich im Mai aus der Wohnung geworfen. Er habe in einem Hotel übernachtet, morgens sei er wieder zur Wohnung von Marlene gefahren. Aufs Klingeln hin habe ihre Freundin die Wohnungstür geöffnet. Er habe geahnt, dass ein anderer Mann anwesend war, habe die Schlafzimmertür, die abgeschlossen war, eingetreten und Marlene und diesen Mann im Bett liegen sehen. Er habe seine Pistole gezogen, die er im Hosenbund trug, und beide mit der Waffe bedroht, woraufhin der Mann die Wohnung verlassen habe.

Er habe sich dann ein Hotelzimmer genommen und habe Marlene am Telefon gesagt, dass er ihr 20.000 DM geben werde als Überbrückung, bis sie ihren Salon im Herbst eröffnen würde. Er habe schon das Gefühl gehabt, dass es vorbei sei und dass das die letzte Aussprache sein würde.

Sie trafen sich in einem Café. Marlene habe gesagt, durch sein Verhalten habe er eine gemeinsame Zukunft zerstört, die Beziehung sei zu Ende. Plötzlich habe sie nach den 20.000 DM gefragt. Er sei sich in diesem Augenblick benutzt vorgekommen. Sie habe genau gewusst, dass es sein letztes Geld war und er nun wieder einen Banküberfall begehen müsse. Er habe ihr das Geld gegeben, aber gehofft, dass sie ihm einen Teil davon zurückgeben würde. Sie habe es kommentarlos genommen. Marlene habe dann gesagt, dass sie sich nun nicht mehr sehen könnten, weil er ein zu extremer Mensch sei. Er habe das Café verlassen und sei zu einem Taxistand gelaufen. Er habe die Widersprüchlichkeit in ihrem Wesen nicht verstehen können. Sie habe angegeben, dass sie ihm verziehen hätte, habe dann jedoch die Beziehung beenden wollen, nachdem sie das Geld hatte.

Auf dieses Verhalten wollte er sie noch einmal ansprechen, daher sei er zurückgelaufen. Er habe sie bereits mit ihrer Freundin in seine Richtung kommen sehen. Er habe Marlene wieder angesprochen und ihr vorgehalten, dass sie das Geld genommen hätte, obwohl sie bereits die Beziehung beendet habe. Da habe Marlene das Geld aus der Handtasche geholt und auf die Straße geschmissen.

> *„Ich zog Marlene an mich und war geschockt über ihr Verhalten. Ich fragte sie, warum sie das jetzt gemacht hat. Marlene geriet aufgrund des Festhaltens in Panik und fing an zu schreien. Sie wollte sich losreißen, was sie auch geschafft hat. Ich hatte auf einmal das Gefühl, dass es ihr in der ganzen Zeit unseres Zusammenseins nur um das Geld ging und ich ihr nichts bedeutete. Ich war darüber so enttäuscht, dass ich aus meinem hinteren Hosenbund die Waffe zog und auf Marlene geschossen habe."*

Das gab er laut Protokoll in der polizeilichen Vernehmung an. Da Marlene so klein war, habe er die Waffe automatisch in die Höhe ihres Kopfes gehalten. Er habe die Waffe in durchgeladenem Zustand bei sich geführt, weil er wusste, dass die Polizei nach ihm fahndet. Er habe zu jeder Zeit mit einer Verhaftung gerechnet. Er habe sich im Falle einer Festnahme erschießen wollen. Er habe auch die Möglichkeit bedacht, bei einem Feuergefecht mit der Polizei ums Leben zu kommen. Marlene habe mit seinem Schuss nicht rechnen können, er habe ja selbst nicht damit gerechnet, dass er in diesem Moment die Waffe zieht. Es sei eine Entscheidung von nicht einmal einer Sekunde gewesen. Diese Entscheidung sei dennoch bei vollem Bewusstsein erfolgt. Er habe weder unter Drogen noch unter Alkoholeinfluss gestanden. Er habe bewusst auf sie gezielt.

Nach der Tat sei er zunächst ziellos herumgeirrt. Ganz Berlin jagte ihn, zwei Wochen lang. Er hielt sich in verschiedenen Hotels auf. In der Zeit bis zur Beerdigung von Marlene beging er noch einen Banküberfall. Es war ihm später wichtig: Es stimme nicht, dass er bei diesem Überfall einem Mann eine Waffe an den Kopf gehalten und abgedrückt habe, ohne dass sich ein Schuss gelöst habe. Er habe niemanden direkt bedroht und erst recht nicht abgedrückt.

Bei der Begutachtung war er unerwartet kooperativ, besonnen und resigniert. Deutlich wurde: Er hatte früh von konventionellen Laufbahnvorstellungen über das eigene Leben Abschied genommen. Er fand für seine Kraft keinen familiären Widerpart im Sinne elterlicher Grenzziehung oder Erziehung, aber auch nicht im Sinne von liebevoller Zuwendung und Unterstützung. Wichtig blieben ihm Grundbegriffe wie Loyalität, Freundschaft, Zuverlässigkeit. In seiner Lebensgeschichte ist eine große Eigenständigkeit und auch Hartnäckigkeit in der Verfolgung eigener Ziele zu erkennen. Er wirkte ansatzweise bindungsfähig und grundsätzlich imstande, Annehmlichkeiten des Lebens, wie z.B. Kunstwerke zu genießen. Er berichtete von seiner Leidenschaft für Musik von Bach und für französische Filme.

Er neigte zu Beziehungen mit problematischen Frauen, die sich fatal entwickelten und die er entsprechend seiner All-or-Nothing-Struktur schließlich gewaltsam beendete. Wenn nicht alles, dann eben nichts: Das ist Romantik. Noch bei der Begutachtung war er nicht sicher, dass es besser gewesen wäre, Marlene nicht zu erschießen. Es sei so gekommen, weil die Frau trotzig reagierte und ihm das Geld vor die Füße warf. Es sei ihm nicht um das Geld gegangen, sondern um die Bedeutung dieser Aktion, um die Zurückweisung und die Demonstration, dass er auch mit Geld keine Macht über sie hat und dass sie keine Angst vor ihm hat. Da habe er seine Pistole gezogen und geschossen. Er war eben doch mächtiger und stärker als sie. Er hat immer noch einen Zug mehr drauf als sie. Er schilderte sehr plastisch, dass er unmittelbar nach der Tat realisiert habe, dass er ganz klar im Kopf ist, dass er alles, was in der Umgebung geschieht, durchaus wahrnehmen kann. Er habe sich ganz ruhig und geordnet entfernt. Man konnte ihn mögen. Er hatte Format.

Den Gedanken, nun auch sich selbst zu erschießen, habe er sogleich wieder verworfen. Er habe Angst gehabt, dabei nicht wirklich zu Tode zu kommen. Er habe auch erst herausfinden wollen, ob Marlene wirklich tot ist.

Die Anklage wegen heimtückischen Mordes aus niedrigen Beweggründen wurde zur Hauptverhandlung zugelassen. Noch vor dem ersten Prozesstag nahm sich der schließlich 39 Jahre alt gewordene Mann in der Untersuchungshaft das Leben. Er würde gewollt haben, dass man seinen richtigen Namen nennt, der in Berlin tagelang in aller Munde war. Sein Name war Andreas Störzel.

Clemens S.: Der freudlose Egozentriker, kränkbar, gemütsarm

> Mit 22 tötet er seine erste Ehefrau, erdrosselt sie mit einem Gürtel – der lag gerade da. Mit 32 tötet er seine zweite Ehefrau, erdrosselt sie mit einem Gürtel. Danach tötet er in gleicher Weise den 5-jährigen Sohn dieser Frau. Die gemeinsame 3-jährige Tochter tastet er nicht an – sie darf am Leben bleiben.

Nach der ersten Tat erhielt Clemens S. eine 7½ -jährige Haftstrafe wegen Totschlags im Affekt, außerdem bekam er Strafnachlass, weil man eine

Alkoholisierung bei der Tat annahm. Die Strafzeit musste er nur zu zwei Dritteln verbüßen – fünf Jahre. In dieser Zeit hatte er eine Einzelpsychotherapie, wurde frühzeitig gelockert und schloss eine Lehre ab. Der Vollzug erklärte, der Verurteilte sei nachgereift, habe nun „verbreiterte Möglichkeiten der zwischenmenschlichen Kommunikation", sei reifer in der Verantwortungsübernahme und in der reflexiven Begleitung des eigenen Tuns. Clemens S. selbst äußerte rückblickend, der Vollzug habe damals einen guten Job gemacht.

Für das zweite und dritte Tötungsdelikt, noch in der Bewährungszeit begangen, wurde er wegen Totschlags, nüchtern und voll schuldfähig, zu 12 und zu 13 Jahren verurteilt, was zu einer Gesamtfreiheitsstrafe von 15 Jahren verbunden wurde.

Clemens S. war in ländlicher Umgebung nichtehelich zur Welt gekommen und verbrachte das erste halbe Jahr in einem Säuglingsheim, bis er in der Herkunftsfamilie der Mutter aufgenommen wurde. Über den leiblichen Vater ist nichts bekannt. Die Mutter heiratete später einen Arbeiter, mit dem sie sechs weitere Kinder bekam. Die Eltern zogen in eine nahe Stadt und erwirtschafteten ein Eigenheim. Das Klima zu Hause, so Clemens S., war grob, gewalttätig und lieblos; von anderen wurde die Mutter als resolut wahrgenommen. Dass er nicht der leibliche Sohn seines Vaters war, erfuhr Clemens S. im Alter von 14 Jahren im Streit mit der Mutter.

Er blieb bei guter Intelligenz (IQ 113) schulisch hinter seinen Möglichkeiten zurück. Vorübergehend besuchte er ein Gymnasium, fühlte sich da ausgegrenzt und zeigte schwache Leistungen. Schließlich gab es nur den Hauptschulabschluss. Zwei Lehren scheiterten an seiner Unzuverlässigkeit. Er begann zu trinken, sein Alkoholkonsum steigerte sich rasch, er war aber nicht abhängig. Er arbeitete durchgehend als Arbeiter in der Fabrik oder als Fahrer, war nie arbeitslos.

Im Alter von 17 Jahren begann er, Feuer zu legen. Abgeurteilt wurden vier Brandstiftungen binnen 1½ Jahren, zu Beginn alleinstehende Scheunen, am Ende ein Bauernhaus, Vieh verbrannte. Menschen kamen nicht zu Schaden. Er tat sich bei den Bränden als Mitglied der freiwilligen Feuerwehr auffällig hervor, wurde darüber als Täter entlarvt und zu zwei Jahren Jugendstrafe verurteilt, die er in einem Heim zubrachte. Das war, sagte er später, die erste schöne Zeit in seinem Leben.

Mit 20 Jahren lernte er die erste Ehefrau kennen und heiratete sie bald darauf, weil sie schwanger war. Sie war auch 20. Während der Ehe trank er viel Alkohol, auch schon morgens, und schlug seine Frau. Zum Geschehen am Tattag berichtete er, seine Frau habe ihm wegen seines Lebensstils Vorhaltungen gemacht. Er habe sie geschubst und sie habe ihm gesagt, die Tochter sei nicht von ihm, und „der blöde Gürtel“ habe zufällig herumgelegen. Der Drosselungsvorgang habe vielleicht 10 Minuten gedauert.

Bereits während der folgenden Haftstrafe (5 Jahre von 7½) nahm Clemens S. eine Beziehung zu einer berufstätigen Frau auf, mit der er dann kurze Zeit zusammenlebte. Die Trennung nach insgesamt zweijähriger Partnerschaft verlief komplikationslos; auch das Ende einer darauffolgenden kurzen Affäre scheint ohne sonderliche Probleme verlaufen zu sein.

Clemens S. lernte nun „die Liebe seines Lebens“ kennen, die alleinerziehende Mutter eines Sohnes, die in ihrer ersten Ehe bereits Gewalterfahrungen gemacht hatte. Es wurde zügig geheiratet, dem Gutachter sagte er später: Eine Liebesheirat war es nicht. Seit der Haft trank er keinen Alkohol mehr und fand auch wieder Arbeit. Schon bald kam es zu massiven verbalen Konflikten, Freunde und ihre Eltern konnten aber vermitteln.

Dann kommt es zu der Tat, die er nach wie vor verleugnet. So weiß man auch keine unmittelbare Vorgeschichte und wenig zum Tatgeschehen. Naheliegend ist ein erneuter Streit, die Tötung der Frau in nüchterner Verfassung. Erdrosseln ist ein ziemlich leiser Tötungsvorgang. Anschließend erfolgte die vermutlich heimtückische Tötung ihres Sohnes – was man als eine erweiterte Rache an der Frau ansehen kann. Die eigene, gemeinsame Tochter, die auch in der Wohnung war, ließ er am Leben. Nachdem er bei dem Versuch, die Leichen beiseite zu schaffen, überrascht worden war und die Taten zunächst ansatzweise eingeräumt hatte, leugnet er die beiden Tötungen seither vehement.

Die Staatsanwaltschaft bedauerte schließlich, dass keine Verurteilung wegen Mordes zu lebenslanger Haft erfolgt war, und beantragte gegen Ende der Haftzeit – es waren auch noch 2½ Jahre aus der ersten Haftstrafe zu verbüßen – die nachträgliche Sicherungsverwahrung. Während dieser Haftzeit hatte Clemens S. eine Einzelpsychotherapie beim Anstaltspsychologen und später bei einem externen Therapeuten erhalten, nahm an einer Behandlungsgruppe teil, absolvierte ein Antiaggressionstraining und besuchte den Realschulkurs. Die ersten zehn Jahre hinter Gittern waren turbulent mit Suiziddrohungen und einem Suizidversuch durch Erdrosseln am Todestag von Frau und Stiefsohn, einem theatralisch gestalteten Kampf um die Wiederaufnahme des Verfahrens mit Hungerstreiks und Transparenten sowie häufigem Alkoholkonsum.

Fünf Jahre vor Strafende beruhigte sich das Bild, er verhielt sich nun angepasst und kooperativ und engagierte sich ehrenamtlich in einer Vielzahl von Projekten. Er zeigte verstärkt psychosomatische Beschwerden und entwickelte eine misstrauisch-vorwurfsvolle Grundhaltung. Er definierte sich durchgängig als Opfer seiner Biografie wie der Justiz, halt aller anderen. In den psychiatrischen Gutachten hieß es schon seit der Jugendzeit, bei ihm sehe man histrionische und narzisstische Züge, eine extreme Egozentrik und einen Mangel an Einfühlungsvermögen. All das machte ihn ausgeprägt beziehungsunfähig und zu einer Gefahr für Frauen und Kinder, die ihm nahe kamen.

Daniel W.: Zurückweisung, Beschämung, Vernichtungswut

Intelligenter Leistungsversager nach Zerbrechen der Familie. Ab der Pubertät kleine Grapschereien bei gleichaltrigen Mädchen. Als der 15-Jährige eine ihm bekannte 9-Jährige bedrängt, wird die Situation peinlich und er erstickt das schreiende Mädchen. Mit 19 wieder in Freiheit, mit 20 eigene Wohnung, Party mit anderen, er bleibt am Ende mit der 13-jährigen Freundin seiner Freundin und dem Hund noch wach. Die Knutschsituation kippt, er erwürgt das Mädchen.

Er ist in einer ordentlichen Familie aufgewachsen, bei einer spannungsreichen Ehe der Eltern; der Vater ging dann langfristig auf Montage, schließlich Scheidung. Er blieb bei der Mutter, für die er auch den Hausmann spielte, zumal seine beiden Brüder deutlich jünger waren. Trotz guter Intelligenz kam es nach der Trennung der Eltern zu einer Leistungskrise und schließlich auch zum Schulabgang nach acht Jahren ohne Abschluss und Lehrbeginn.

Mit 14 Jahren fiel er dadurch auf, dass er mit dem Fahrrad an einem kleinen Mädchen vorbeifuhr und es dabei unsittlich berührte, ein anderes Mal fasste er einem Mädchen im Schwimmbad an die Brust. Zu Hause sah er heimlich pornographische Videos an.

Das erste Tötungsdelikt beging er mit 15 am Nachmittag eines Berufsschultages, als er aus der Wohnung einer eng befreundeten Familie (die Mütter waren Kolleginnen) ein entliehenes Buch abholen sollte und nur auf die 9-jährige Elke traf, das einzige Mädchen, das er bisher, bei Wochenendausflügen und beim Schwimmen, nackt gesehen hatte. In dieser Situation, allein mit dem Mädchen in dessen Wohnung, überkamen den 15-Jährigen offenbar sexuelle Gefühle, und er versuchte, sich dem Mädchen anzunähern, unbekannt wie. Als dieses sich dagegen wehrte, erstickte er es mit einem Kissen. Er versuchte dann mit dem bereits toten Mädchen den Geschlechtsverkehr, brach dies ab, ohne zum Samenerguss gekommen zu sein. Er zog das tote Kind wieder an und legte es im Kinderzimmer in dessen Bett ab.

Das Gericht verurteilte ihn wegen Totschlags zu einer Jugendstrafe von 6 Jahren und sah ihn als voll schuldfähig an. Das Gericht glaubte seiner Einlassung, er habe keinerlei sexuelle Absichten gehabt, die Idee zum Geschlechtsverkehr sei ihm erst nach der Tötung des Mädchens gekommen. Er sei aggressiv ausgerastet, weil das Mädchen ihn beleidigt habe, als er wegen der erfolglosen Suche nach dem Buch ungeduldig geworden sei.

Daniel W. verbüßte Zweidrittel der Jugendstrafe und wurde 19-jährig in eine Einrichtung der Gefangenenhilfe entlassen. Da beging er mit anderen Strafentlassenen Einbruchsdiebstähle. Er zog schließlich zur Mutter zurück.

Dann mit 20 eine eigene Wohnung, zusammen mit der 17-jährigen Freundin. Die brachte ihre 13-jährige Freundin Marie mit, die älter wirkte. Die war auch am Tatabend zu Besuch, neben zwei anderen Heranwachsenden. Es wurde bis tief in die Nacht geredet und ein Gesellschaftsspiel gespielt. Schließlich verabschiedete sich seine Freundin ins Bett. Auch die beiden anderen Männer verabschiedeten sich, um nach Hause zu gehen. Im Laufe des Abends hatte es eine dramatische Szene gegeben, weil seine Freundin mit ihrem früheren Freund im Schlafzimmer verschwunden war, wo sie angeblich über die Wiederaufnahme ihrer Beziehung verhandelten. Es kam zum Eklat, dann aber zur Aussprache und zur Besänftigung, die Freundin bleibe bei ihm.

Als nun alle gingen, begleitete er zusammen mit der 13-jährigen Marie die beiden Männer noch ein Stück des Wegs, um auch gleichzeitig den Hund auszuführen, der bei ihm einige Tage zu Gast war. Marie, so war es mit ihrer Mutter abgesprochen, sollte in der Wohnung von Daniel W. übernachten. Nachdem die beiden Männer verabschiedet waren, gingen die beiden noch ein Stück weiter. Marie soll ihm gesagt haben, eigentlich wolle sie gern eine Beziehung mit ihm. Er habe auf seine Freundin verwiesen. Es kam aber zu Knutschereien, er wollte nun auch mehr, wurde dann aber von dem Mädchen plötzlich zurückgewiesen. Dies machte ihn so wütend, dass er das Mädchen mit beiden Händen erwürgte und dann in ein Gebüsch zog. Anschließend ging er nach Hause und legte sich ins Bett.

Bereits früh am Morgen wurde der Leichnam entdeckt. Daniel W. erklärte bei einer Zeugenvernehmung, das Mädchen sei in der Nacht plötzlich verschwunden, als er gerade dem entlaufenen Hund hinterhergelaufen sei. Aufgrund der Spuren am Leichnam und einer eigenen Kratzverletzung wurde er als Täter überführt und machte lange Zeit eine Amnesie für das gesamte Geschehen geltend.

Er wurde wegen Totschlags zu einer Freiheitsstrafe von 10 Jahren und 6 Monaten verurteilt. Wohl wegen der unklaren Tatmotivation flüchtete man sich in die Psychiatrisierung, mit dem Glauben, dann nichts falsch zu machen. Er wurde als vermindert schuldfähig eingestuft wegen einer tiefgreifenden Bewusstseinsstörung und Impulsivität und gemäß § 63 StGB in ein psychiatrisches Krankenhaus eingewiesen. Da war er dann nicht 10 Jahre, sondern mehr als 20 Jahre, strafrechtlich beanstandungsfrei. Er wurde aber nicht entlassen, weil er immer wieder mit sanften, intelligenten Methoden gegen das Anstaltsreglement rebellierte und man unentwegt versuchte, seine kaum sichtbare Impulsivität zu kurieren. Seitens der Klinik wurde ebenso wie vom Gericht weitgehend verleugnet, dass beide Taten aus einer heftigen Vernichtungswut angesichts einer sexuellen Zurückweisung resultierten und dass die Delikte nicht mit Impulsivität zu erklären sind, sondern etwas mit sexuellem Begehren zu tun hatten.

Er war auch nicht impulsiv, aber verletzlich und kränkbar, reagierte bisweilen beleidigend oder drohte mit dem Anwalt und verweigerte sich schnell. Es gab weder sexuelle Übergriffigkeit noch irgendwelche Handgreiflichkeiten. Nach insistierendem gutachterlichen Drängen, dass er kein Fall für die Psychiatrie sei und seit weit mehr als 20 Jahren nichts Verbotenes getan habe, wurde er schließlich aus der Maßregel entlassen. Eigentlich hatte er schon aufgegeben, weil er für jedes Aufbegehren wieder auf null gebracht worden war.

Marko M.: Verdeckungsmord und Sexualmord

> Nicht richtig dissozial, aber auch nie sozial stabil. Stattdessen setzte er auf die Frauen, die ihn versorgen sollen, die er aber auch nicht verstehen kann. Mit 18 vergewaltigt er eine 17-Jährige und zertrümmert mit einem Stein ihren Kopf. In Haft fleißig in der Normerfüllung. Wieder in Freiheit, bleibt er 12 Jahre lang straftatfrei. Wechselnde Arbeitsstellen, wechselnde Frauen, schließlich im Tatjahr drei Partnerinnen gleichzeitig. Eine davon bringt er in einem brutalen Sexualmord um.

Der 45-jährige, ledige, arbeitslose Marko M. erwürgte im Hochsommer 2002 seine 25-jährige Freundin Elke. Zuvor hatte er der sehr schlanken großen Frau massiv ins Gesicht geschlagen, das Nasenbein zertrümmert, und hatte sie in Gesicht, Brust und Schamlippen gebissen. Es gab anale Verletzungen und Hinweise auf erhebliche Gewalteinwirkung im Bereich der Vagina. Die getötete Frau war nüchtern. Über den Polizeinotruf teilte er kurz nach Mitternacht mit: „Guten Tag. Ich habe meine Freundin ermordet." Er nannte Namen und Adresse. Er war so umsichtig, die Polizei vor seinem großen Mischlingshund zu warnen. Als die Polizei eintraf, stand Marko M. völlig nackt, im Gesicht, an den Händen sowie an weiteren Körperpartien blutig, neben der ebenfalls unbekleideten Leiche, die auf dem Fußboden des Wohnzimmers lag. In der Küche stand eine halbvolle Schnapsflasche. Eine sofortige Atemalkoholprobe ergab eine AAK von 1,6‰ bei dem knapp mittelgroßen, 92 Kilogramm schweren Mann. Er wirkte nicht betrunken. Anhand von Blutproben wurde eine realistische Tatzeit-BAK von 2,1‰ errechnet.

Marko M. war jüngerer Sohn eines mit 58 gestorbenen Offiziers der Grenztruppen, der zu viel trank, und einer ungelernten Köchin bei der Truppe. Er wuchs das erste Lebensjahr bei den Großeltern auf. Bereits aus dem Kindergarten wurde er wegen hochgradiger „Nervosität" und motorischer Unruhe zur Kur geschickt. Nach der 6. Klasse blieb er sitzen. Mit 14 soll er begonnen haben, Alkohol zu trinken, und beging Diebstähle, welche die Mutter vertuschte. Er verließ die Schule nach der 8. Klasse. 16-jährig begann er eine Lehre im Walzwerk, die er wegen seltener Krampfanfälle aufgeben musste; den letzten hatte er mit 17 Jahren. Er arbeitete in der Saatzucht, gekündigt wegen Disziplinlosigkeit, dann als Spänefeger im Radsatzwerk. Mit 18 wurde er wegen mehrfacher vorsätzlicher Körperverletzung zu sechs Wochen Haft verurteilt, die er verbüßte; vermerkt wurde, er habe während der Haftzeit keinen Tag gearbeitet.

Sechs Tage später lernte der 18-jährige im Hochsommer 1975 bei einer Jugendtanzveranstaltung im Schützenhaus eines kleinen Ortes die 17-jährige Petra kennen, die seinen Annäherungsversuchen zunächst nicht abgeneigt war und mit ihm in den Wald ging. Er war mit knapp 2 Promille alkoholisiert. Sie ließ sich anfassen, er biss ihr in die Brüste und wollte Geschlechtsverkehr. Als das Mädchen ihm das verweigerte, schlug er mit seinen Fäusten zu und brachte der Jugendlichen allein mit seinen Fäusten schwerste Zertrümmerungen an Gesicht und Kopf bei; mit weiteren Schlägen tötete er sie. Nach der Tat lief er ins Schützenhaus zurück und schrie, dass ein Mädchen tot im Waldgrundstück liege. Er verhielt sich hysterisch, ließ sich zu

Boden fallen und schlug um sich, rief wiederholt, dass er den Täter totschlagen werde. Er habe sich kurzzeitig von dem Mädchen entfernt, um seine Notdurft zu verrichten, in dieser Zeit müsse das passiert sein.

Er gestand schließlich bei der Polizei, dass er mit Faustschlägen das Mädchen gefügig machen und dass er es schließlich töten wollte, damit es keine Anzeige macht. In der Hauptverhandlung bestritt er dies wieder. Er wurde wegen Mordes und wegen versuchter Vergewaltigung in Tateinheit mit vorsätzlicher Körperverletzung zu lebenslänglicher Freiheitsstrafe verurteilt. Bei dem normal intelligenten (HAWIE-IQ von 101) Heranwachsenden wurde verminderte Frustrationstoleranz, Explosibilität, abnorm reizbares Verhalten bei gemütsarmer Wesensart vermutet, was sich unter Alkoholeinwirkung verstärke. Er sei aber nur Gelegenheitstrinker.

Er war in Haft ordentlicher Arbeiter, schließlich Schichtleiter, und bei der großen Amnestie 1987 wurde die lebenslange Freiheitsstrafe auf 15 Jahre zurückgeführt. Bei der Wende gehörte er zu den wenigen Strafgefangenen, die wegen ihren schweren Straftaten noch in DDR-Gefängnissen verblieben waren. Im Sommer 1990 wurde er aus der Strafhaft entlassen.

Er machte in der Folgezeit was so anfiel: Dachsanierungen, Schädlingsbekämpfung, Entrümpelungen. Er lebte mit einer Partnerin in einer Großstadt. Sie bekamen 1993 einen Sohn, aber 1997 trennte man sich. 2001 heiratete er eine Griechin, die aber mit ihren drei Kindern in der Heimat blieb, und er hatte weiter in Deutschland diverse Freundinnen.

Seit Oktober 2000 war es Elke, bei der er im Mai 2001 nach Kündigung seiner eigenen Wohnung einzog. Parallel hatte er eine dritte Beziehung, aus der im Januar 2002 ein Kind hervorging. 2002 zog die griechische Ehefrau mit ihren Kindern nach Deutschland, jedoch nicht mit Marko M. zusammen.

Zwischen Marko M. und seiner jungen Freundin Elke gab es Schwierigkeiten wegen finanzieller Probleme, Marko M. hatte über lange Strecken nicht gearbeitet bzw. sich erfolglos mit „An- und Verkauf von CDs, DVDs, MCs“ selbständig gemacht, dann auch als Eisenflechter und als Subunternehmer für Herbalife, einer Firma für Diätprodukte. Gleichwohl wollte er unbedingt bestimmte Autos haben. Er verbrachte unendlich viel Zeit vor dem Computer, den Elke finanziert hatte. Gewaltanwendung scheint es vor der Tötung nicht gegeben zu haben. Am Nachmittag vor der Tat rief Marko M. stark betrunken bei einer Freundin an, dass er jetzt nach Westdeutschland umziehen werde. Er wollte dort eine Umschulung machen.

Bei der Begutachtung gab er an, er habe Elke sehr gemocht. Es sei eine liebe arbeitsame Frau gewesen, sauber und alles, da könne man nicht meckern. Sie hätten sich über Nichtigkeiten gestritten, sie sei sehr impulsiv gewesen. Elke habe seinen Lebensunterhalt getragen, weil er ja keine Einnahmen hatte. Sie habe nicht sehr viel Interesse am Sex gehabt. In den Monaten vor der Tat habe er kaum getrunken, die Alkoholflaschen seien verstaubt.

In der Rückerinnerung an die Kritiken und Vorwürfe der drei Frauen, mit denen er im Tatjahr parallel eine Beziehung hatte (Elke war angeblich im Bilde), wurde Marko M. auch bei der Begutachtung noch rasch erregt und ärgerlich, reagierte auf Vorhalte von Kritik dieser Frauen eingeschnappt und wütend. Sichtbar wurde eine ausgeprägte Egozentrik und ein nur sehr geringes Einfühlungsvermögen in andere Menschen, speziell in Frauen. Hinsichtlich der Probleme anderer Menschen mit ihm wirkte er dickfellig desinteressiert. Seine lange Arbeitslosigkeit und Untätigkeit wurde geschönt; er selbst sah keine Parallelen zu seinem Lebenswandel vor den ersten Straftaten.

Marko M. machte einen Erinnerungsverlust geltend, wollte also zum Tatgeschehen keine Auskunft geben. Das Verletzungsbild verwies auf eine nicht vorgeplante Tat, vielmehr auf ein Tatgeschehen, das von heftigen Gefühlen der Wut und des Zornes ausgelöst und getragen war. Es ging dem Täter nicht allein darum, das Opfer zu töten, sondern es kaputtzuschlagen, zu deformieren, zu zerstören. Es war wohl Ausdruck von hochgradiger Wut und Zorn und nicht primär einer sexuellen Motivation. Dass beide nackt waren, könnte darauf verweisen, dass Geschlechtsverkehr beabsichtigt war. Angesichts des großen Übergewichtes von gewaltsamen Zerstörungshandlungen imponierten aber in psychiatrischer Sicht die auf das Genitale und den Anus bezogenen Taten als weitere Gewaltaktionen der Unterwerfung und Demütigung der Frau. Natürlich ist denkbar, dass eine sexuelle Zurückweisung – weil er zu betrunken sei, weil sie sich vorher schon über ihn geärgert hatte oder aus irgendeinem anderen Grund – der letzte Auslöser war, und dass diese, in gewisser Hinsicht sexuelle Demütigung seiner Männlichkeit und seiner Dominanz bei ihm zum Entschluss führte, Elke nun abzustrafen.

Im Lebensverlauf von Marko M. gab es zwar frühe dissoziale Prägungen, die während der Haftzeit nicht wesentlich gemindert wurden. Er war jedoch nach der Haftentlassung über gut zehn Jahre imstande, sich sozial angepasst zu verhalten, wenn er auch im Laufe der Zeit zunehmend Schwierigkeiten hatte, die nicht nur selbstverschuldet waren, sich mit Erwerbstätigkeit ein

Auskommen zu sichern. Auffällig waren sein Egoismus und seine Unbedenklichkeit im Eingehen von Frauenbeziehungen. Insgesamt fanden sich bei dieser eher oberflächlichen, dann aber bisweilen impulsiv sehr wütend reagierenden Persönlichkeit keine Hinweise für eine schwere Persönlichkeitsstörung. In den letzten Jahren vor der zweiten Tat gab es zwar einen gelegentlichen Alkoholmissbrauch, aber keineswegs eine Abhängigkeit. Die Tat des 18-Jährigen war die eines unerfahrenen, leichtsinnigen und gewissensarmen Heranwachsenden. Die Tat des 45-Jähigen war die Tat eines im Kern weiterhin selbstunsicheren, wenig erfolgreichen, wenig leistungsfähigen Mannes, der trotz seiner Frauenbeziehungen abgestumpft wirkte und von Frauen nur das wollte und verstand, was ihm passte: Versorgung und Sex. Wenn Frauen ihn als verantwortlichen Erwachsenen behandelten, geriet er in Wut und reduzierte sie auf ihre Geschlechtsteile.

Tötung des homosexuellen Partners

Es gibt fraglos keine Hinweise auf eine erhöhte Kriminalität Homosexueller, aber unstreitig werden sie häufiger Kriminalitätsopfer, insbesondere in homophoben Gesellschaften, in denen Homosexualität sozial geächtet oder sogar mehr oder weniger intensiv kriminalisiert ist. Dies betrifft gewalttätige Übergriffe wie die Misshandlung und das Berauben von Schwulen, oft gemeinschaftlich begangen, mit beliebiger Opferwahl. Es gibt weiter Tötungsdelikte gegen Schwule, die vermeintliche Sexpartner mit zu sich nach Hause genommen haben und dort von diesen beraubt und getötet werden. Und es gab und gibt in vielen Gesellschaften immer noch die Erpressung von Schwulen mit der Drohung, sie zu outen.

Ein besonderer Tattypus betrifft schwule Täter, die zu der Gruppe der „verschämten Homosexuellen" gehören, die große Angst davor haben, dass sie als schwul erkannt werden und die sich nicht selten wegen ihrer sexuellen Ausrichtung als minderwertig erleben, die Sichtweise der anderen übernehmen. Sie können und wollen nicht auf sexuelles Erleben mit realen Partnern verzichten, sie sind aber besonders gefährdet durch dissoziale Partner, die schnell merken, dass sich mit der Bereitschaft zu homosexuellen Kontakten wirtschaftliche Vorteile erzielen lassen. Diese „verschämten Homosexuellen" gab es natürlich auch reichlich in der alten Bundesrepublik, wo sie im Zuge der zunehmenden sozialen Akzeptanz aber allmählich ausstarben – es gab sie deutlich länger, bis in die Jahre nach der Wende, in der DDR.

Dass sich aus homosexuellen Konfliktsituationen Gewalttaten ergeben oder gar Tötungen, ist natürlich nicht nur der Situation geschuldet, sondern auch der Persönlichkeit des Täters, zum Beispiel einer biografisch gewachsenen Beschämungsangst, die nicht nur das eigene sexuelle Begehren betrifft, oder auch einer emotionalen Verrohung eines vereinsamten Einzelgängers. Beides kann zusammentreffen.

Unter den Langstrafern der DDR, die nach der Wende der Begutachtung zugänglich wurden, war mehr als ein verschämter Homosexueller. Die DDR war ein Refugium der Homosexualitätsverleugnung, wie die frühe Bundesrepublik. In der Weimarer Republik waren die Sozialdemokratische Partei und die Kommunistische Partei Deutschlands für die Abschaffung des Paragrafen 175 StGB eingetreten, der männliche Homosexuelle kriminalisierte und verfolgte und während der Zeit des Nationalsozialismus noch verschärft worden war. Ungeachtet ihres sozialistischen Anspruchs übernahm auch die DDR – wie die Bundesrepublik – zunächst den Paragrafen, wenn auch die weniger restriktive Version, der Weimarer Zeit. In der DDR bestand der Paragraf 175 StGB bis 1988, beschränkt auf Handlungen mit Jugendlichen 1968, wurde also früher abgeschafft als in der BRD (1994, eingeschränkt auf Jugendliche 1973). Fortan war Homosexualität zwischen Erwachsenen nicht mehr strafbar. Im § 151 StGB/DDR wurde aber der homosexuelle Kontakt zu Jugendlichen weiterhin unter Strafe gestellt, erstmals nun auch bei Frauen.

Wesentliche Auswirkungen auf die Medien, die Erziehung und auf das öffentliche Bewusstsein hatten die Gesetzesänderungen nicht: Homosexualität kam in der DDR nicht vor, und wenn doch, war es so etwas Ähnliches wie eine bedauernswerte Krankheit (die Ähnlichkeiten mit dem heutigen Russland sind deutlich). Prostitution, Kriminalität, Drogenmissbrauch, Pädophilie, Spionage, nationalsozialistische Gesinnung und eben auch Homosexualität wurden variantenreich miteinander verbunden und vor allem im „Westen" verortet.

Trotz der juristischen Veränderung blieb die DDR in vielerlei Hinsicht homophob. Man gestand Homosexuellen bis in die 1980er-Jahre weder eigene Lokale, Vereinsgründungen oder Zeitschriften zu. Selbst Papierkontingente für Flugblätter wurden staatlicherseits nicht genehmigt. Im Hinblick auf Öffentlichkeit und eigene Räume waren Schwule und Lesben schlechter gestellt als im Kaiserreich und der Bundesrepublik ab Ende der 1960er-Jahre. Unterrichtsmaterialien stellten Homosexualität negativ oder pathologisch dar. Wissenschaftliche Forschungen zur Verhinderung von Homosexualität fanden positive Resonanz in den Medien. Die Staatssicherheit überwachte

Homosexuelle und ihre Gruppen noch in den 1980er-Jahren. Man stellte Analogien zwischen Homosexualität und Kriminalität her. Dies hatte deutliche Effekte auf eine negative Wahrnehmung von Homosexualität in der Bevölkerung und auf die Selbstwahrnehmung der Betroffenen.

Auch in der DDR waren Ehe und Familie die gegebene Norm. Laut Umfrage hatten zu Beginn der 1990er-Jahre von den über 30-Jährigen 49% der Lesben und 42% der Schwulen (heterosexuelle) Ehe-Erfahrung. 11% der Lesben und 12% der Schwulen waren auch zum Zeitpunkt der Befragung mit einem gegengeschlechtlichen Partner verheiratet. In der Gruppe der über 30-Jährigen hatten 40% der befragten Schwulen und 53% der Lesben eigene Kinder (Starke 2008). In der Bundesrepublik gaben 1971 5% der schwulen Männer an, aktuell verheiratet zu sein, weitere 5% waren früher schon einmal verheiratet gewesen (Dannecker u. Reiche 1974). Von den 1974 in der Bundesrepublik befragten lesbischen Frauen waren 9% heterosexuell verheiratet und 24% berichteten frühere Ehen (v. Paczensky 1984).

In der DDR wurde der Paragraf 151 StGB im Jahr 1988 gestrichen, daher galt im wiedervereinigten Deutschland zweierlei Recht. 1994 kam es im Rahmen der Rechtsangleichung dazu, dass aufgrund der bestehenden Straflosigkeit im Osten auch in den „alten Bundesländern" der Paragraf 175 StGB abgeschafft wurde. Eine gute Übersicht findet sich bei Könne (2018).

Egon G.: Der „verschämte Homosexuelle" in der DDR

> Egon G. war homosexuell und lebte in einem Land, in dem das nicht auf dem Plan stand. Er war lang, dürr, nicht sehr klug und wirklich keine Schönheit. Mit 44 Jahren tötete er einen 20-jährigen Mann. Damit nicht herauskommt, dass er schwul ist. Das war bereits das zweite Tötungsdelikt, das er aus diesem Grund begangen hat, ein ängstlicher, schamhafter, in seinem sexuellen Begehren aber oft rücksichtsloser Mann. Er war dann sehr lange ein braver Gefangener und erschreckte sich zu Tode, als nach der Wende seine Haftentlassung erwogen wurde. Dann aber gewöhnte er sich an den Gedanken der Freiheit.

Egon G. war das jüngste von sechs Kindern eines sächsischen Metallarbeiters, die Mutter war Hausfrau. Mit 10 Jahren wurde er auf die Hilfsschule gegeben, die er während der 7. Klasse verließ. Keine Berufsausbildung, diverse Arbeitsstellen. Mit 21 seine erste homosexuelle Erfahrung mit einem 18-Jährigen Reinhold, aber er hatte Angst vor Entdeckung, wollte die Beziehung beenden. Der Freund wollte das keineswegs, fand seine Ängste lachhaft. Egon G. hatte Angst, dass der leichtsinnige Reinhold die Sache rumerzählt. Er beschloss, dass es keinen anderen Ausweg gibt, als ihn zu töten.

Er lockte Reinhold unter einem Vorwand in einen Park und stieß ihm dort einen Hirschfänger, den er damals ständig bei sich trug, in den Leib. Reinhold brach zusammen, Egon G. schob dem röchelnden Mann ein Taschentuch in den Mund. Er stach mehrere Male mit dem Hirschfänger in den Körper des Heranwachsenden, schnitt ihm dann die Kehle durch, um ganz sicher zu sein. Anschließend begab er sich wieder in die elterliche Wohnung. Neun Tage nach der Tat wurde er festgenommen und zunächst wegen Mordes zu lebenslangem Zuchthaus verurteilt. Die Strafe wurde vom Obersten Gericht der DDR in eine fünfzehnjährige Zuchthausstrafe wegen Totschlags umgewandelt; 12 Jahre wurden bis zur vorzeitigen Entlassung verbüßt.

Egon G. war nun 33 Jahre alt. Er fand Arbeit in seiner großen Heimatstadt und war fleißig. Drei Jahre nach Haftentlassung heiratete er eine schwangere 18-Jährige und erkannte, als es geboren wurde, deren Kind als seines an. Er war, wie so mancher in der DDR, ein verschämter Homosexueller. Nach 5 Jahren wurde die Ehe geschieden.

Im Folgemonat beging er sexuelle Übergriffe gegenüber dem 16-jährigen Mirko und dem 16-jährigen Ronald. Er soll in jener Zeit vermehrt Alkohol getrunken haben. Den einen Jugendlichen zog er abendlich auf dem Heimweg in einen Hinterhof, drückte ihn an eine Hauswand, zog ihm die Hose herunter und manipulierte an seinem Geschlechtsteil. Dann entblößte er sein eigenes Glied und zwang den Jugendlichen, es in den Mund zu nehmen. Im zweiten Fall konnte der Junge sich recht gut wehren. Egon G. wurde zu einer Freiheitsstrafe von 3 Jahren verurteilt, die er voll verbüßte. Er war bis zu seinem 44. Geburtstag in Strafhaft.

Fünfzig Tage nach dieser letzten Haftentlassung beging er das zweite Tötungsdelikt. Er war zur Tatzeit mit etwa 1,6‰ BAK alkoholisiert. Er hatte an einer Gaststätte den 20-jährigen Thomas angesprochen, in seine Wohnung eingeladen, und dieser hatte ihn begleitet. Dort versuchte er Thomas zu verführen, dieser erklärte schließlich deutlich, er solle diese Berührungen lassen. Schließlich schubste er den aufdringlichen Mann weg und sagte, dass er gehen will. Egon G. hielt ihn aber fest, es kam zu einem Handgemenge. Er ergriff ein Brotmesser mit einer 17 Zentimeter langen Klinge und stach auf den Heranwachsenden ein. Er traf ihn in Brust und Rücken. Der junge Mann lief laut um Hilfe schreiend aus der Wohnung und brach eine Etage tiefer auf dem Treppenpodest zusammen. Egon G. schleifte ihn in den Hof des Grundstücks und legte ihn in einer Ecke des Hofes ab. Als er zurückging, kamen ihm bereits Volkspolizisten entgegen. Thomas verstarb fünf Stunden später in einem Krankenhaus an einem Verblutungsschock.

Als ich ihn 15 Jahre später erstmals traf und ihm eröffnete, er werde begutachtet zur Frage einer möglichen Entlassung, erschrak er zutiefst. Er fürchtete um seinen Arbeitsplatz als Putzmann im Krankenrevier, um das bisschen Achtung und Freundlichkeit, das man dort dem zahnlosen, verlegen lächelnden, sehr schlichten Mann entgegenbrachte; keinesfalls wolle er entlassen werden. Das wandelte sich im Laufe der Jahre, die Wende hatte ihn auch etwas neugierig gemacht, wie es draußen wohl aussehe, und er hatte gehört, Homosexualität sei heute und in Westdeutschland nicht mehr als Krankheit angesehen. Er war zu Ostzeiten wie auch danach der denkbar bravste Gefangene, bekam aber doch auch Vieles mit. Das Alter befreite ihn dann zunehmend vom Dämon des sexuellen Begehrens. Gleichwohl widersetzte sich die Staatsanwaltschaft auch noch 20 Jahre nach der Tat seiner Entlassung. Aber er ging, 15 Jahre nach der Wende, mit scheuem Blick in die Freiheit, unterlag fünf Jahre der Führungsaufsicht, und die lebenslange Freiheitsstrafe wurde dann für erledigt erklärt.

Olaf Z.: Homosexuelle Scham und Wut

> Mit 19 Jahren sowie bald darauf in Haft tötet er homosexuelle Intimpartner, 10 Jahre Jugendstrafe. Nach sieben Jahren entlassen, überfällt er 18 Monate später in wütend-missmutiger Verstimmung eine Frau, die seine Messerstiche – die Klinge bricht ab – knapp überlebt. Nach Verbüßung einer Strafe von 9 Jahren wegen versuchten Totschlags wird er entlassen.

Olaf Z. war bei der Begutachtung zur Frage der nachträglichen Sicherungsverwahrung 40 Jahre alt. Seit dem Alter von 12 Jahren hatte er sich mit wenigen kurzen Unterbrechungen in Institutionen befunden, und zwar ganz überwiegend in Haftanstalten. Dabei war sein Deliktspektrum mit zwei Tötungsdelikten, einer versuchten Tötung (und Raub) und grob verkehrswidrigem Überholen in alkoholisiertem Zustand recht schmal.

19-jährig tötete er einen 10 Jahre älteren Arbeitskollegen, zu dem eine oberflächliche sexuelle Beziehung bestand, mit über 40 Messerstichen in dessen Wohnung. Dort wurde der Leichnam 10 Tage später gefunden. Olaf Z. ging währenddessen zunächst weiter arbeiten, unternahm aber nach einigen Tagen einen ernsthaften Suizidversuch.

Vier Monate später, inzwischen zur Begutachtung in der Psychiatrie untergebracht, tötete er seinen drei Jahre älteren Zimmernachbarn, zu dem ebenfalls eine oberflächliche sexuelle Beziehung bestand, durch Erdrosseln. Diese Tat versuchte er als Selbstmord zu inszenieren. Später erklärte er, ihn habe bei beiden Tötungen vor allem die Angst umgetrieben, als homosexuell geoutet zu werden – besonders gegenüber dem autoritär und fordernd erlebten Vater.

Die beiden Tötungsdelikte wurden mit einer 10-jährigen Jugendstrafe geahndet, von der er sieben Jahre verbüßte. Währenddessen hatte er eine längere externe Psychotherapie; Lockerungen im Vorfeld der Haftentlassung verliefen problemlos. Hinsichtlich der Gestaltung des sozialen Empfangsraums waren seitens des Vollzugs nur sehr oberflächliche Überlegungen angestellt worden, die erwartbar nicht tragfähig waren. Er geriet in Freiheit rasch in unstet-randständige Lebensbezüge, hatte instabile homosexuelle Beziehungen, wurde suizidal, konsumierte Alkohol und scheiterte in einer Entwöhnungsbehandlung.

18 Monate nach der Haftentlassung attackierte er in den frühen Morgenstunden eine ihm unbekannte Frau mittleren Alters mit zahlreichen

Messerstichen gegen Gesicht und Oberkörper so lange, bis die Klinge abbrach. Die Frau, die auf ihrem Weg zur Arbeit gewesen war, überlebte diesen Angriff knapp. Die Tat stand am Ende einer Nacht, die für ihn sehr frustrierend verlaufen war; er war in einer gereizt-aggressiven Stimmung. Das Küchenmesser hatte er kurz zuvor entwendet, um sich irgendwie abzureagieren. Schon als er die Frau gesehen habe, habe er gewusst, dass er sie angreifen und verletzen wird. Er sei ihr wie ferngesteuert gefolgt und habe in diesem Moment überhaupt nicht nachgedacht. Als sie sich umdrehte, habe er sofort begonnen, wortlos auf sie einzustechen.

Das neuerliche Delikt wurde mit einer Freiheitsstrafe von neun Jahren wegen versuchten Totschlags und Raub geahndet. Er hatte die Handtasche der Frau an sich genommen, „damit es nicht aussieht, als wenn ich die Frau umbringen wollte." Das erkennende Gericht mochte im Gegensatz zum damaligen Gutachter Schuldminderungsgründe nicht ausschließen; die Frage nach der Unterbringung gemäß § 66 StGB wurde nicht gestellt.

Olaf Z. war in der DDR in geordneten Familienverhältnissen aufgewachsen. Der Vater hatte einen Handwerksbetrieb und war politisch gut vernetzt, die Mutter Sekretärin, dann Hausfrau, die sich um die Kinder kümmerte. Er war der einzige Sohn; die Schwester war zwei Jahre älter. Nach einer komplikationsreichen Geburt mit deutlichem Sauerstoffmangel (perinatale Asphyxie) zeigte er früh Verhaltensauffälligkeiten und Leistungsdefizite, die sich als Aufmerksamkeitsdefizit-Hyperaktivitäts-Störung (ADHS) fassen lassen. In der Kinder- und Jugendpsychiatrie, wo er mit Unterbrechungen vom 13. bis 16. Lebensjahr untergebracht war, wurde er als kleinkindhaft, distanzlos und neugierig, reizoffen und sozial unreif, später auch als trotzig und impulsiv beschrieben. Er sei emotional vermindert mitschwingungsfähig. Dabei sei er als Kind durch Lob und Bestätigung durchaus positiv beeinflussbar und in kleinen Gruppen auch zu fördern gewesen.

Als problematisch erwies sich aber das fordernde und strenge Regime des Vaters, der den Sohn schließlich im Alter von 16 Jahren zum Zweck der disziplinierenden Erziehung in einen Jugendwerkhof gab, wo Olaf Z. als schwaches Glied in der Gemeinschaft die schlimmste Zeit seines Lebens erlebt habe. Dort, wie auch sonst häufig, fiel ihm die Rolle des Außenseiters und Sündenbocks zu.

Straftaten waren der Unterbringung im Jugendwerkhof nicht vorangegangen. Überhaupt wurde er nicht mit klassisch antisozialem Verhalten auffällig – weder Stehlen noch Schulschwänzen wurden erwähnt, und kein

Lügen. Seine späteren Ausführungen zur Biografie zeichnen sich durch ihre Konstanz aus.

Die intellektuellen Ressourcen waren mit einem Gesamt-IQ von angeblich 73 gering, wobei die Leistungsfähigkeit früher offenbar vor allem durch erhebliche Konzentrationsstörungen beeinträchtigt war. Er ging mit Ende der 7. Klasse von der Sonderschule ab, scheiterte an den theoretischen Anforderungen einer Maurerlehre und arbeitete bis zur ersten Inhaftierung als ungelernter Arbeiter.

Während der zweiten Haftstrafe absolvierte er eine externe Psychotherapie und eine Antiaggressionsgruppe. Ab 1999 erschien sein Verhalten weniger impulsiv; auch das Konzentrationsvermögen schien nicht mehr nennenswert gestört. Er nahm erfolgreich an Computerkursen zum Servicemechaniker und zum Systemadministrator teil, leistete zuverlässig relativ anspruchsvolle Arbeit. Er entwickelte eine gute Fähigkeit zur sozialen Integration, nahm eine ganze Reihe ehrenamtlicher Funktionen wahr und initiierte selbst Gruppenaktivitäten. Ab 2003 kam es nicht mehr zu disziplinarischen Übertretungen. Die Haftanstalt beurteilte ihn schließlich ähnlich positiv wie vor der Entlassung aus der ersten Haftstrafe, als Olaf Z. 26 Jahre alt war.

Nachträgliche Sicherungsverwahrung wurde abgelehnt und er wurde entlassen. Das ist mehr als 10 Jahre her. Man hat nicht wieder von ihm gehört.

Sadistisch motivierte Taten

Taten mit einem Überschuss an Gewaltanwendung und Brutalität, der für das eigentliche Tatziel (Sex, Raub) gar nicht erforderlich gewesen wäre, werden von Laien, Juristen und leider auch forensischen Psycho-Werkern oft sadistisch genannt. Wir haben diesen Überschuss an Zerstörungswut und Machtdemonstration bereits bei den Vergewaltigungen angesprochen. Er beruht selten auf einem dauerhaften sexuellen Sadismus des Täters; Schorsch und Becker (1977) haben dieses Tatbild „sadistische Reaktion" genannt, in Abgrenzung von der Paraphilie des sexuellen Sadismus. Auch Vergewaltigungsphantasien, die viele Männer einmal haben und gottlob wenige umsetzen, sind kein sexueller Sadismus. Sadismus bedeutet auch keineswegs Tötungsdelinquenz; es gibt wohl mehr sadistische Täter, die sich mit dem Quälen und Demütigen des Opfers begnügen und in deren Phantasien Töten keine Rolle spielt. Sadismus bedeutet auch nicht, dass jemand gar nicht anders kann als solche Taten zu begehen, ebenso wenig wie Heterosexualität bedeutet, dass man gar nicht anders kann als zu vergewaltigen, wenn sich keine einvernehmlich mittuende Partnerin findet. Sadismus bedeutet entsprechend auch nicht Unbehandelbarkeit (z.B. durch Freiheitsentzug); die Rückfälligkeit von Sadisten ist nicht höher als die anderer sexueller Gewaltstraftäter.

Sadismus ist eine *sexuelle Deviation*, in anderer Benennung *Paraphilie*, d.h. ein dauerhaftes und stabiles inneres Gebilde in Form einer abweichenden sexuellen Orientierung auf sadistischen Praktiken. Sadismus ist die Ausdrucksform einer auf den anderen gerichteten destruktiven Dynamik, die sich triebhaft äußert und lustvoll entlädt; sie ist mehr oder weniger eng und unmittelbar an Sexualität gebunden. Sadismus ist sexualisierte Destruktivität (Schorsch u. Becker 1977). Destruktiv ist die sadistische Dynamik deshalb, weil sie in dem anderen etwas zu brechen, etwas zu zerstören trachtet, nämlich dessen Eigenständigkeit und Selbstbestimmung.

Die Kodierung des sexuellen Sadismus in den internationalen Glossaren ist unbefriedigend, weil nicht hinreichend spezifisch. Verlangt wird in ICD-10 eine überdauernde Präferenz für sexuelle Aktivitäten, bei denen bewusst und gewollt Schmerzen zugefügt werden oder der/die Partner/in erniedrigt wird und eine Unterwerfung inszeniert wird. Wichtig ist das Kriterium, dass die sadistische Aktivität die *wichtigste* Quelle sexueller Erregung oder *notwendig* für sexuelle Befriedigung sein muss.

In DSM-5 heißt es:

„*A. Over a period of at least 6 months, recurrent, intense sexually arousing fantasies or sexual urges involving acts in which the psychological or physical suffering (including humiliation) of the victim is sexually exciting to the person.*

B. The person has acted on these sexual urges with a nonconsenting person, or the sexual urges or fantasies cause marked distress or interpersonal difficulty."

Nicht immer, aber bisweilen gelingt es, allein anhand des Tatbildes, auch in Unkenntnis des Täters, auf eine sadistische Perversion zu schließen. Waffen, Knebel, Stricke, Klebeband, Handschellen, Chemikalien, Watte, Transportmittel hat der Erwachsene nicht zufällig dabei. Es sind Tatwerkzeuge. Wer Tatwerkzeuge mitbringt, hat die Tat geplant – im Falle von Sadismus stets hunderte von Malen vorphantasiert. Je mehr Werkzeuge eingesetzt werden, desto naheliegender ist der Verdacht „Sadismus". Beweisend wäre dann die sadistische Inszenierung, also das lang hingezogene Tatgeschehen, in dessen Verlauf der Täter das Opfer überwältigt, fesselt, in unterschiedlichsten Formen quält, demütigt, Schmerzen zufügt, sexuell missbraucht, vergewaltigt, mit Fäkalien oder anderen Körperausscheidungen beschmiert, bluten lässt, bis zur Bewusstlosigkeit würgt, dann wieder aufwachen lässt – es gibt die unterschiedlichsten Handlungsmuster, die eine quasi rituelle Abfolge erkennen lassen. Es eint sie der Wunsch, das Opfer zu quälen und das Leid, die Angst, die Qual des Opfers wahrzunehmen, während der Täter in der Rolle des Allmächtigen ist, der die Situation nach Belieben steuern kann. Es ist dies ein Idealbild vollkommener Situationskontrolle und absoluter Herrschaft über einen Menschen, dem die Realität nur vereinzelt nahekommt.

Es gibt aber auch *abortive Tatbilder*, die sich aus einer Störung von außen oder einem Abbruch wegen zu hohen Risikos ergeben haben, bei denen sich der Verdacht auf Sadismus nur aus den vom Täter mitgeführten Gegenständen ergibt.

Die *Severe Sexual Sadism Scale* (Nitschke et al. 2009) orientiert sich sehr stark auf die Aspekte des Tatbildes, die überdauernde Phantasien und deviante Bedürfnisse des Täters nahelegen. Dabei gibt es punktuelle Überlappungen mit der „sadistischen Reaktion"; die Anzahl der Merkmale, die erfüllt sein müssen, ist jedoch bei Sadismus deutlich höher:

- Täter wendet mehr Gewalt an als für Taterfolg notwendig wäre oder er verletzt das Opfer.
- Täter übt Macht/Kontrolle/Dominanz aus.
- Täter erniedrigt/degradiert Opfer in besonderer Weise.
- Täter wird durch die Tat sexuell erregt.
- Täter foltert Opfer oder ergeht sich in besonderer Grausamkeit.
- Evidenz, dass die Tat einem Ritual folgt.
- Opfer wird entführt oder eingesperrt.
- Einführen von Gegenständen in Körperöffnungen.
- Täter verstümmelt Geschlechtsmerkmale.
- Täter verstümmelt andere Körperteile.
- Täter behält Dinge oder Körperteile des Opfers als Trophäe oder hat Bild- oder Tonaufzeichnungen gefertigt.

Ab 4 Merkmalen bestehe der Verdacht auf Sadismus, ab 7 Merkmalen könne Sadismus als gesichert gelten.

Anschaulich beschrieben hat den sexuellen Sadismus vor allem der amerikanische Psychiater Stoller (Stoller 1979). Sadismus als sexuelle Perversion ist nach Stoller *sexuell*. Die sadistische Tat geht einher mit einer bewusst erlebten sexuellen Erregung. Die Tat muss aber nicht mit fraglos sexuellen Handlungen einhergehen.

Sadismus ist *Feindseligkeit, Rache und Zerstörungswunsch*. Er ist der als Racheakt erlebte und ausgelebte Wunsch, dem Objekt (Opfer) zu schaden (Destruktivität statt Aggressivität).

Sadismus ist *Triumph*. Bei jeder perversen Handlung, mit anderen oder allein, wird ein Triumph gefeiert. Die nicht misslungene Tat ist in der Rückschau glorreich und grandios.

Perversion ist, glaubt Stoller, ein *reinszeniertes Trauma*. Ein erlittenes Kindheitstrauma werde in den Triumph eines Erwachsenen verwandelt; ob dies stimmt, ist fraglich. Wenn, dann geht es nicht um ein einzelnes Trauma, sondern um die Kompensation chronisch unbefriedigter Größen- und Wirksamkeitsphantasien. Nur eine Minderheit der Sadisten hatte sexuelle Missbrauchserlebnisse; viele aber hatten emotionale Missbrauchs- und Deprivationserlebnisse, und eher war es so, dass frühzeitig sexuelle Erregung als einzige Kompensation und Selbstbelohnung erfahren wurde.

Sadismus ist *in die Tat umgesetzte Phantasie*. Gesucht wird die perfekte Inszenierung der sadistischen Phantasien. Der Täter bemüht sich im Laufe jahrelangen Versuchens und Irrens, zu einer Inszenierung zu gelangen, die perfekt abläuft.

Sadismus ist *Risiko und Kontrolle des Risikos*: Um höchste Erregung auszulösen, muss der perverse Akt ein riskantes Unternehmen sein. Risiko muss sein. Die Angst darf aber nicht überhand nehmen – man darf sich das Risiko nur vorstellen.

Das *Bedürfnis nach Wiederholung* rührt, so Stoller, aus der Unfähigkeit, sich von der zugrundeliegenden Psychodynamik dauerhaft zu befreien. In der Perversion wiederholt man, weil die Taten die Tatursachen nicht beheben, „und weil Rache und Orgasmus eine Wiederholung wert sind“ (Stoller 1979, S. 159). Die sexuell devianten Taten werden also aus dem gleichen Grund wiederholt wie die nicht devianten, normalen: Weil sie ihren Lohn in sich tragen, weil Orgasmus stets den Wunsch nach Wiederholung schafft, und weil unsere sexuelle Bedürftigkeit mit dem Orgasmus nicht endet.

Lars E.: Sadistische Phantasien seit der Kindheit

> Mit 16 tötet er seine Großmutter, um Geld zu erbeuten. Nach Entlassung aus der Maßregel tötete er mit 31 Jahren sadistisch eine 18-Jährige, die eigentlich ein Ersatzopfer war. Aber auf die Person kam es ihm nicht an.

Mit 16 Jahren tötete Lars E. seine 72-jährige Großmutter, zu der er immer wieder hingeflüchtet war, wenn er aus der psychiatrischen Anstalt abgehauen war, in die er gesteckt wurde, weil er bereits als 9-Jähriger anfing, kleine Mädchen zu misshandeln und am Geschlechtsteil zu verletzen. Es gab einen steten Wechsel zwischen Jugendpsychiatrie und Heimunterbringung bei dem schwererziehbaren Kind eines jähzornigen und gewalttätigen Vaters, der nach der Scheidung (Lars E. war 7) das Sorgerecht für dieses Kind erhielt; der jüngere Bruder blieb bei der Mutter.

Die Großmutter väterlicherseits war es bereits gewohnt, dass der Jugendliche immer wieder einmal auf Flucht bei ihr auftauchte. Sie schickte ihn dann nach einigen Tagen wieder zurück ins Landeskrankenhaus oder ins Heim. Auch am Tattag soll sie ihm Vorhaltungen gemacht haben, woraufhin er sie mit einer 26 cm langen Schere tötete, um an ihr Bargeld zu gelangen. Er stach ihr gezielt in den Hals, sodass die Großmutter rasch aus der Halsschlagader verblutete. Er erbeutete 260 DM.

Wegen Mordes wurde er zu einer Jugendstrafe von 8 Jahren verurteilt, gleichzeitig wurde seine Unterbringung in einer Heil- und Pflegeanstalt angeordnet. Ein Gutachter hatte einen organischen Hirnschaden festgestellt, der zu aggressiven und impulsiven Reaktionen führe, außerdem neige der Jugendliche zu innerer und äußerer Verwahrlosung. Wegen der egozentrisch-asozialen und rücksichtslosen Einstellung seien weitere schwere Straftaten zu befürchten.

Wegen seiner Disziplinschwierigkeiten und aggressiven Verhaltensweisen wanderte Lars E. durch drei verschiedene Maßregelvollzugskliniken, bis schließlich ein Gutachter feststellte, dass er entgegen dem Einweisungsgutachten und früheren Befunden nicht schwachsinnig, sondern normal intelligent sei. Zehneinhalb Jahre nach der Festnahme wurde die Maßregel für erledigt erklärt, und Lars E. kam mit 27 Jahren wieder auf freien Fuß.

Kaum in Freiheit, begann eine Serie von Aggressionsdelikten, beginnend mit Beleidigungen, vor allem gegen Polizeibeamte, die unter anderem von einem Hausdach mit Tierblut begossen wurden, bis hin zu impulsiven Taten in der S-Bahn, bei denen mitfahrende Personen angegriffen und mit Tränengas besprüht wurden. Es gab Gewalttaten insbesondere gegenüber Frauen, Freundinnen, aber auch fremden Frauen, die ins Gesicht geschlagen, mit Messern bedroht wurden, und es gab ergänzend dazu Handtaschenraub gegenüber Frauen. In dieser Zeit bestätigte ein weiteres nervenärztliches Gutachten, dass Lars E. normal intelligent sei.

Bei dem 31-Jährigen hatten sich dann immer mehr Phantasien verfestigt, Frauen auf sadistische Weise zu quälen und zu töten. Schon seit der frühen Kindheit hatten ihn solche Phantasien beschäftigt. Er hatte mit 9 Jahren einer Klassenkameradin einen Draht in die Scheide eingeführt, ihr einen Plastikklumpen auf den Kopf geschlagen und sie anschließend aufhängen wollen. Er neigte dazu, Tiere zu quälen, Katzen und Tauben bei lebendigem Leib aufzuschneiden, während er andererseits ein Hundefreund war und auch Vögel in einer Voliere hielt. Es entwickelte sich bei ihm immer mehr die Phantasie, Frauen oder Mädchen zu töten und bei dem Tötungsakt zu quälen, er besorgte sich Angelhaken und Angelschnüre, mit denen er die Frauen fesseln wollte, sowie OP-Handschuhe, um sich mit dem Blut der Opfer nicht zu besudeln. Er entwickelte die Rechtfertigungsidee, Mädchen, die sich von ihm getrennt hatten, zu töten, und phantasierte dafür bestimmte konkrete Personen.

Weil eine Frau, die sich früher von ihm getrennt hatte, für ihn nicht erreichbar war, entschied er sich schließlich für eine 18-Jährige, mit der er angeblich eine kurzzeitige sexuelle Beziehung gehabt hatte, die sich aber von ihrem eigentlichen Freund nicht hatte trennen wollen. Anstelle des eigentlich ins Auge gefassten Opfers suchte er nun diese 18-Jährige auf und bot ihr angeblich an, wieder Sex zu haben. Die Frau wollte nicht. Daraufhin, so sagt er, habe er sich auf die Frau gestürzt. Er würgte sie, versetzte ihr mehrere heftige Kopfstöße und schlug ihr mit der Faust auf die Kehle. Dann ergriff er ein Messer und stach mit aller Kraft in den Hals- und Brustbereich ein; das Messer brach schließlich ab. Er holte ein neues Messer und schnitt den Körper des Mädchens mehrfach im Brustbereich auf. Dann führte er bei ihr den Vaginal- und Analverkehr bis zum Samenerguss aus. Danach schnitt er den Körper von der Vagina nahezu bis zum Bauchnabel auf und fügte der Frau eine Vielzahl weiterer Stiche und Schnitte mit dem Messer bei, an denen sie schließlich verstarb. Auch danach ließ er nicht von ihr ab und zerschnitt und zerstach den Leichnam.

Er wusch sich dann das Blut von den Händen, nahm eine Geldbörse mit Bargeld an sich und holte weiteres Geld aus einer Spardose. Den Griff des abgebrochenen Tatmessers und das weitere Tatmesser wickelte er in zwei Handtücher und nahm diese mit als er die Wohnung verließ. Angeblich hatte er anschließend vor, noch zu dem ursprünglich geplanten Opfer zu fahren, änderte aber seinen Plan und fuhr in seine Wohnung. Dann erwarb er in einer Diskothek 2,5 Gramm Haschisch, fuhr mit einem Taxi zum Bahnhof und mit einem Zug hunderte von Kilometern weit nach Holland, wo man bei ihm das Haschisch fand. Er kehrte mit dem Zug nach Westdeutschland zurück und wurde schließlich vier Tage nach der Tat festgenommen.

Lars E. wurde zu lebenslanger Freiheitsstrafe verurteilt und es wurde eine besondere Schwere der Schuld festgestellt, die eine Mindestverbüßung von 25 Jahren gebiete. Dem Sachverständigen im Erkenntnisverfahren gegenüber negierte er sämtliche sadistischen Neigungen, er sei ein Tierfreund, und das Opfer habe für ihn überraschend die sexuelle Beziehung beendet und zugleich bekundet, dass sie schwanger sei, aber nicht wisse von wem und dass der Vater ohnehin nur fürs Zahlen da sei. Deswegen sei er so wütend geworden, dass er blindlings auf die Frau eingestochen habe. Dass er mit der bereits massiv verletzten, stark blutenden Frau dann Vaginal- und Analverkehr bis zum Samenerguss hatte, wollte er ebenso wenig erinnern wie er eine Erklärung für die Vielzahl der Verletzungen geben mochte.

Björn S.: Die Bemächtigung des männlichen Körpers

> Eins der Opfer war ein 12-jähriger Junge, in dessen Mund er ejakuliert hatte. Opfer war ein Stricher, den er fesseln durfte. Und als erstes ein 18-jähriger Arbeitskollege, mit dem es vielleicht Streit gegeben hatte. Diese Tatschilderungen sollte man vielleicht nicht lesen.

Der 32-jährige Björn S. wurde anlässlich eines Tötungsversuchs im Strafverfahren begutachtet. Er hatte einen 19-jährigen Stricher mit zu sich nach Hause genommen, ihn mit dessen Einverständnis im Bett an den Händen gefesselt und dann versucht, ihn hinterrücks mit einem Beil zu erschlagen. Der junge Mann konnte dies im letzten Moment erkennen, sich zur Seite rollen und verletzt entkommen. Zum Glück hatte er eine Fesselung der Beine verweigert gehabt. Die Anklage lautete auf versuchten Mord.

13 Jahre zuvor, kurz nach der Wende, hatte der noch 18-jährige Björn S. einen gleichaltrigen Lehrling mit in seine Wohnung auf einem alten Bauernhof genommen, in dem er seit dem Tod der Großmutter mit seiner

Stiefmutter lebte. Beide Heranwachsenden hatten den Abend in einer Kneipe verbracht, bis der Wirt sie fortschickte. Bei ihm zu Hause gab es Streit, angeblich weil der Kumpel ihm sagte, Björn S. werde sein Ausbildung nicht schaffen. Durchaus denkbar ist aber, dass es schon hier einen homosexuellen Annäherungsversuch gab, der zurückgewiesen wurde und dazu führte, dass er den 18-jährigen Kollegen mit einem Hammer erschlug. Am Ende war der Leichnam jedenfalls von ihm entkleidet. Er wickelte ein Seil um die Füße des Toten und versuchte ihn aus dem ersten Stock auf den Hof abzuseilen, wobei dieser jedoch unkontrolliert abstürzte. Er brachte die Leiche in den Keller eines Nebengebäudes.

Der Vater des Getöteten erschien einige Tage später auf dem Hof und fragte nach seinem Kind. Nach Monaten entschloss er sich, die Leiche zu verbrennen, stellte jedoch fest, dass sie weitgehend verwest war. Er beließ sie im Keller.

Vier Monate nach der ersten Tat tötete er einen 12-jährigen Jungen, den er in einer Gaststätte kennengelernt und dem er Geld für Fotos angeboten hatte, schließlich: für Nacktfotos. Der Junge willigte ein und ging mit in seine Wohnung, wo Bilder des ganzen nackten Körpers wie auch speziell des Genitals gefertigt wurden. Angeblich gab es dann Streit um die Bezahlung, der Junge habe 80 DM gefordert, er habe nur 35 DM gehabt. Er versetzte dem Jungen Handkantenschläge, holte dann ein Beil und erschlug ihn mit Schlägen der stumpfen Seite in den Nacken. Die Stiefmutter kam hinzu, als der stark blutende Junge auf dem Sofa lag, und fiel die Treppe hinunter. Als sie wieder zu sich kam, hatte Björn S. die Leiche in die Badewanne gebracht, das Gesäß des Jungen über den Wannenrand gezogen und erklärte: „Der ist ja noch ganz warm, den fick ich in den Arsch". Die Stiefmutter ging ins Wohnzimmer. Es konnten später seine Spermien im Mund des Jungen nachgewiesen werden. Björn S. zerstückelte nun den Leichnam, trennte den Kopf ab, schnitt das Geschlechtsteil heraus, trennte die Arme ab und packte die Teile in Plastiktüten und steckte sie in einen Kohlenkasten. Den Rumpf brachte er in den Keller zu der anderen Leiche und bedeckte ihn mit Asche und Erde. Dann reinigte er die Wohnung und legte sich schlafen. Am nächsten Tag putzte er erneut und ging dann in eine Gaststätte ein Bier trinken. Die Stiefmutter nutzte seine Abwesenheit, um einen Nachbarn zu informieren, der die Polizei benachrichtigte, die ihn am gleichen Tag festnahm und die beiden Leichen fand.

Björn S. wuchs als Einzelkind in depravierten Verhältnissen auf einem Bauernhof in der brandenburgischen Provinz auf. Beide Eltern, bei seiner

Geburt knapp über 30, waren Alkoholiker. Die Mutter ging fort, als er zwei Jahre alt war. Die Stiefmutter wie auch der Vater prügelten ihn viel und anlasslos. Bezugsperson und Erziehungsberechtigte wurde die Großmutter, der Haus und Hof gehörten. Sie setzte ihn als Erben ein; bei ihrem Tod war er 14 Jahre alt. Die Sozialbehörden bemühten sich auf seinen Wunsch hin intensiv um eine fördernde häusliche Betreuung. Der Junge fand aber keinen Halt. Weiter in der früheren Wohnung der Großmutter lebend, besuchte er weder Schule noch Lehrstelle regelmäßig. Es kam zu Diebstahlsdelikten und zur Unterbringung in Heimen und im Jugendwerkhof, wo er immer wieder ausriss und nach Hause kam. Im Jahr der ersten beiden Tötungsdelikte starb sein Vater mit 50 Jahren. Björn S. arbeitete auf dem Bau und konsumierte viel Alkohol.

Dem damaligen Gutachter hatte S. mitgeteilt, er sei heterosexuell und habe auch schon solche Erfahrungen. Der Gutachter sprach von einer sozialen Verwahrlosung eines gesunden, normalen Menschen mit voller Schuldfähigkeit. Es wurde eine 10-jährige Jugendstrafe verhängt, während der Björn S. den Hauptschulabschluss erreichte und eine Gärtnerausbildung absolvierte. Eine Therapie fand nicht statt, die Sozialtherapeutische Anstalt erklärte, es gebe aus Zeitgründen keine Möglichkeit. Lockerungen wurden nicht gewährt. Mit dem Endstraftermin wurde er entlassen.

Im Rahmen der Führungsaufsicht setzten intensive sozialarbeiterische und psychotherapeutische Bemühungen ein, die aber nicht ausreichten, um einen erneuten völligen Strukturverlust zu verhindern. Zuletzt lebte er in einem sozial schwachen Randbezirk von Hartz IV, beschaffte sich zusätzliches Geld durch Verkauf von Mobilfunkverträgen, beging Ladendiebstähle und mehrere impulsive Körperverletzungsdelikte, die mit Geld- oder Bewährungsstrafen geahndet wurden, und verkehrte regelmäßig im Strichermilieu, wo er sein letztes Tatopfer fand. Mit den männlichen Prostituierten vereinbarte er schon vorher wiederholt SM-Praktiken.

Bei der psychiatrischen Begutachtung des 32-Jährigen wurde eine schizoid strukturierte Persönlichkeitsstörung mit dissozialen Anteilen diagnostiziert, zudem bestand jetzt ein Alkoholmissbrauch. Aufgrund der Tatbilder liege bei ihm zudem mit hoher Wahrscheinlichkeit ein sexueller Sadismus vor. Bei der letzten Tat wurde eine Minderung der Hemmungsfähigkeit gesehen. Die Legalprognose wurde als ungünstig eingeschätzt. Die psychiatrischen Voraussetzungen für die Unterbringung im psychiatrischen Maßregelvollzug wurden bejaht.

Reine Gewalt und Gewöhnung ans Töten

> *So spricht der rote Richter: ‚Was mordete doch dieser Verbrecher? Er wollte rauben.' Aber ich sage euch: Seine Seele wollte Blut, nicht Raub: Er dürstete nach dem Glück des Messers!*
>
> *Seine arme Vernunft aber begriff diesen Wahnsinn nicht und überredete ihn. ‚Was liegt an Blut!' sprach sie, ‚Willst du nicht zum mindesten einen Raub dabei machen? Eine Rache nehmen?'*
>
> *Und er horchte auf seine arme Vernunft: Wie Blei lag ihre Rede auf ihm, – da raubte er, als er mordete. Er wollte sich nicht seines Wahnsinns schämen.*
>
> *Und nun wieder liegt das Blei seiner Schuld auf ihm, und wieder ist seine arme Vernunft so steif, so gelähmt, so schwer.*
>
> *(Nietzsche 1883/2014: Also sprach Zarathustra. In: Vom bleichen Verbrecher, S. 401)*

Nietzsche hat Recht. Zu töten ist die ultimative Selbsterhöhung. Töten ist unbeschränkte Macht, und ist pure Männlichkeit. Töten (und vor dem Tod zu bewahren) ist das Privileg des Herrschers. Wenig Zweifel gibt es, dass Mundlos und Böhnhardt aus schierer Freude am Töten töteten, und dass es auch nicht aufgehört hätte. Das passte nahtlos in die NS-Weltanschauung, aber diese ist ja nichts anderes als die infame Legitimation bedenkenlosen Tötens durch den, der die Macht dazu hat. Warum töten? Weil er es kann. Jedes nachgeschobene: Ich wollte rauben, ich wollte eine Rache nehmen, ist eine Verleugnung des grandiosen Anspruchs, den man einst hatte: Jetzt als Angeklagter backt man kleine Brötchen. Man ist dann ein ganz normaler Gewaltstraftäter (Übersicht bei Saß u. Herpertz 2009).

Zu den schamhaft im Gerichtssaal wie auch im Gutachten verschwiegenen Wahrheiten gehört diese, dass es Menschen gibt, die Freude am Töten haben. Kein Angeklagter bekennt so etwas, kein Verteidiger würde es über die Lippen bringen, kein Richter mag es unterstellen. Dabei sind die real existierenden Beispiele für Menschen mit Freude am Töten zahlreich; es genügt eine durchschnittliche Nachrichtensendung. Besonders bedrückend sind die Untersuchungen von Thomas Elbert (Elbert et al. 2010, 2015) und seiner Forschergruppe zur Abrichtung von Kindersoldaten zu Killern, die das Töten mit der Machete rauschhaft erleben und immer wieder dahin drängen.

Sicherlich sind Enthemmungen der Tötungsbereitschaft in Bürgerkriegen und sonstigen anomischen Situationen nicht unmittelbar zu übertragen auf den einzelnen Tötungsdelinquenten in einem Rechtsstaat. Gleichwohl gibt es Täter, deren wesentlicher Antrieb darin besteht, zu erleben, wie von ihrer Hand ein Mensch stirbt, und die dies bisweilen mit vordergründigen, rationalen Motiven kaschieren oder eben auch mit einer faschistischen Ideologie amalgamisieren wie die NSU-Täter.

Ein 16-jähriger, geistesgesunder und intelligenter Gymnasiast, der mit seinem gleichaltrigen, die gleiche Klasse besuchenden Freund ein Nachbarsehepaar umbrachte, erklärte, sie hätten das gemacht, um mit dem VW Passat dieser Familie nach Japan zu fahren, um dort Samurai zu werden. Im Verlaufe der Begutachtung war der Jugendliche dahin gekommen, mir zu erklären, es sei ihm darum gegangen, zu erleben wie es ist, einen Menschen zu töten. Leben und Tod, Kämpfen und Sterben, war in diesem Alter zentrales Thema, nochmals gespiegelt durch Rollenspiele wie Final Fantasy.

In der forensischen Psychiatrie der 70er-/80er-Jahre war „Mordlust" verpönt, so etwas gab es angeblich nicht, allenfalls als Ausdruck innerer Zerstörung im Täter, der insoweit ein Opfer erlittener Gewalt oder zumindest Feindseligkeit sein müsse. Die tatsächlichen Täter, bei denen mit guten Gründen Mordlust angenommen werden kann, entsprachen aber keineswegs diesem Opferklischee, sondern waren nicht selten selbstbewusste, starke, proaktiv aggressive, egozentrische Personen, oft mit hohen Werten in der Psychopathy-Checklist. Oder, wie auch in unserer Sammlung, verrohte, emotional kaum noch ansprechbare, ganz ihrem aggressiven Überlebenskampf verschriebene Persönlichkeiten, tödliche Einzelkämpfer, die sich in chronischer Notwehr gegenüber der ganzen Welt sahen.

Zu den Tätern mit grandiosem Selbstkonzept gehören jene, die manchmal sogar erklären, sie bräuchten keinen Grund, um zu töten. Sie machen es „just for fun". In diese Gruppe fiel ein Berliner Täter, der mit 40 aus der Sicherungsverwahrung entlassen worden war, in die er nach einer langen Vergewaltigungsserie gekommen war. Nunmehr startete er eine Überfallserie auf Bankfilialen. Bei einem solchen Überfall drehte er sich, als er bereits das Geld von der Kassiererin in die Hand gedrückt bekommen hatte und ungehindert den Tatort verlassen konnte, noch einmal halb um und erschoss die Kassiererin, völlig ohne Not, „by the way". Die Kammer mochte dies nicht als „Mordlust" werten.

Wahrscheinlich unterschätzen wir die Bedeutsamkeit von Mordlust bei den vordergründig anders motivierten Tötungsdelikten, auch bei den nun schon älteren Erwachsenen, die sich dann manchmal aufmachen und auf Jagd gehen. Ein sportlicher, gut aussehender, intelligenter Krimineller berichtete, dass es halt ein guter Einstieg in die organisierte Szene sei, wenn man einen anderen Kriminellen, hier einen Russen, in eine Falle lockt und hinrichtet; man hat gleich ein ganz anderes Standing.

Es besteht psychiatrisch der Verdacht, dass diese Menschen, die einmal den Triumph des Tötens genossen haben, eine anhaltende Gefährlichkeit in sich tragen, auf die man, wie auch immer, einwirken müsste, um künftige Tötungsdelikte zu verhindern. Die Wahrnehmung dieses Aspektes wäre allemal wichtig, auch wenn sich ein erkennendes Gericht aufgrund der Beweisschwierigkeiten hüten wird, Mordlust ohne eine gute Beweisgrundlage zuzuschreiben.

Dieses Buch handelt nicht von Serienmördern, sondern von Tätern, die nach einem ersten, versuchten oder vollendeten Tötungsdelikt und anschlie ßender Strafhaft erneut mit einem Tötungsdelikt auffallen. Tatserien sind nicht selten: Man macht immer weiter, der Erfolg gibt einem recht. Das ist weder pathologisch noch pervers, sondern eigentlich normal. Tatserien mit Vergewaltigung, Bankraub, Patientenmord, Frauenmord. Ich kenne Räuber, die 12 Jahre lang pro Jahr ein bis 2 Banken überfallen haben, sich Zugang zum Tresor verschafft haben. Das ist ein absolut rationales Geschäftsmodell, und man braucht dafür weder eine dissoziale noch sonst eine Persönlichkeitsstörung. Bis man dann doch geschnappt und heftig verurteilt wird. Interessant sind natürlich die, die dann trotz Bestrafung weitermachen, und die es nach „dem Glück des Messers" dürstet und nicht nach der 40-Stundenwoche bei der Zeitarbeitsfirma.

In unserem Kollektiv haben wir einen einzigen Serienmörder (Axel S.). Er tötete nach seiner Verhaftung keine Frau mehr, wollte dann aber – aus banaler Motivation, Unterschlagung eines Drogenpäckchens – einen Mitgefangenen töten. Töten war ihm wichtig. Serienmörder, speziell Frauenmörder, sind keineswegs automatisch Sadisten, aber sie haben ein fatales Problem mit Frauen (Dern 2011). Sadisten wiederum sind nicht durchweg Serienmörder, viele Sadisten haben Tötung des Opfers nicht im Programm.

Bei den nachfolgend geschilderten Tätern imponiert vielfach besonders ihre emotionale Verrohung, die Leichtigkeit, mit der sie sich zum Töten entschließen. Sie müssen nicht einmal einen besonderen Hass auf das Opfer haben, es gar nicht kennen, es genügt manchmal, wenn es einfach nur stört. Ganz aufs eigene Wohlergehen konzentriert, bei völliger Gleichgültigkeit gegen andere. So wird man wohl nicht geboren, das hat man sich im Lauf der Jahre als Verhaltensstil angeeignet. Man braucht keinen primären Empathiemangel, Mitgefühl kann man abschalten, wenn es stört. Gleichgültigkeit reicht zum Töten, sogar für Massenmord. Popitz (1992, S. 70) hat darauf hingewiesen, dass „Verständnis und Mitgefühl primär an der Innenseite von Zugehörigkeiten erlernt und geübt werden", also in der sozialen Kleingruppe, in der man aufwächst. Verständnis und Mitgefühl gelten primär den Mitgliedern dieser Kleingruppe, der Familie, den Freunden der Familie, den Schulfreunden, den Vereinskameraden. Den Personen jenseits dieser Grenze der Zugehörigkeit gegenüber hat man jedoch keine Verpflichtungen, und im Zweifel kann man sie als Feind behandeln. Mit Feinden hat man kein Mitgefühl.

Das erinnert an die Konstellation in den letzten beiden Fällen dieser Gruppe, mit zwei stigmatisierten Tätern, der eine, weil er sich als hässlich erlebt, der andere weil er schwarz und ein uneheliches Mörderkind ist. Beide erreichen stets nur vorübergehend und mühsam eine Zugehörigkeit und verlieren sie wieder. Sie manövrieren sich in Situationen, in denen sie die Opfer ihrer Taten als Bedrohung und als Feinde zu erleben scheinen und sich selbst als verfolgt definieren; ob zu Unrecht verfolgt oder nicht, spielt im Überlebenskampf dann keine Rolle mehr.

Peter E.: Der fraktionierte Serienmörder

> Als er schließlich, nach dem Aktengutachten, doch mit sich reden lässt, wirkt er ruhig, ist gutaussehend, fast charmant, ein Frauentyp. Zugleich lauernd, er redet mit dem Feind. Er kommt aus einer katastrophalen Familie. Er hat drei Leidenschaften: das Einbrechen, das Vergewaltigen und das Töten. Unterbrochen von Bestrafungen geht es immer weiter.

Seine erste Leidenschaft, seit der frühen Jugend, war das Stehlen: Ladendiebstähle, dann Diebstähle am Arbeitsplatz, und schließlich Einbruchdiebstähle beim Arbeitgeber, denen Peter E. die Tresore mit Nachschlüsseln leerte. In der Jugend und als Heranwachsender in Jugendhaft Körperverletzung gegen andere Jungen, die sich nicht unterwarfen – er konnte schlagartig ungeheuer aggressiv und tätlich werden. „Disruptiv" nennt man das heute, man kann aber nicht sagen, dass das Drohen und die Gewaltausübung dann unkontrolliert sind. Sie sind gewollt. Bald kam als zweite Leidenschaft das Vergewaltigen – gezielt, kontrolliert, bedrohlich.

Und schließlich parallel dazu drei tote Frauen. Die erste war seine drei Jahre jüngere Schwester, sie war 15, er war 18. Da war er schon verheiratet, junger Vater, er hatte zudem eine monatelange Vergewaltigungsserie hinter sich, eine 17-Jährige, eine 11-Jährige, eine 21-Jährige, eine 16-Jährige hatte er abends auf der Straße überwältigt und zu vergewaltigen versucht, was teils durch deren Gegenwehr, teils durch äußere Störungen nicht gelang. Eine weitere 16-Jährige hatte er dann bis zum Samenerguss vergewaltigt. Er bestritt ungefragt, dass er auch die 15-jährige hübsche Schwester zu vergewaltigen versucht hätte. Es habe Streit gegeben, weil die Schwester seinen Umgang mit seiner Ehefrau kritisiert habe. Hier, wie bei den Vergewaltigungen und den späteren Tötungen, immer wieder der Griff ins Genick mit der einen Hand, Mund zuhalten mit der anderen, um Schreien zu verhindern. Bei den Tötungen dann Ersticken oder Erdrosseln. Der Leichnam der Schwester hatte den Mund voll Waldbodenerde.

Die zweite Getötete war, 20 Monate nach der 2/3-Entlassung aus der 10-jährigen Jugendstrafe, eine 29-jährige Bekannte; er war 26. Er hatte sich mit einer Ausrede abends von seiner Verlobten verabschiedet und diese Frau aufgesucht. Sie wurde mit einem Kissen bis zur Bewusstlosigkeit erstickt und dann mit einem Seil erdrosselt. Den Leichnam legte er in den Kleiderschrank. Der Bundesgerichtshof war, anders als das erkennende Gericht, nicht der Auffassung, dass er sie zuvor vergewaltigt hatte, sondern dass der durch Spuren gesicherte Geschlechtsverkehr einvernehmlich gewesen sein könnte, hob die Verurteilung wegen Vergewaltigung und Verdeckungsmord auf. Im zweiten Durchgang gab es 15 Jahre wegen Totschlags: Die Frau hätte gedroht, seinen Seitensprung seiner Verlobten zu erzählen. Restverbüßung Jugendstrafe, insgesamt 15 Jahre 3 Monate in Haft, vorzeitige Entlassung.

Zweieinhalb Jahre nach der zweiten Haftentlassung erdrosselte der 43-Jährige im Rahmen einer Einbruchsserie eine 22-jährige Filialleiterin, die er nach 22.30 Uhr bei einem Einbruch noch antraf, und nahm ihr die Tageseinnahmen von gut 3.000 Euro ab, die sie bei sich trug. Er kannte die Frau von früheren Arbeiten in dem Geschäft. Es bestand der Verdacht, dass er wusste, dass die Frau noch anwesend ist. Er hatte in den 6 Monaten zuvor 12 nächtliche Einbrüche in Filialen seiner Einzelhandelskette begangen, die Tresore zu öffnen gewusst und etwa 15.000 Euro erbeutet. In dieser Zeit hatte er zudem gegenüber einer Mitarbeiterin eine sexuelle Nötigung begangen, sehr offensiv und nassforsch, und zudem eine 19-jährige Anhalterin nach Abbiegen in einen Waldweg vergewaltigt. Hier hatte er wieder behauptet, es sei einvernehmlich geschehen; der weinenden aktuellen Verlobten, die wissen wollte, ob das stimmt, sagte er, sie solle die Antwort seines Anwalts abwarten. Er gestand die zahlreichen, geschickten Einbrüche mit Tresoröffnungen, er bestritt aber gänzlich, etwas mit der Tat an der Filialleiterin zu tun zu haben. Dass seine DNA-Spuren dort gefunden worden seien, liege daran, dass er dort gearbeitet habe – an der Leiche werde man keine finden. Er hatte die private Kleidung der Frau (die sie möglicherweise zur Tatzeit bereits wieder trug) mitgenommen, Teile der Leiche mit einem Reinigungsmittel gereinigt und ihre Haare im Nackenbereich versengt, um (auch sexuelle?) Spuren zu verwischen. Aber es gab eindeutige Spuren, und diesmal ging kein Weg am „lebenslang“ für den voll schuldfähigen Mann vorbei.

Die Vorgeschichte war, wie so oft, deletär. Ältestes von fünf Kindern, ein weiteres Kind war früh verstorben. Der junge Vater wechselte in den Zeiten zwischen seinen Inhaftierungen häufig den Arbeitsplatz, trank viel und schlug seine Ehefrau. Verurteilt unter anderem wegen fahrlässiger Tötung, ein Autounfall durch rücksichtsloses Fahren. Die Mutter stand den Kindern zunehmend resignativ und gleichgültig gegenüber. Als er 7 Jahre alt war, ließen die Eltern sich scheiden, die Kinder blieben bei der Mutter. Die Mutter blieb nachts häufig weg und schloss die Kinder im Kinderzimmer ein. Wenn sie einen Mann „zu Besuch“ gehabt habe, habe er Angst um sie gehabt und sie dafür gehasst. Es waren viele Männer. Nach 2 Jahren entzog das Jugendamt der Mutter die elterliche Sorge, alle Kinder kamen ins Heim. Da war er 9. Als er im Heim war, hielt die Mutter keinen Kontakt.

Das Kinderheim beschrieb regelmäßiges Einnässen bis zum Alter von 16 Jahren und ein extrem labiles Verhalten bei dem 11-Jährigen. Er sei ungemein jähzornig, könne regelrechte Anfälle bekommen, in denen er sich nahezu vergisst.

> *„Er tobt und schlägt auf die anderen Kinder ein, dass wir eingreifen müssen, weil man Verletzungen befürchten muss. Wenn man ihn dann eine Weile zur Ruhe kommen lässt, ist der Anfall meist schnell vorüber."*

In ruhigen Phasen sei er ein ausgesprochen netter, hilfsbereiter, aufgeschlossener Junge, der gern spielt.

Als er gut 12 Jahre alt war, versuchte man nochmal, ihn und seine jüngste Schwester zur Mutter zu geben, die sie jedoch schnell wieder vernachlässigte. Auf ausdrücklichen Wunsch des Jungen kam er nach einem halben Jahr zurück ins Heim.

Der nun 13-Jährige Peter E. fiel durch häufige Ladendiebstähle und Ladenbetrügereien auf, während er das Interesse an schulischen Leistungen verlor und zunehmend schwänzte (HAWIE-IQ 126). Deswegen Wiederholung der 6. Klasse. An den Wochenenden besuchte ihn, solange er in Freiheit war, der leibliche Vater, zu dem das Verhältnis gut, quasi freundschaftlich gewesen sei. Pläne des Vaters, den Sohn zu sich zu nehmen, scheiterten an dessen immer neuen Verurteilungen. Im Heim kam es zunehmend zu Aggressionshandlungen; zu Erwachsenen baute er keine tragfähige emotionale Beziehung auf. Vor dem Hintergrund erheblicher Aggressivität und weiterhin delinquenten Verhaltens wurde er mit dem Abgangszeugnis der 8. Klasse aus der Hauptschule entlassen. Mit 17einhalb musste er auch das Heim abrupt verlassen, da er eine Bedrohung für die Person des Heimleiters dargestellt habe. Er selbst berichtete, am Ende habe er den Heimleiter eines Tages „am Wickel" gehabt, weil er in Wut geraten sei. Er kam in ein anderes Heim, dann mietete man dem 17-Jährigen ein möbliertes Zimmer.

Er lernte eine wenige Monate jüngere Verkäuferin kennen, heiratete sie, noch 17-jährig, weil sie von ihm schwanger war. Mitten in seine erste Vergewaltigungsserie, drei Monate vor der Tötung der Schwester, wurde dem 18-Jährigen seine erste Tochter geboren.

Schulisch zeigte sich nach der Entlassung aus der Hauptschule zunächst eine Konsolidierung. In der Berufsgrundschule im Schulzweig Metallverarbeitung erreichte er den Hauptschulabschluss mit guten schulischen Leistungen, woraufhin er eine Lehrstelle als Heizungsinstallateur fand. Am Arbeitsplatz habe er sich äußerst angepasst und unauffällig verhalten. Erst nach seiner Festnahme wegen Tötung der Schwester wurde deutlich, dass er in den neun Monaten zuvor an seinem Arbeitsplatz Material im Wert von 280 DM entwendet hatte.

In der Jugendhaft machte er eine Lehre zum Holzmechaniker und beendete seine Lehre zum Heizungsinstallateur. Es wurde ihm der Realschulabschluss zuerkannt. Nach der Haftentlassung hatte er keine Probleme, Arbeit zu finden. In der zweiten Haft machte er eine weitere Lehre zum Energieanlagenelektroniker (Schwerpunkt Betriebstechnik) und fand auch nach der zweiten Haftentlassung einträgliche Arbeit. Im Erwachsenenvollzug wurde er als dominanzstrebiger, narzisstischer, manipulativer Mann beschrieben, der auch beim letzten Gutachter auf erhöhte Werte in der Psychopathy-Checklist kam.

Nach der letzten Entlassung heiratete er sogleich wieder und wandte sich in den Flitterwochen einer anderen Frau zu, mit der er noch beim letzten Tötungsdelikt zusammen war. Die sexuelle Beziehung, sagten alle Frauen, war prima. Dass seine Freundlichkeit und sein Charme abrupt in Bedrohlichkeit kippen konnten, berichteten mehrere. Durch Neuanschaffungen und einen anspruchsvollen Lebensstil war er aber zum Zeitpunkt der letzten Tatserie schon wieder hoch verschuldet. Schließlich war ihm seit zwei Monaten das Konto gesperrt; die Frau ahnte nichts davon, und auch nichts von seiner schon wieder intensiven Kriminalität. Er ging halt auch abends auf Arbeit.

Er war fürchterlich erfolgreich bei Frauen, ohne dass diese seinen Hunger stillen konnten. Er konnte sie jederzeit haben, sie konnten ihn nur enttäuschen, und er verachtete sie, zumal alles darauf hinauslief, dass sie letztlich doch wie seine Mutter waren. Er konstituierte sich als tötender Mann, also als Inbegriff des Mannes. Er war ein kommunikationsfähiger Einzelgänger, der auch in Untersuchungshaft nach dem dritten Tötungsdelikt gegen eine junge Frau nicht zugeben konnte, dass er gescheitert war, dass er verloren hatte. Nach zwei Verurteilungen wegen Totschlags ein drittes Mal zu töten: Es wirkt wie eine völlig überflüssige Tat. Für ihn mag es die Tat gewesen sein, mit der er die vorangehenden Niederlagen wieder ausgeglichen hat. Auch wenn er dafür erneut bezahlen muss. Er tut Dinge, die niemand sich traut. Er ist unbeugbar, er ist der ganz und gar Unbesiegbare.

Gustav H.: Ein Totschlag, dreimal versuchter Totschlag, fünf Geiselnahmen und viel richterliche Milde

> Der vierschrötige grobe Mann hat auch sonst schon alles gemacht, was verboten ist. Er wird wegen seiner hartnäckigen Dissozialität aus der Sicherungsverwahrung in einen fidelen psychiatrischen Maßregelvollzug abgeschoben, wo man neue Straftaten verheimlicht. Drei Wochen nach Entlassung erbost ihn eine Nachbarin, er versetzt ihr Faustschläge ins Gesicht und tötet sie mit seinem Springmesser. Das ergibt eine Strafe von 4½ Jahren und wieder Einweisung in den psychiatrischen Maßregelvollzug. Mit 60 Jahren will er dort dann Rache an der Stationspsychologin üben, weil diese seine Beziehung zur vorherigen Freundin auseinandergebracht habe.

Dank mildherziger Richter war der 60-jährige Gustav H. abermals in einer psychiatrischen Klinik des Maßregelvollzugs untergebracht statt im Gefängnis. Er war nun zur Nierensteinbehandlung in ein normales Krankenhaus beurlaubt. An einem ereignisarmen Sonntag im Februar 2000 spielte er daher ab Mittag in einer nahegelegenen Kneipe Skat und trank ein Bier nach dem anderen. Die Ärzte hatten ihm gesagt, er solle viel trinken. Nach etwa 10 Glas rief er gegen 20 Uhr die 70-jährige Erste Vorsitzende der örtlichen Straffälligenhilfe e.V. an und fragte, ob er sie zu einer Tasse Kaffee einladen dürfe. Frau M. fuhr mit ihrem Auto zum Krankenhaus, nahm ihn auf, sie fuhren zum „Balkan-Grill" und aßen dort zu Abend; Gustav H. trank kein Bier mehr. Er berichtete ihr aufgeregt im Kaffee rührend vom Krebstod seiner Ex-Freundin Sabine, von der er sich nicht mal habe verabschieden können, weil die Stationsleiterin Frau Dipl.-Psych. S. sie auseinandergebracht habe.

Frau M. versuchte, das Gespräch auf die aktuelle Freundin Ilona von Gustav H. zu lenken, der aber blieb bei seinem Thema. Als beide wieder in den Ford Escort von Frau M. gestiegen waren, hielt er der alten Dame ein Messer mit einer spitzen, langen Klinge an den Arm und befahl ihr, ihn in die nahegelegene Großstadt zu fahren. Gustav H. erklärte, er werde die Psychologin Frau S. nun umbringen. Er lotste Frau M. vor die Wohnung der Frau S., kannte sich also bereits aus, ließ sie parken und aussteigen. Beide gingen dann zum Haus von Frau S. Frau M. musste vor ihm gehen, damit Frau S. keinen Verdacht schöpfen würde. Frau S. war aber nicht zu Hause, öffnete jedenfalls nicht.

Er befahl Frau M., in ihrem Auto zu warten. Es sei ihm egal, er habe schon einmal einen Menschen umgebracht, da komme es auf einen zweiten nicht an. Er klingelte noch etliche Male am Haus, kehrte dann zum Auto zurück, wo Frau M. sich nun mit Reizgas bewaffnet hatte, das sie ihm aus 30 cm Entfernung ins Gesicht sprühte; dann flüchtete sie und alarmierte die Klinik.

Gustav H. wurde nach Fahndung in der Stadt um 1.30 Uhr festgenommen. Laut Blutprobe war der 182 cm große schlanke Mann nüchtern.

Gustav H. befand sich seit sechs Jahren im Maßregelvollzug aufgrund eines Urteils, mit dem er wegen vollendeten Totschlags zu einer Freiheitsstrafe von 4 Jahren und 6 Monaten sowie zur psychiatrischen Unterbringung verurteilt worden war. Seit zwei Jahren hatte er Alleinausgang und war im gelockerten Bereich untergebracht. Die Einzeltherapie bei seinem früheren Stationsleiter habe er regelmäßig und zuverlässig wahrgenommen. Auch mit der Stationsleiterin Frau S. habe er regelmäßig Gespräche geführt. Die Reflexion seiner manchmal nicht nachvollziehbaren Wutausbrüche sei schwierig gewesen. In der Arbeitstherapie sei Gustav H. motiviert und leistungsfähig gewesen.

Gustav H. wurde kurz nach Kriegsbeginn in Hamburg als Sohn eines Seemannes geboren. Gleich nach der Geburt kam er zu seinen Großeltern, einem Maler (+50) und einer Artistin und Sängerin (+47), bei denen er aufwuchs, während er zu seinen leiblichen Eltern praktisch keine Beziehung hatte. Auf der Volksschule, wo er die 7. Klasse wiederholte, war er laut Lehrer „der größte Flegel" und fiel mit Klauereien auf. Gemeinschaftlicher Obstdiebstahl mit 13 Jahren, mit 14 Steinewerfen nach einer Gaslaterne. Nach dem Schulabschluss verschwand er im Sommer 1954 unter dem Vorwand, zum Baden zu gehen, aus der großelterlichen Wohnung und kehrte erst nach Wochen zurück. Der 14-jährige erhielt wegen fortgesetzten schweren Diebstahls und Betrugs drei Wochen Jugendarrest. Er kam nun ins Jungarbeiterheim, wurde wegen Widersetzlichkeit und aggressiver Bedrohung entlassen. Er wurde dort als „verstockt, verlogen, unbeherrscht, jähzornig" beschrieben. Anschließend kam der 15-jährige in ein Jugendheim, dieses berichtete von übergroßem Geltungsbedürfnis und von Aggressionen gegen alles. Es wurde die endgültige Fürsorgeerziehung angeordnet, neun Monate Landesjugendheim Glückstadt.

Eine 4 Wochen dauernde Karriere des 16-Jährigen als Matrose endete wegen schweren Diebstahls mit einer Jugendstrafe von unbestimmter Dauer. Er war dann bis zum Alter von 19 Jahren in Haft, nach kurzer Unterbrechung bis 23, und danach immer nur wenige Monate in Freiheit, bis heute. Es gab wegen Diebstahl 9 Monate, dann 3 Jahre, 1 Jahr, 3 Jahre und 9 Monate.

1968 verurteilte ein Landgericht den 28-Jährigen wegen versuchten Mordes, schwerer räuberischer Erpressung, gefährlicher Körperverletzung zu 9 Jahren Haft und Sicherungsverwahrung. Der 26-Jährige war aus Haft geflohen und bei einem ihm bekannten Ehepaar eingebrochen, um sich zivile Kleidung zu beschaffen. Mit einem Montiereisen schlug er den Mann nieder, der bewusstlos zu Boden stürzte, dann schlug er damit auf die Frau ein. Beide überlebten, die Tat gegen den Mann wurde als versuchter Mord, die gegen die Frau als gefährliche Körperverletzung gewertet.

Anfang Mai 1975 entwich er erneut, kam nach St. Pauli, trank und feierte und meldete sich nach drei Wochen morgens um 7 Uhr bei einer Vollzugsmitarbeiterin Frau G. mit der Absicht, sich bei ihr zu stellen. Frau G. machte ihm Frühstück und wollte ihn dann zwei Stunden später zur Haftanstalt mitnehmen. Gustav H. wollte aber nun nicht mehr, sondern würgte Frau G. bis zur Bewusstlosigkeit und lief davon. Eine gute Woche später stellte er sich der Polizei und machte eine Amnesie für das Tatgeschehen geltend. Ein vermeintlicher „Sachverständiger" diagnostizierte einen „Rausch-Dämmerzustand", der auch ohne Alkohol bei Gustav H. eingetreten sei, weil dieser ein „epileptoider Psychopath" sei. Das Landgericht Hamburg sprach ihn daraufhin 1977 vom Vorwurf des versuchten Totschlags wegen nicht ausschließbarer Schuldunfähigkeit frei.

Er kam aber 1977 nach Ende der Haftstrafen in Sicherungsverwahrung. Im Dezember 1981 wurde der Sicherungsverwahrte wegen Geiselnahme und gefährlicher Körperverletzung, begangen am 07.01.1978, zu 4 Jahren und 6 Monaten Haft verurteilt; er hatte eine Frau mit einem Messer mit 15 cm Klingenlänge bedroht. Knapp drei Monate nach diesem Urteil beging er im März 1982 eine erneute Geiselnahme gegenüber seiner Schwägerin, im Juli eine Geiselnahme gegenüber seiner Ehefrau und schließlich im Juni 1984 eine Geiselnahme gegenüber einer Bediensteten. Wegen dieser Taten wurde er im Mai 1985 zu einer Freiheitsstrafe von 4 Jahren verurteilt. Anfang 1987 wurde er in die Sozialtherapie verlegt, nach 15 Monaten wegen wiederholtem Missbrauch von Vollzugslockerungen zurück in den Normalvollzug. Dort betrieb man nun zur Abwendung der weiteren Vollstreckung der Sicherungsverwahrung mit gutachterlicher Unterstützung seine Verlegung in die psychiatrische Maßregel. Im September 1990 wurde er in den psychiatrischen Maßregelvollzug verlegt, in dem es recht patientenfreundlich zuging.

Im Landeskrankenhaus lernte er eine Patientin Renate L. kennen und verlobte sich mit ihr. Ab Mitte 1991 übernachtete er meistens in ihrer Wohnung. Im Januar 1992 hatte der wütende und alkoholisierte Gustav H. einem Gastwirt ein Bierglas ins Gesicht geworfen; auf Betreiben des Krankenhauses entschuldigte sich Gustav H. bei dem Wirt, es gab keine Anzeige. Im Frühjahr 1992 hatte er in der Toilette einer Gaststätte einen anderen Gast, von dem er sich provoziert fühlte, mit beiden Händen am Hals ergriffen und gewürgt, bis hinzukommende Personen ihn wegrissen. Nach 25 Monaten im Maßregelvollzug wurde er am 01.10.1992, mit 53 Jahren, in Freiheit entlassen. Er war seit September 1964, unterbrochen nur von Fluchten, 28 Jahre durchgängig hinter Gittern gewesen.

Er wohnte weiter bei Frau L., seiner Freundin. In der Nachbarschaft wohnte die freundliche und hilfsbereite Hildegard J., 53 Jahre alt, die er mit Frau L. regelmäßig besuchte, so auch drei Wochen nach der Entlassung. An diesem Tag nun soll Frau J. gänzlich ungerechtfertigt die Rückzahlung von 400 DM von Frau L. verlangt haben. Gustav H. sei darüber zutiefst erbost gewesen und laut Urteil „ausgerastet". Er versetzte ihr heftige Faustschläge ins Gesicht, sodass ihr ihre Prothese aus dem Mund geschleudert wurde. Frau J. fing an zu schreien, Gustav H. zog ein Springmesser, „das er immer bei sich trug", aus der Hosentasche und stach ihr in Hals und Brust. Frau J. ging zu Boden, Gustav H. würgte sie zunächst, ergriff dann erneut das Messer und versetzte der Frau zwei weitere massive Stiche in den Nacken und Rücken. Er wusch sich nun die blutverschmierten Hände und verließ mit Frau L. die Wohnung. Frau J. war, als er die Wohnung verließ, noch nicht gestorben, aber schon unrettbar verloren. In der Wohnung von Frau L. wechselte Gustav H. seine blutdurchtränkte Kleidung und ging aus dem Haus. Er wurde schließlich um 20 Uhr von einer Polizeistreife in der Stadt festgenommen.

Aufgrund eines psychiatrischen Gutachtens wurde erheblich verminderte Schuldfähigkeit angenommen, weil Gustav H. (HAWIE-IQ 127!) über ein geringes Selbstwertgefühl verfüge, erhebliche Verdrängungs- und Verleugnungstendenzen habe und in bestimmten Situationen nicht über die Möglichkeit einer angemessenen Aggressionssteuerung verfüge. Der Psychiater hielt Gustav H. auch nicht für gefährlich. Wegen Totschlags wurde er zu einer Freiheitsstrafe von 4 Jahren und 6 Monaten sowie abermals zur Unterbringung gemäß § 63 StGB verurteilt, weil das Gericht nicht ganz so optimistisch war wie der Psychiater.

Bei der erneuten Begutachtung wegen der Taten im Februar 2000 gegen die ehrenamtliche Helferin war Gustav H. etwas reizbar, präsentierte sich aber selbstbewusst und sozial kompetent. Persönlichkeitsdiagnostisch ergab sich das Bild eines frühzeitig dissozial geprägten Mannes, der aber im Gespräch traditionelle Werte wie Hilfsbereitschaft, Zuverlässigkeit, Fleiß und Anstand hochhielt. In der Vergangenheit neigte er offenkundig dazu, in kritischen Situationen strikt egozentrisch zu entscheiden und wenig Interesse für Fairness und die Bedürfnisse anderer aufzubringen. Empathie konnte er problemlos abschalten. Schwierig war die Neigung zu heftigen emotionalen Reaktionen und zu impulsiven Handlungen, wobei er bisweilen, wenn er geärgert wurde, in aggressiven Affekten stecken zu bleiben schien. Zu diagnostizieren war aber allein eine dissoziale Persönlichkeitsstörung. Im Gutachten wurde volle Schuldfähigkeit attestiert, zudem wurden die Voraussetzungen der Sicherungsverwahrung bejaht. Die psychiatrische Maßregel wurde – zur Erleichterung von Gustav H. – für erledigt erklärt.

Uwe L.: Der Frauen-Würger

> Ein Fall von sexuell unterlegter Mordlust und wiederholter juristischer Realitätsverleugnung. Bei dem dritten und vierten Mord versteigt sich das Schwurgericht zur Schuldunfähigkeit, lässt ihn ungestraft und entsorgt den unbehandelbaren Frauenhasser in die Psychiatrie.

Im Alter von 45 Jahren wurde Uwe L. vom Vorwurf des zweifachen Totschlags, den er objektiv begangen hatte, wegen nicht ausschließbarer Schuldunfähigkeit freigesprochen, und es wurde seine Unterbringung gemäß § 63 StGB in einem psychiatrischen Krankenhaus angeordnet. Die damals abgeurteilten Taten waren sein drittes und viertes Tötungsdelikt. Er hatte bereits knapp zwanzig Jahre zuvor mit 24 Jahren eine Körperverletzung mit Todesfolge begangen, mit 25 Jahren einen versuchten Mord.

In seiner Familie war der Tod quasi zu Hause. Die Hälfte seiner zehn Geschwister verstarb vorzeitig, zwei Schwestern 1945 während der Flucht aus Pommern. Ein drogenabhängiger Bruder starb mit 18 Jahren, ein Bruder bei einem Verkehrsunfall mit 28, ein weiterer Bruder hat sich mit einem Autobrand suizidiert. Die überlebende Schwester wurde mehrfach wegen einer depressiven Erkrankung psychiatrisch behandelt. Zwei Brüder sollen geistig behindert in einem Heim leben. Sein Vater stürzte bei der Arbeit vom Dach, seine Mutter landete mit Depressionen in der Psychiatrie.

Er wurde nach der Flucht in Westdeutschland eingeschult, kam mit 13 ins Heim, ab dem Alter von 16 Jahren beging er Straftaten: schwerer Diebstahl, Sachbeschädigung, gemeinschaftlicher Diebstahl. Der 17-jährige kam in Fürsorgeerziehung nach Freistatt, bald aber wegen 23 Diebstahlsdelikten und anderen Straftaten in Jugendhaft. Weitere Verfahren folgten, er blieb drei Jahre und sechs Monate hinter Gittern, unterbrochen durch eine Fluchtzeit.

Zweieinhalb Monate nach Haftentlassung wurde er zur Bundeswehr eingezogen, wo er nach einem Monat einen Vorgesetzten mit einem Messer bedrohte und tätlich angriff. Das gab 10 Monate Freiheitsstrafe. Zwei Monate vor Haftentlassung lernte er die drei Jahre ältere, hochschwangere Renate kennen. Kurz nach ihrer Niederkunft heirateten sie. Eine Woche später trennten sie sich für immer, weil er seine Frau in flagranti mit einem anderen Mann erwischte.

Er zog in die Großstadt. Dort lernte er in einer Bar die 24-jährige Annegret kennen, mit der der 24-Jährige im Mai ein Stundenhotel aufsuchte. Angeblich kam es zu einem Streit wegen finanzieller Nachforderungen der zierlichen Prostituierten. Um sie „zur Ruhe zu bringen" nahm er ihren Hals in den Schwitzkasten. Das Landgericht Berlin wollte glauben, dass der Tod von Uwe L. ungewollt eingetreten sei: durch Lähmung des Vagusnerven und schlagartiges Aussetzen der Atmung. Schließlich hatte er behauptet, er habe längere Zeit Wiederbelebungsversuche gemacht. Er suchte allerdings keine fremde Hilfe, sondern durchsuchte die Handtasche seines Opfers und nahm 160 DM an sich. Von dem Geld kaufte er sich Kleidungsstücke, eine Sonnenbrille und ging zum Friseur. Abends wurde er festgenommen. Wegen Körperverletzung mit Todesfolge wurde er 1966 zu fünf Jahren Gefängnis verurteilt.

Fünf Monate nach dem Urteil beging er, inzwischen 25 Jahre alt, in der Haftanstalt einen Mordversuch an der 46-jährigen Bediensteten Anna A. Nach Angaben von Mitgefangenen hatte er sich gebrüstet, in Wirklichkeit habe er die Prostituierte planvoll getötet, er sei ein gefährlicher Triebverbrecher, der schon mehrere Frauen umgebracht habe. Er stehe auf kleine, zierliche Frauen, wie zum Beispiel die Bedienstete Anna A., die er auch umbringen werde. Im November suchte er diese unter einem Vorwand in ihrem Arbeitszimmer auf und riss die zierliche Frau zu Boden. Er würgte sie bis zur Bewusstlosigkeit. Zwei Gefangene, die Hilfeschreie gehört hatten, kamen ins Zimmer, rissen Uwe L. weg und retteten die Frau. Diese Tat wurde als versuchter Mord gewertet, und er wurde zu einer Zuchthausstrafe von fünfzehn Jahren verurteilt.

Während der Haft baute Uwe L. in der Haftanstalt Alkoholikergruppen auf und begann eine Ausbildung zum Altenpfleger, die er erfolgreich beendete. Elf Jahre nach der Tötung der Prostituierten und dem versuchten Mord befand sich er sich im Freigängerstatus und arbeitete in einem Altenheim. Als Freigänger drang er nachts gewaltsam in die Wohnung einer 24-jährigen Frau ein, die aber flüchten konnte. Man stieß in seinen Unterlagen auf den Namen einer anderen Frau, die dann berichtete, er habe sie beim Austausch von Zärtlichkeiten am Hals gewürgt: „Während des Küssens kam es mir vor, als ob der Mann weggetreten sei." Uwe L. ging auf Flucht und wurde fünf Monate später festgenommen. Wegen „Rücken" verbrachte er nun fast ein Jahr im Haftkrankenhaus. In dieser Zeit lernte er eine 15 Jahre ältere Lehrerin kennen. Diese erreichte seine gnadenweise vorzeitige Haftentlassung Ende 1984, nach 11 Jahren und sechs Monaten.

Es vergingen zwischen Haftentlassung und dem sodann begangenen zweifachen Totschlag gut zwei Monate. Er hatte eine Anstellung als Hilfspfleger in einem Altenheim und lernte dort die fünf Jahre ältere Altenpflegerin Carola B. kennen, die mit Karin C., die wiederum zehn Jahre jünger war als er, in einer lesbischen Beziehung zusammenlebte. Frau B. trank viel, Frau C. eher wenig Alkohol. An einem Freitagabend im Februar wurde Uwe L. von Carola und ihrer Freundin zum Griechen eingeladen. Man blieb bis spät in der Nacht, anschließend ging es zu den beiden Frauen nach Hause. Über das, was nun geschah, gibt es nur seine Aussage: Es sei zu ausgedehnten sexuellen Manipulationen zwischen den beiden Frauen und der beiden Frauen mit ihm gekommen. Die Leichen der beiden Frauen wurden erst vier Tage später aufgefunden, sie lagen völlig entkleidet auf dem Doppelbett, waren von Bettdecken zugedeckt. Frau B. hatte bei Todeseintritt 2,3‰, Frau C. 1,6‰ Blutalkohol. Beide Frauen waren erwürgt worden. Sonst wurden keine relevanten Verletzungen, insbesondere nicht im Genitalbereich gefunden. Es wurden auch keine Samenfäden gesichert. Uwe L. behauptete bei der Polizei, es sei ausgedehnt zu Sex gekommen, er selbst sei wegen Alkohols zum Beischlaf nicht in der Lage gewesen. Am Sonnabend sei es so weitergegangen, irgendwann habe er die sexuellen Annäherungsversuche von Frau B. als lästig empfunden und sie kräftig am Halse gepackt. Dadurch sei sie „alsbald" verstorben.

Das Urteil (Juristen sind phantasievoll) ging davon aus, dass nach der Tötung von Frau B. nunmehr Frau C. den Versuch unternommen habe, Uwe L. sexuell zu stimulieren. Auch dies habe er als lästig empfunden, und er habe in gleicher Weise ihren Hals umfasst und sie erwürgt. Das Gericht verneinte Mordmerkmale und gewährte Uwe L. eine verminderte Schuldfähigkeit, da er ja sicherlich erheblich alkoholisiert gewesen sei. Im Urteil heißt es:

> *„Es kann aber auch nicht ausgeschlossen werden, dass seine strafrechtliche Verantwortlichkeit infolge der zu seinen Gunsten anzunehmenden erheblichen alkoholischen Beeinflussung in Verbindung mit einer bei ihm vorhandenen abnormen Persönlichkeitsstruktur völlig aufgehoben war."*

Also keine Strafe, aber Einweisung in die Psychiatrie wegen abnormer Persönlichkeit. Geklärt werden konnte sein Nachtatverhalten. Er verließ am Sonntag frühmorgens die Wohnung der Frauen, besuchte ab 4.30 Uhr zwei Homosexuellenkneipen und ging schließlich mit einem 67-jährigen homosexuellen Mann in dessen Wohnung, wo er mit ihm Sex hatte, bis er gegen 14.30 Uhr die Wohnung verließ. Am Abend dieses Tages besuchte er ein Sexkino und verschiedene Bars und hatte Verkehr mit einer Prostituierten. Am Montag kehrte er morgens betrunken in die Wohnung seiner 59-jährigen Lebensgefährtin zurück, die ihn aus dem Knast geholt hatte. Er hatte an diesem Montag Spätdienst in seinem Altersheim. Dann flüchtete er nach Paris, wo er Amüsierbetriebe durchstreifte, und weiter nach Holland, wo er festgenommen wurde. Die nächsten Jahrzehnte verbrachte er im psychiatrischen Maßregelvollzug.

In der Behandlung konnte er sein enormes Hass- und Zerstörungspotenzial gegenüber Frauen verborgen halten. Er lieferte in der Konfrontation mit einer weiblichen Therapeutin unterschiedliche dramatische Szenarien zur Tötung der beiden Frauen. Später behauptete er, dass er zusammen mit einem homosexuellen Partner die Taten begangen habe. Irgendeine Entaktualisierung oder Entschärfung der destruktiven Problematik war über Jahrzehnte nicht zu erkennen. Uwe L. entsprach dem Bild des sexuell getriebenen Serienmörders, dem es eigentlich um das (vermutlich mit sexueller Erregung unterlegte) Töten geht, und zwar des Tötens durch Erwürgen – fünf lange Minuten lang einen Menschen sterben sehen, seinen Todeskampf, seine Auflehnung, die krampfhaften Zuckungen des schon bewusstlosen Körpers – und sich selbst dabei allmächtig und unsterblich zu fühlen. Für den Täter fünf grandiose Minuten der Selbstfeier, der Erhebung über die Nichtigkeit des Daseins.

Jürgen K.: Den Gewaltexzess genießen

> No mercy. Die langdauernde grundlose Misshandlung eines 15-Jährigen vor den Augen anderer Jugendlicher. Und im Ausgang aus der Jugendhaft die brutale Ermordung eines noch verbliebenen väterlichen Freundes – für Geld und eine Fahrt an die Ostsee. Weit grandioser als die Beute ist das Erlebnis der Allmacht im Töten.

Sein Vater war Alkoholiker, gewalttätig, schlug Frau und Kinder. Die Mutter ließ sich scheiden, als er 5 Jahre alt war, war aber auch mit ihren beiden Söhnen überfordert. Der ältere Halbbruder kam ins Heim. Er selbst war ein „Early Starter“ mit sehr frühen Auffälligkeiten wie ungewöhnliche Aggressivität, Unruhe, Zappligkeit, einer extremen Neigung zu Trotz und zu Lügen. Trotz normaler Intelligenz hatte er massive Lernschwierigkeiten und kam auf die Hilfsschule, wo er sich weiter vornehmlich prügelte, den Unterricht schwänzte und derweil Diebstähle beging. Die Mutter verhinderte die Heimunterbringung auch dieses Kindes. Nach dem Abschluss der achten Klasse keine Ausbildung, vielmehr befindet er sich seither, mit insgesamt zwischendurch maximal zwei Jahren in Freiheit, durchgängig in Haft.

Nachdem er zuvor schon wegen jugendtypischer Delikte wie Diebstahl und Fahren ohne Fahrerlaubnis verurteilt worden war, tötete Jürgen K. kurz vor seinem 19. Geburtstag einen 15-jährigen Trebegänger Alex, der für ihn Autoradios gestohlen hatte und zu einer Clique von Jugendlichen gehörte, die für ihn arbeiteten. Jürgen K. lebte die ganze Zeit von Straftaten und wohnte bei seiner „Verlobten“.

Er hatte den Jungen zunächst vor den Augen seines jüngeren Bruder verprügelt. Nachts traf er zufällig wieder auf Alex, der mit seiner Freundin und einem Heranwachsenden in einem Auto saß. Er forderte alle zum Aussteigen auf. Etwas verzögert verließ Alex das Auto, lief rückwärts, mit erhobenen Händen. Jürgen K. folgte ihm und begann mit Fäusten auf ihn einzuschlagen und mit Füßen nach ihm zu treten. Der Jugendliche ging auf einem nahegelegenen Rasenstück zu Boden, weinte und krümmte sich vor Schmerzen; Jürgen K. ließ zunächst von ihm ab. Es kamen nun andere Jugendliche hinzu. Als einer von diesen mit Alex redete, trat Jürgen K. dazu, holte mit dem Fuß aus und trat mit voller Wucht mit dem Spann seines Fußes gegen den Hals des 15-Jährigen. Er verursachte eine tödliche Verletzung der Halsschlagadergabelung. Der Oberkörper des Jungen flog nach hinten und schlug mit dem Hinterkopf auf eine steinerne Rasenumrandung auf. Alex war sofort bewusstlos, atmete nur noch röchelnd und verstarb kurz darauf. Jürgen K. versetzte ihm noch zwei Ohrfeigen mit der Bemerkung, das Theater sei nun zu Ende, er könne wieder aufstehen. Als die anderen bemerkten, dass der Jugendliche tot war, drängten sie darauf, Hilfe herbeizuholen, woraufhin Jürgen K. schließlich aus einer nahegelegenen Telefonzelle den Notarzt anrief. Ihm wurde eine Blutprobe genommen, er hatte null Promille.

Der Gutachter in dem Jugendgerichtsverfahren beschrieb einen dissozial geprägten, geltungsbedürftigen, zu ständigem Lügen neigenden Heranwachsenden, der sich eher als Opfer des ganzen Geschehens sah. Er wurde zu einer Jugendstrafe von 5 Jahren und 3 Monaten verurteilt, wegen Körperverletzung mit Todesfolge. Die Strafe verbüßte er vollständig; mit 24 Jahren war er wieder auf freiem Fuß.

Vier Monate nach Haftentlassung beging er zusammen mit anderen Einbruchsdiebstähle und entriss älteren Frauen auf der Straße ihre Handtaschen. Elf Monate nach der Haftentlassung wurde er wieder festgenommen und wegen dieser Delikte zu einer Freiheitsstrafe von 2 Jahren und 9 Monaten verurteilt. Aufgrund einer weiteren Verurteilung wurde dann schließlich eine Gesamtfreiheitsstrafe von 3 Jahren und 7 Monaten festgesetzt.

20 Monate vor Haftende erhielt er seinen ersten Ausgang und entschloss sich bereits im Vorfeld, diesen zur Flucht zu nutzen. Für die Flucht brauchte er Geld und ein Auto. Er entschloss sich, dies vom späteren Tatopfer zu besorgen, einem 56-jährigen, sexuell auf männliche Jugendliche orientierten Herrn Z., den er seit frühester Kindheit kannte und der für ihn eine Art Vaterersatz gewesen sein soll. Nach den gerichtlichen Feststellungen hatte es aber keine sexuellen Übergriffe von Z. gegeben. Jürgen K. war heterosexuell orientiert. Im Ausgang verbrachte er den Nachmittag bei seiner Freundin und traf schließlich wie verabredet abends in der Wohnung von Z. ein. Er bat Z., ihm für einen Kurztrip an die Ostsee sein Auto zu leihen. Dieser lehnte erwartungsgemäß ab. Daraufhin schlug er ihm mehrfach mit der Faust ins Gesicht und eine Bierflasche auf den Kopf, sodass der Mann über einen Hocker fiel, der unter seinem Gewicht zusammenbrach. Jürgen K. nahm ein abgebrochenes Hockerbein und schlug damit mehrmals wuchtig auf den Kopf des Opfers ein. Dann versetzte er dem auf dem Bauch liegenden Mann mit einer Schere mehrere Stiche in den Rücken. Er zog ihm die Hose aus, schlang die Hosenbeine um den Hals seines noch lebenden Opfers und strangulierte es bis zum Todeseintritt. Der Rechtsmediziner

stellte später unter anderem Zertrümmerung des Unterkiefers und des Oberkiefers fest sowie massive Halskompressionen.

Offenbar hatte Jürgen K. mit der Gewaltanwendung die PIN-Nummer des Opfers erpresst. Er nahm dessen Autoschlüssel und Bankkarte an sich und verließ mit dem Auto von Z. den Tatort, wobei er auch diverse Wertgegenstände und ca. 2.000 DM Bargeld mitnahm. Noch am gleichen Tag konnte er 1.800 DM Bargeld am Automaten abheben. Er fuhr erneut zu seiner ehemaligen Verlobten, die ihm jedoch nicht öffnete. Dann traf er Kumpel, vor denen er mit dem Bargeld von insgesamt ca. 4.000 DM protzte. Er behauptete, er habe jemanden aufgesucht, der ihm noch 30.000 DM schulde. Nach Mitternacht begab er sich erneut zu einem Bankautomaten und hob nochmals 2.000 DM ab. Er fuhr zu seiner ehemaligen Verlobten, die er zu überreden versuchte, mit ihm an die Ostsee zu fahren, was diese zunächst ablehnte. Er fuhr dann mit einem Kumpel an die Ostsee, wo er sich mit ihm und der schließlich doch noch eingetroffenen Ex-Verlobten ein paar schöne Tage machte.

Neun Tage nach der Tat wurde er bei dem Versuch, erneut Geld abzuheben, von Polizeikräften vorläufig festgenommen. Er beschuldigte nun seinen Kumpel der Tötung des Mannes. Erst als diesem ein Alibibeweis gelang, gestand er, die Tat allein begangen zu haben. Er behauptete nun aber, an jenem Abend habe ihn der Mann sexuell bedrängt, habe ihn mit Gewalt zum Sex zwingen wollen, wogegen er sich nur gewehrt habe, wodurch es dann zu der Tat gekommen sei. Die Schwurgerichtskammer wollte allerdings nicht glauben, dass das deutlich schwächere und auf Jugendliche stehende Opfer versucht haben könnte, ihn zu vergewaltigen. Zeugen wie auch Sachverständige waren beeindruckt von den pseudologistischen Fähigkeiten des Täters, der auf hohe Punktwerte in der Psychopathy-Checklist kam und so etwas wie Reue oder Erschütterung über seine Tat nicht erkennen ließ. Es gab lebenslang.

Mariusz P.: Wiederholtes Zustechen mit dem Survival-Messer

> Ein durchgehend dissoziales Leben. Drei Tote, eine Frau und zwei Männer, weitere gewaltsame Übergriffe auf Trinkkumpanen, und erstaunliche Gerichtsurteile.

Die erste Tötung in betrunkener Geilheit traf eine alte Wohnungsnachbarin. Dann erstach er von hinten einen Obdachlosen und wurde wegen Notwehr freigesprochen. Beim dritten Mal erstach er wieder aus Verärgerung einen Trinkkumpan und versuchte es erneut mit Notwehr, diesmal vergeblich. Er hat sich auch später seiner Taten bei Drohungen, auch Frauen gegenüber, gebrüstet: Er habe schon zwei umgebracht, sie werde die nächste sein. Obdachlose Säufer sind würdelos, aber wer tötet, ist ein Kerl.

Mariusz P. wurde als ältestes Kind eines polnischen Maschinenschlossers und einer deutschstämmigen Krankenschwester 13 Jahre nach Kriegsende in Pommern geboren. Als er 15 war, übersiedelte die Mutter mit zwei jüngeren Geschwistern nach West-Berlin, er blieb mit einer Schwester beim alkoholabhängigen Vater, zeitweise bei einer Tante in Krakau, wo er mit Ach und Krach nach zweimal Sitzenbleiben den Abschluss der 8. Klasse schaffte. Eine Bergmannslehre brach er nach der Zwischenprüfung ab, jobbte als Eisverkäufer, Kellner, in einer Bäckerei und als Fischverkäufer. Mit 18 kam er zusammen mit dem Vater nach West-Berlin, lernte Deutsch, trank recht viel Alkohol aber noch relativ kontrolliert, er hatte in den nächsten 5 Jahren 25 Arbeitsstellen.

Der Vater war bereits ein Jahr später bei einem Besuch in Polen verhaftet und zu einer langjährigen Haftstrafe verurteilt worden; Mariusz P. sah ihn nicht wieder. Die Ehe der Eltern wurde geschieden. Auch der Kontakt zur Mutter und zu den Schwestern brach schließlich vollständig ab, nachdem eine Schwester ihn der Vergewaltigung bezichtigt hatte; er erreichte einen Freispruch.

Es gab eine Verlobung, eine Fehlgeburt, die Beziehung scheiterte, auch an seinem Trinken. Mit Drogen oder Medikamenten hatte er nie was am Hut, er war auch nie ernstlich krank. Finanziell war er zunehmend schlechter dran, beging Diebstähle, wohnte bei Freunden zur Untermiete, wurde mit 26 Jahren wohnungslos. Er bekam dank einer Verurteilung zu einer Bewährungsstrafe wegen fahrlässiger Trunkenheit im Straßenverkehr und vorsätzlichen Vollrausches eine Bewährungshelferin, die ihm eine Wohnung beschaffte im Wedding.

Es war dies genaugenommen eine Wohnungshälfte mit gemeinsamer Diele mit der 72-jährigen Berta R; auf seiner Seite war ein Duschbad mit WC, das Frau R. mitbenutzen durfte, die nur eine Außentoilette hatte. Dafür durfte er bei ihr fernsehen.

Die alte Frau sorgte mütterlich für den 26-Jährigen. Angeblich hatten sie auch Sex miteinander, aber das gehört zu den vielen Geschichten von Mariusz P., die nur das Landgericht Berlin zu glauben vermochte. Es glaubte ihm auch, dass beide sich zerstritten hatten, weil Frau R. ihn sexuell beleidigt habe als „Schlappschwanz“, und dass er ihr deswegen die Nutzung seiner Dusche untersagt habe.

Als sie ihm zudem eines Tages im Oktober 1984 gesagt habe, er werde sicher auch heute keine Arbeit finden, sei er so verärgert gewesen, dass er deswegen (wie jeden Tag) zu viel getrunken habe und in eine Schlägerei geraten sei. Er hatte eingenässt, kam schließlich gegen 21 Uhr heim und stellte fest, dass Frau R. verbotswidrig seine Dusche benutzte. Laut Landgericht Berlin beleidigte Frau R. den mit realistisch 3,2 Promille BAK alkoholisierten jungen Mann erneut als Schlappschwanz und ohrfeigte ihn, weshalb er zum Zorne gereizt eine im Badezimmer liegende Haushaltsschere ergriff und mit dieser 79-mal auf Frau R. einstach; er ließ die Schere schließlich in ihrem Hals stecken. Das Gericht erkannte auf einen „minder schweren Fall“ des Totschlags.

Als die Leiche zwei Stunden später im Bad gefunden wurde, trug Frau R. Lockenwickler, einen BH und eine bis zu den Knien heruntergezogene Strumpfhose, sonst nichts. Dass die Sache ganz anders gelaufen sein könnte, dass Mariusz P. Frau R. nur mit BH und Strumpfhose bekleidet im Bad angetroffen haben könnte und in alkoholischer Geilheit zunächst einen – erstmaligen – sexuellen Annäherungsversuch gemacht haben könnte, den die Frau abwehrte, woraufhin es zum Gerangel und zum Ergreifen der daliegenden Schere gekommen wäre, wird im Urteil nicht erörtert.

Mariusz P. hatte die Tat geleugnet und behauptet, bei der Heimkehr in die Wohnung sei er von zwei finsteren Gestalten niedergeschlagen worden. Dann habe er die massiv blutende Frau R. gesehen, ihren Puls gefühlt, sich so beblutet und sei in eine Wirtschaft gelaufen, um die Polizei zu alarmieren. Danach wurde die Aussage schrittweise der Beweislage angepasst, bei Gericht gestand er die Tat (so, wie sie abgeurteilt wurde). Ein Psychiater gab ihm für die Berauschung eine verminderte Schuldfähigkeit, wegen seiner erheblichen Alkoholgewöhnung und seiner Leistungsfähigkeit in den Stunden nach der Tat wurde Vollrausch zutreffend verneint. Minder schwerer Fall plus § 21 StGB ergab vier Jahre und sechs Monate Freiheitsstrafe für dieses erste von drei Tötungsdelikten.

Kurz vor der Wende war der nun 31-Jährige wieder in Freiheit, obdachlos, hatte all seine Habe in Plastiktüten bei sich. Nach zwei Monaten brach er einem Trinkkumpan das Nasenbein, das brachte ihm (ein Jahr später) sechs Monate zur Bewährung ein.

Knapp 3 Monate nach Haftentlassung tötete er abends im Oktober 1989 nach reichlich Alkoholkonsum am Tegeler Hafen seinen 52-jährigen Trinkkumpanen Helmut S. mit mehreren Messerstichen in den Rücken, weil der ihn zu bestehlen versucht hatte; das Opfer stürzte ins Tegeler Fließ und versank; zwölf Tage später wurde es im Wasser treibend aufgefunden. Der Tod war jedoch infolge Durchstechung der Aorta eingetreten. Mariusz P. kam beim Landgericht Berlin mit einer Notwehr-Version durch und wurde freigesprochen.

Nachdem er sechs Jahre später einer Freundin die Wahrheit gestanden hatte (die angesichts der Messerstiche in den Rücken vielleicht schon früher erkennbar gewesen wäre), kam es zum Wiederaufnahmeverfahren, und er wurde 10 Jahre später – nach seinem dritten Tötungsdelikt – wegen Totschlags unter Einbeziehung einer anderen Verurteilung wegen zwei Körperverletzungsdelikten (8 Monate) zu einer Freiheitsstrafe von fünf Jahren verurteilt.

Er blieb also zunächst auf freiem Fuß. Im Sommer 1990 gab es wilde Streitereien mit Mittrinkern. Er warf erst mit einem Ziegelstein, dann mit einem Topf heißer Suppe. Er hielt einer Frau ein Messer an den Hals und drohte, das nächste Mal steche er sie ab. 14 Monate Freiheitsstrafe, voll verbüßt. Diebstähle, sieben Monate. Mit 3,3‰ Bedrohung eines Polizisten mit dem Tode, außerdem schlug er auf der Straße einer Frau ins Gesicht, später einem Trinkkumpan in den Magen. Acht Monate zur Bewährung.

Er machte neun Monate eine Umschulung zum Lagerarbeiter, dann lebte er von Sozialhilfe und Gelegenheitsarbeiten. 1994 lebte er mit einer alkoholabhängigen Frau zusammen, ein Jahr später wurde ein Kind geboren, das schließlich das Jugendamt in seine Obhut nahm; nach zwei Jahren ging die Beziehung in heftigen Streitigkeiten auseinander.

Im Juni 1996 wohnte er wieder allein, trank viel, traf in einem türkischen Imbiss das spätere Tatopfer. Erst war man noch zu viert, Mariusz P, war laut, schwadronierte, zeigte sein Klappmesser vor. Nach Mitternacht begleitete ihn nur noch Robert T. zum Weitertrinken in seine Wohnung. Um 2.22 Uhr stach M. sein Überlebensmesser mit 23 cm langer Klinge dem Gast wuchtig in die Brust, schon dieser Stich war tödlich. Das Opfer erhielt noch einen zweiten Stich in den Rücken und starb umgehend. Den Gedanken einer Leichenbeseitigung verwarf Mariusz P. sofort, er versuchte es wieder mit „Notwehr", beschuldigte seine ehemalige Geliebte, sie hätte einen Killer auf ihn gehetzt.

Er wurde gleichwohl einen Tag später festgenommen, die BAK von 2,6‰ bei der nachmittäglichen Festnahme wurde als Tatzeit-BAK unterstellt, und er erhielt abermals wegen alkoholischer verminderter Schuldfähigkeit eine

Strafmilderung. Er wurde nun, 1997, wegen Totschlags zu zehn Jahren verurteilt. Hinzu kam dann 1999 die Verurteilung wegen des zeitlich vorangehenden, zweiten Tötungsdelikts.

Nach Vollverbüßung kam er wieder auf freiem Fuß und wurde recht intensiv betreut. Er schien zu wackeln, lernte dann aber eine reiche Frau kennen und wurde ihr Hausmeister und Liebhaber.

Dennis F.: Ohne Selbstachtung – Ständige Gewalt gegen Schwache

> Privilegiert durch wiederholte Zuerkennung von Vollrausch. Spezialist für das Schlagen, Quälen und Demütigen Schwächerer: Alte, Körperbehinderte, Kinder, Betrunkene. Einen Trinkkumpanen zu Tode gequält – Freispruch wegen Vollrausch, ein Jahr Entzugsklinik. Sechs Monate später einen älteren betrunkenen Obdachlosen zu Tode gequält – Gutachter verlangt wieder Freispruch wegen Schuldunfähigkeit. Stattdessen 5 Jahre plus Sicherungsverwahrung. Dank Gerichtshof in Straßburg mit schlechter Prognose aus der Sicherungsverwahrung entlassen, ist er umgehend wieder in der Alkoholikerszene und gewalttätig und kehrt dann zurück hinter Gitter.

Dennis F. hatte erst sehr viel Glück mit den milden Berliner Richtern der späten 80er-Jahre, welche die strenge Nachkriegsgeneration abgelöst hatten und vom Resozialisierungsgedanken beseelt waren. Für seine erste Tötung gab es Freispruch plus Entziehungsbehandlung, für das zweite Tötungsdelikt, nach dieser Behandlung, wurde er zunächst wieder wegen Vollrausches freigesprochen und nicht einmal für den Vollrausch bestraft; nach Revision beim Bundesgerichtshof gab es dann aber doch die Höchststrafe von 5 Jahren für einen (höchst fragwürdigen) Vollrausch plus Sicherungsverwahrung.

Dabei hatte Dennis F. keine schlechten Startbedingungen gehabt: In geordneten Familienverhältnissen geboren, der Vater Abteilungsleiter in einem großen Konzern, die Mutter Hausfrau, der ältere Bruder wurde beruflich erfolgreich. Keiner in der Familie hatte Alkoholprobleme. Dennis F., normal intelligent und gesund, fiel ab Beginn der Pubertät durch mangelndes schulisches Interesse, dissoziale Peers, Schwänzen, Stehlen auf. Er wurde mit 12 Jahren vom Jugendamt in einem Heim in Bayern untergebracht, wo er schließlich nach der 10. Klasse den Realschulabschluss machte. Er begann eine dreijährige Bäckerlehre, kehrte aber schließlich ohne Abschluss mit 19 Jahren in seine Heimatstadt zurück. Seit dem Alter von 18 Jahren hatte er einen übermäßigen Alkoholkonsum, er lebte von Sozialhilfe und wurde fortlaufend straffällig. Er befand sich nur noch selten für einige Monate in Freiheit.

Schon gleich nach Eintritt in die Strafmündigkeit hatte er als 14-Jähriger wegen eines Raubdelikts 3 Tage Jugendarrest bekommen. Wenig später wurde Fürsorgeerziehung angeordnet. Der Jugendliche beging, noch als 14-Jähriger, eine gemeinschaftliche Körperverletzung (3 Wochen Jugendarrest), es folgten in rascher Folge Verfahren wegen Diebstahls, mit 18 dann gemeinschaftlicher schwerer Raub (3 Jahre 6 Monate Jugendstrafe): Er überfiel mit zwei Mittätern eine 80-jährige Frau in ihrer Wohnung, bedrohte sie mit einer Gaspistole, und sie erbeuteten 360 DM. Er war nun erstmals 2 Jahre und 9 Monate in Haft, wurde mit 22 Jahren entlassen.

Es folgten Verurteilungen wegen Diebstahls, wegen eines Vollrausches während der Haft. Nach Haftentlassung beraubte er mit zwei anderen einen körperbehinderten Mann und erbeutete 20 DM, Zigaretten und Feuerzeug. Wieder eineinhalb Jahre Haft. Diebstähle folgten, Exkulpation wegen Vollrausch wurde gern angewandt. Es war die Zeit, wo man aufgrund vermeintlicher neuester Erkenntnisse des 4. Strafsenats des BGH mit geschätzten BAK-Werten über 2,5‰ in den Genuss der aufgehobenen Schuldfähigkeit kam und nur noch wegen Vollrausches verurteilt werden konnte.

Der 27-Jährige überfiel mit einem Mittäter in einem Bus einen 14-jährigen Schüler, der über seinen Walkman Musik hörte. Als dieser angab, kein Geld zu besitzen, forderte Dennis F. drohend den Walkman und zerriss die Jacke des 14-jährigen. Er bedrohte und ohrfeigte ihn auf der gesamten Fahrtstrecke bis Spandau. Hier wurde mal kein Vollrausch angenommen, und zusammen mit anderen aufgelaufenen Sachen war er dann 3½ Jahre in Untersuchungs- und Strafhaft. Es gab weitere Diebstahlsdelikte, auch diese nach gerichtlicher Einschätzung im Vollrausch begangen.

Mit 32 Jahren beging er sein erstes Tötungsdelikt, im Alkoholiker-Milieu. Mit Rückenstärkung durch einen Mittäter verletzte er – wie stets alkoholisiert – einen 43-jährigen Trinkkumpan durch Tritte mit seinen Cowboystiefeln so massiv, dass dieser daran verstarb. Er wurde begutachtet, und der grundgütige Psychiater sah in dem länger dauernden Tatgeschehen einen Vollrausch, legte dem Gericht zudem nahe, dem Täter wegen seines Alkoholismus auch für den Vollrausch Schuldunfähigkeit zuzubilligen. Es gab tatsächlich keine Strafe, sondern ausschließlich eine Unterbringung in einer Entziehungsanstalt, die 21 Monate lang vollzogen wurde, unterbrochen von Fluchtzeiten, in denen er weiter heftig trank. Die Maßregel wurde schließlich wegen Erfolglosigkeit für erledigt erklärt und Dennis F. entlassen; eine Begleitstrafe hatte ja nicht vorgelegen.

Nach der Entlassung aus der Entziehungsanstalt wohnte Dennis F. offiziell bei seiner ehemaligen Freundin, geriet jedoch sehr schnell wieder in das obdachlose Alkoholiker-Milieu und machte „Platte". Er trank in massivem Umfang Alkohol. Per Zufall begegnete er ein halbes Jahr später einem Obdachlosen, den er einlud, mit ihm in einer besseren, nämlich seiner „trockenen" Platte in einer Schutzhütte in einem Park zu übernachten. Dort hatte sich an diesem Sommertag jedoch bereits ein anderer 55-jähriger Alkoholiker W. in betrunkenem Zustand auf einer der Bänke niedergelassen. Dennis F. ärgerte sich über den Eindringling und erklärte: „Der Opa muss weg, das ist meine Platte." Im Laufe der Nacht quälte und misshandelte er Herrn W. durch Faustschläge, zog ihm die Hosen aus, förderte dabei 80 DM zutage, die er sich einsteckte. Schließlich forderte er seinen Begleiter auf, ebenfalls zuzuschlagen, was dieser zwei oder dreimal tat. Dann prügelte wieder Dennis F. auf das Opfer ein, das ihn anflehte und ihm viel Geld versprach. Er versenkte die Bekleidung des Mannes im Parkteich. In der Zeit hatte der Mittäter Herrn W. eine Bierflasche zum Trinken gegeben. Zurückgekehrt, nahm Dennis F. ihm die Bierflasche weg, steckte ihm den Flaschenhals in den Mund und hielt ihm die Nase zu. Inzwischen war es 4 Uhr morgens. Dennis F. entschloss sich jetzt, W. zu töten, und setzte mit einem Unterarm einen Würgegriff an dessen Hals an, der das rechte obere Kehlkopfhorn des Opfers brach und zum Tod durch Ersticken führte.

Dennis F. wurde zwei Wochen später bei einem erneuten Raubüberfall festgenommen, bei dem er mit einem Mittäter ein Raubopfer zusammenschlug und zusammentrat (dieses Verfahren wurde im Hinblick auf das Mordverfahren arbeitssparend eingestellt).

Das Landgericht war angesichts der Tatsache, dass bei Dennis F. öfters Blutalkoholkonzentrationen von 3 bis 4‰ in den Abend- und Nachtstunden festgestellt worden waren, des Glaubens, dass dies auch in jener Nacht so gewesen sein müsse. Ungeachtet des nach den Urteilsfeststellungen weitgehend unbeeinträchtigten Leistungsverhaltens, das auf einen Vollrausch unverdächtig war, glaubte das vom gleichen Sachverständigen wie beim letzten Mal beratene Gericht an Schuldunfähigkeit und Vollrausch. Entgegen dem Wunsch des Sachverständigen erhielt er aber diesmal die Höchststrafe von 5 Jahren wegen Vollrausch plus Sicherungsverwahrung.

In Haft gab es später wegen eines Fluchtversuchs 6 Monate wegen Gefangenenmeuterei und Sachbeschädigung (eines Gitterstabes). Seit dem

18. Geburtstag war er bis zum zweiten Tötungsdelikt mit 36 Jahren siebenmal in Freiheit, insgesamt 2 Jahre und 5 Monate lang. Die längste Zeit in Freiheit – 8 Monate – lag vor seinem ersten Tötungsdelikt.

Ein anderer Gutachter sprach sich für den Vollzug und dann auch die Fortdauer der Sicherungsverwahrung aus und erklärte, dass Dennis F. auch in Zukunft unter Alkohol Gewalttaten begehen werde. Er habe den Drang, Macht auszuüben, um darin Selbstbestätigung zu finden. Seine Aggressionen wurzelten in einem irrationalen Hass gegen eine als feindlich empfundene Umwelt. Es bestehe eine permanente Gewaltbereitschaft, die er in alkoholenthemmtem Zustand auslebe. Die Gewalt habe sich in der Vergangenheit immer gegen unterlegene Dritte gerichtet, die er darüber hinaus mit Hilfe eines Mittäters regelrecht schikaniert habe. Die Opfer waren ein Obdachloser, ein argloser Bekannter des Mittäters, ein angetrunkener Behinderter, eine 80-jährige alleinstehende Frau. Die Geschädigten waren jeweils wehrlos seinen Einwirkungen ausgeliefert. Es sei jeweils ein Hang zur Machtausübung und zum Gewaltüberschuss sichtbar geworden. So habe er den später Getöteten über Stunden misshandelt, habe von dem Behinderten auch nicht abgelassen, als dieser nichts Wertvolles mehr am Körper trug, und er habe den 14-jährigen über einen längeren Zeitraum bedroht.

Nach dem Straßburger Urteil über die nachträgliche Entfristung der Sicherungsverwahrung wurde Dennis F. trotz schlechter Prognose nach mehr als 10 Jahren aus der Sicherungsverwahrung entlassen. Er war als erster wieder zurück (die meisten anderen konnten sich, intensiv betreut. draußen halten). Er hatte eine alkoholabhängige Freundin gefunden, und er beging bald Körperverletzungen, unter anderem zum ewigen Thema: Wer steht mal auf und holt und bezahlt Nachschub?

Robert V.: Ein mäßig angepasster Töter

> Jüngster Sohn aus geordnetem Elternhaus mit früh beginnender, intensiver dissozialer Entwicklung. Das Töten scheint ihm leicht zu fallen und wird nicht ernsthaft geahndet. Insgesamt 13 Jahre für drei Tötungsdelikte, das erste als Stricher mit 16.

Er stammte aus einer westdeutschen Großstadt. Er wuchs als jüngstes Kind in einem geordneten, intakten Elternhaus auf. Der Vater war Handwerker mit Festanstellung, die Mutter Hausfrau. Die beiden älteren Brüder zeigten keine Auffälligkeiten und waren in ihrem Erwachsenenleben sozial gut integriert. Die Eltern kümmerten sich um ihren jüngsten Sohn, stellten ihn im Alter von acht Jahren wegen Bettnässens in der Kinder- und Jugendpsychiatrie vor und waren auch beharrlich um ihn bemüht, als die Verhaltensauffälligkeiten in der Pubertät eskalierten. Sie schlossen daheim alles Wertvolle ein, damit er es nicht stehlen würde. Als er in der Schule mit 15 wegen seiner Renitenz nicht mehr tragbar war und immer häufiger tagelang verschwand, bemühten sie sich um Heimunterbringung und Ausbildung. Alle Maßnahmen scheiterten. Der 15-jährige tauchte in der Großstadt unter und wurde in den nächsten Jahren in einem breiten Spektrum straffällig, allein und mit anderen.

Die erste Tötung beging er 1972 im Alter von 16 Jahren. Zu dem Zeitpunkt lebte er auf der Straße und finanzierte seine Diskothekenbesuche als Stricher. In der Disko lernte er einen homosexuellen Mann kennen und ging mit in dessen Wohnung. Er erschlug den Mann, indem er ihm mit vorgefundenen Gegenständen den Schädel zertrümmerte. Er nahm Geld und Wertgegenstände mit, legte zur Verwischung seiner Spuren Feuer in der Kellerwohnung des Mietshauses und ging von dem erbeuteten Geld geradenwegs in die Disko. Der Verdacht fiel schnell auf ihn. Das Tötungsdelikt wurde von dem erkennenden Gericht mehr als zwei Jahre nach der Tat als Notwehr „des Jungen" gegenüber dem bedrängenden Homosexuellen (durchgängig im Urteil: „der Marokkaner") interpretiert und nicht geahndet. Für die gefährliche Brandstiftung und Unterschlagung der ihn enttäuschenden Beute von angeblich nur 7 DM wurde eine Jugendstrafe ausgesprochen. Er war dann aber bis zum Alter von 22 Jahren überwiegend wegen anderer Delikte in meist offen geführten Institutionen untergebracht.

Drei Wochen nach dem Tötungsdelikt beteiligte sich der 16-Jährige an der Vergewaltigung eines 15-jährigen Mädchens. Mittäter waren zwei Männer im Alter von 25 und 26 Jahren. 17-jährig attackierte er zusammen mit einem anderen einen Mann mit einem Knüppel, um ihn zu berauben. Mit 17 kam er so erstmals in die Jugendhaftanstalt, wo er nach zwei Jahren flüchtete; erst nach Monaten wurde er wieder festgenommen. Mehrfach entzog er sich im Freigang. Er wurde wegen des Einbruchs in eine Tankstelle verurteilt. Er schloss dann in der Jugendhaftanstalt eine Ausbildung zum Buchbinder mit der Gesellenprüfung ab und erhielt durchaus sympathiegetragene Bewertungen.

1978 setzte bei dem mittlerweile 22-Jährigen eine Zeit scheinbarer Konsolidierung ein. Er arbeitete für fünf Jahre an verschiedenen Arbeitsplätzen.

1982 heiratete er eine zwei Jahre ältere Frau, die sich in den folgenden acht Jahren als treusorgend, fleißig und duldsam erwies, und er begann, an Automaten zu spielen.

Ein Jahr nach der Eheschließung fuhr er an einsamer Stelle eine 21-jährige Radfahrerin an, schleifte sie in den Wald und zog sie aus. Als sie schrie, würgte er sie, sodass später Würgemale sichtbar waren. Die hierfür ausgesprochene Strafe von vier Jahren verbüßte er bis zum Zweidrittel-Termin; die Bewährungsauflagen ignorierte er. Die Ehefrau erfuhr durch das Verfahren erstmals von seinen früheren Straftaten, hielt aber auch während der dreijährigen Haftzeit an der Ehe fest.

Er lebte nun also weiter mit seiner Frau zusammen, arbeitete für vier Jahre in einer Schreinerei und intensivierte sein Automatenspiel. 1990 führte seine Weigerung, in der Schreinerei schwere Sachen zu heben („Rücken") zur Kündigung, sodass nur noch das Gehalt der Ehefrau, einer Wäschereiarbeiterin, blieb, um Haushalt und Spielen zu finanzieren. Das Ehepaar stritt nun öfter. Die Frau schloss eine Lebensversicherung ab. Ob er sie dazu gedrängt hatte, blieb unklar.

Eine Woche später tötete er seine Ehefrau mit Schlägen, Tritten und durch Drosseln und Würgen. Er hatte an dem Abend sein ganzes Geld verspielt, als er heimkam, könnte die Ehefrau ihm Vorhaltungen gemacht haben. Die unbekleidete Leiche, an der er auch jeglichen Schmuck entfernt hatte, vergrub er notdürftig in einem nahen Wäldchen und meldete seine Frau überzeugend tränenreich als vermisst. Nach sechswöchiger Untersuchungshaft entlassen, begann er, Heroin zu konsumieren, holte sich eine Prostituierte und später auch einen Drogendealer in die Wohnung.

Diesen Mann tötete er nach einer Woche durch Schläge mit dem Hammer auf den Kopf und durch Stiche mit einem Butterfly-Messer. Die Leiche verbarg er im Bettkasten. Fünf Tage später wurde sie entdeckt. Zu den Hintergründen dieses Tötungsdelikts behauptete er, es habe Streit zwischen den beiden Mitbewohnern gegeben, weil die Frau den Dealer bestohlen hatte, der ihr daraufhin mit dem Tode gedroht habe. Er habe die Frau schützen wollen, weshalb er den Mann getötet habe. Die Tötung der Ehefrau hingegen leugnete er durchgehend.

Die beiden Taten gegen die Ehefrau und den Dealer wurden jeweils als Totschlag abgeurteilt und mit einer Gesamtfreiheitsstrafe von 13 Jahren geahndet. Die Frage der Sicherungsverwahrung wurde nicht gestellt.

Schließlich in der Sozialtherapie untergebracht, war der rede- und kontaktfreudige, aber oberflächliche Mann nicht zum Nachdenken zu bewegen.

Seine Darstellungen zur Biografie waren wenig überzeugend und zeigten die Tendenz, sich als Opfer widriger Umstände und insbesondere bösartig handelnder Menschen zu sehen.

Er fand in der Haft schnell eine neue Partnerin, die auch zu Langzeitbesuchen kam. Zu den Eltern bestand kein Kontakt mehr. Angeblich hat der Vater die neue Freundin vor ihm gewarnt. Am Ende der Haftzeit wurde er in Freiheit entlassen.

Axel S.: Gelernte Gemütlosigkeit – Und ein allzu später Vereinsmeier

Töten zur sexuellen Überwältigung von Frauen, Töten zur Verdeckung von Vergewaltigung, Raubmord ohne sexuelles Teilmotiv, Töten aus Rache und zur Bestrafung von Männern. Sieben vollendete Tötungsdelikte, und im Rückfall in Haft ein versuchter Totschlag.

Axel S. ist ein sogenannter Serienmörder, nicht deswegen erscheint er in diesem Buch. Er ist kein Mann, der aus einer sexuellen Perversion heraus immer wieder gleichartige Taten begangen hätte. Er ist ein exzessiver Gewalttäter. Dabei wirkt der große, vierschrötige, aber keineswegs schlecht aussehende Mann in der Begegnung ganz manierlich. Er ist aber auch ein Mann, der nach zwischenzeitlicher Verurteilung und in Strafhaft im Rückfall zu töten versucht hat, und deshalb gehört er in unsere Fallsammlung. Er wurde zuletzt 1995 festgenommen. Nach vorläufigen Berechnungen kann er frühestens 2035 entlassen werden.

Das Landgericht verurteilte Axel S. im Jahr seiner Festnahme wegen Mordes in Tateinheit mit Raub mit Todesfolge, Mord in Tateinheit mit versuchter Vergewaltigung, Raub mit Todesfolge, Mord in Tateinheit mit Vergewaltigung in zwei Fällen und Vergewaltigung in Tateinheit mit Raub zu einer lebenslangen Gesamtfreiheitsstrafe. Er hatte von Oktober bis Dezember 1983 zwei Frauen zum Zweck der Bereicherung und zwei Frauen zur Verdeckung einer Vergewaltigung getötet und im Juni 1984 eine Vergewaltigung und Raub begangen. Im Oktober 1990 beging er nach einer weiteren Vergewaltigung einen weiteren Verdeckungsmord.

Wegen Totschlags und wegen Mordes in Tateinheit mit Vergewaltigung und mit räuberischer Erpressung sowie schwerer Brandstiftung wurde er 1995 im gleichen Urteil zu einer weiteren lebenslangen Freiheitsstrafe verurteilt. Im Februar 1995 hatte er nach vorangehendem Streit den Vater seiner Partnerin getötet, der zugleich sein Stiefbruder war. Vier Tage später vergewaltigte und tötete er eine Freundin seiner Partnerin und setzte zur weiteren Verdeckung die Wohnung in Brand. Es wurde zudem Sicherungsverwahrung angeordnet. Sieben Tötungsdelikte von 1983 bis 1995, zweimal lebenslang und einmal SV.

2001 verurteilte ihn ein Landgericht wegen gefährlicher Körperverletzung in Tateinheit mit Freiheitsberaubung zu 2 Jahren und 8 Monaten Freiheitsstrafe.

2004 – und deswegen gehört er in unsere Sammlung von Rückfalltötern – verurteilte ihn das Landgericht Berlin wegen versuchten Totschlags zu 10 Jahren Freiheitsstrafe und ordnete erneut Sicherungsverwahrung an. Der damals 42-Jährige hatte vormittags gegen 9.00 Uhr völlig nüchtern in seinem Haftraum den 36-jährigen Mithäftling G. mit den Fäusten zusammengeschlagen und bis zur Bewusstlosigkeit gewürgt, bis er glaubte, ihn getötet zu haben. Gegen 10 Uhr informierte er Justizbedienstete, G. könne „auf seiner Zelle entsorgt werden“. G. erlitt zahlreiche Einblutungen im Gesicht und hatte Würgemale am Hals; es bestand für mehrere Tage Lebensgefahr. Hintergrund der Tat war, dass G. 86 g Haschisch unterschlagen hatte, die für Axel S. bestimmt waren. Am Körper von G. wurde ein Zettel gefunden, auf dem handschriftlich stand: „Ich bin ein Junkie und beklaue, betrüge, belüge Taschengeldempfänger!“

Axel S. wurde als sechstes von sieben Kindern eines dann 34-jährigen Motorenschlossers geboren. Seine leibliche, damals 25-jährige Mutter hat er nicht kennengelernt, da sich die Mutter vom Vater trennte, als er zwei Jahre alt war; die 7 Kinder blieben beim Vater. Die Mutter nahm nie Kontakt zu ihm auf und hatte genügend Kinder mit einem neuen Partner. Als er zwei Jahre alt war, zog der Vater mit der 36-jährigen Stiefmutter zusammen, zu der sich kein gutes Verhältnis entwickelte. Der Vater soll gegen die Kinder autoritär, zuschlagend, ansonsten fleißig, pünktlich und ehrgeizig gewesen sein und verstarb mit 74 Jahren an einer alkoholbedingten Leberzirrhose. Die Kinder strebten schon früh aus dem Haus.

Axel S. wurde zunächst vom Schulbesuch zurückgestellt. Wegen undisziplinierten Verhaltens war er seit Beginn der Pubertät in der Schule nicht mehr tragbar und wurde in die Sonderschule für Lernbehinderte umgeschult, dort aus der neunten Klasse entlassen. Er begann nach der Schule als Arbeiter und wohnte bei Bekannten des Chefs. Nach einem halben Jahr gab er die Arbeit auf. Bald danach beteiligte er sich an einem gemeinschaftlichen Raub mit gefährlicher Körperverletzung. Er kam nun 16-jährig erstmals in Haft. Seitdem waren die Haftzeiten wesentlich ausgedehnter als die Zeiten in Freiheit.

Als Jugendlicher gefährliche Körperverletzung, gemeinschaftlicher Diebstahl, Diebstahl, Gebrauch einer Schusswaffe, Fahren ohne Fahrerlaubnis. Dann also erstmalig Freiheitsstrafe im Alter von 16 Jahren wegen gemeinschaftlichen Raubes und gemeinschaftlichen schweren Raubes, zwei Jahre Jugendhaft. Wenige Monate nach Haftentlassung erneut straffällig, gemeinschaftlicher schwerer Diebstahl, Straßenverkehrsgefährdung, Fahren ohne Fahrerlaubnis: 2 Jahre und 6 Monate.

Nach der Haftentlassung wohnte er bei einem Bruder, bekam ein Zimmer, verrichtete für die Hausbesitzerin Malerarbeiten. Später war er Fußbodenlegerhelfer, Platzarbeiter und Beifahrer. 11 Monate nach Haftentlassung gemeinschaftlicher schwerer Raub: Jugendstrafe von drei Jahren, 2 Jahre und 2 Monate abgesessen, bei der Entlassung war er 22 und noch kein bisschen müde.

Elf Tage nach der Haftentlassung heiratete er die gleichaltrige Gerda, von der er sich aber bereits ein halbes Jahr später wieder trennte. Noch in der Zeit der Ehe, frisch aus der Jugendhaft entlassen, beging der 22-Jährige binnen weniger Wochen die ersten vier der sieben Tötungsdelikte, die schließlich 13 Jahre später abgeurteilt wurden.

Er tötete als erstes seine 77-jährige Vermieterin, um sie auszurauben.

Einen Monat später tötete er die 22-jährige Frau S. Er hatte die ihm bis dato unbekannte Frau in der Nähe seiner Wohnung auf der Straße gesehen. Er versuchte sie zu vergewaltigen, ließ sich von der Frau dann bis zum Samenerguss manuell befriedigen. Dann würgte er die Frau; als sie bewusstlos geworden war, steckte er ihren Kopf in einen Sandhaufen und erstickte sie.

Zwei Wochen später tötete er die 85 Jahre alte Frau F. Auf offener Straße beraubte er nachts die hochbetagte Frau, brachte ihre Handtasche an sich, ließ sie bewusstlos liegen, worauf sie dann in der Nacht an ihren Verletzungen und insbesondere an Unterkühlung verstarb.

Wenige Tage später, an Heiligabend, tötete er morgens um 4.30 Uhr die 62-jährige Frau J. am Rande eines innerstädtischen Kanals. Er folgte der Frau, vergewaltigte sie, würgte sie bis zur Bewusstlosigkeit und steckte dann ihren Kopf in das Wasser des Kanals, bis sie ertrunken war.

Im neuen Jahr ist er dann nach Westdeutschland gegangen, wo er wegen Fahrens ohne Fahrerlaubnis zu einer Geldstrafe verurteilt wurde. Er beging dann im Herbst eine Vergewaltigung, eine versuchte Vergewaltigung sowie räuberischen Diebstahl und wurde zu einer Freiheitsstrafe von vier Jahren verurteilt. Er hatte in einem Süßwarengeschäft eine 44-jährige Angestellte zu vergewaltigen versucht, er wurde durch Kunden gestört. Wenige Tage später vergewaltigte er eine 17-Jährige, die er drei Monate zuvor kennengelernt hatte, die sich aber von ihm getrennt hatte. Er tauchte in den frühen Morgenstunden plötzlich nackt am Bett der Jugendlichen auf, zog ihr die Bettdecke weg, erklärte, sie solle ihm allein gehören, und vollzog mit ihr gegen ihren Willen den Geschlechtsverkehr. Außerdem war er beschuldigt worden, dass er die 64-jährige E. in deren Kiosk gewürgt habe. Einem zu Hilfe eilenden 33-jährigen Mann schlug er ins Gesicht. Dieses Verfahren wurde gemäß § 154 Abs. 2 StPO eingestellt.

Er befand sich dann 1984 bis 1989 fast fünf Jahre lang in Untersuchungs- und Strafhaft. Vier Monate in Freiheit, dann wegen vorsätzlicher Körperverletzung im März 1990 Freiheitsstrafe von einem Jahr. Danach soll eine relativ normale Lebensphase begonnen haben, nachdem er die zwei Jahre jüngere Frau C. kennengelernt hatte und mit dieser zusammengezogen war. Aus dieser Beziehung ging 1991 ein Sohn hervor.

Doch in dieser Zeit – bei der ersten Mordserie war er ja sogar verheiratet gewesen – tötete der 29-Jährige im Jahr 1990 die 58-jährige Frau H. Er vergewaltigte sie, forderte sie dann auf, Wasser in ihre Badewanne einzulassen und sich in die Badewanne zu setzen, wo er sie ertränkte. Auch diese Tat wurde 1996 abgeurteilt.

Wegen einer erneuten Straftat Anfang 1993 wurde er im gleichen Jahr wegen fahrlässigen Vollrausches zu einer Freiheitsstrafe von einem Jahr und acht Monaten und zur Unterbringung in einer Entziehungsanstalt verurteilt. Er befand sich sieben Monate in Untersuchungshaft und exakt ein Jahr in der Maßregel gemäß § 64 StGB und wurde dann entlassen.

Nach der Entlassung tötete er im Alter von nunmehr 34 Jahren seinen 53-jährigen Stiefbruder C., den Vater seiner Lebensgefährtin Frau C., im Rahmen eines Streites. Es war dies zunächst der einzige Mann unter seinen Opfern; die Rückfalltat in Haft richtete sich dann wieder gegen einen Mann. Herr C. hatte ihn ermahnt, keinen weiteren Alkohol zu trinken, woraufhin er in Wut geriet und sich entschloss, Herrn C. zu töten. Er würgte ihn und stieß ihm sein Knie in die Magenkuhle, sodass C. bewusstlos zusammenbrach. Sodann füllte er die Badewanne mit Wasser und ertränkte den Mann. Anschließend nahm er 1.800 DM an sich die dem Getöteten gehörten, und verließ das Haus.

Drei Tage später tötete er die ihm bekannte 34-jährige Frau G. Einem spontanen Entschluss folgend, überwältigte er die Frau in ihrem Wohnzimmer und vergewaltigte sie. Anschließend verlangte er von ihr die Herausgabe ihrer PIN für das Bankkonto. Dann würgte er sie in ihrem Schlafzimmer bis zum Todeseintritt. Er legte im Schlafzimmerschrank ihrer Wohnung Feuer, um die vorangegangene Tötung zu verschleiern.

Was werden die Gutachter über Axel S. gesagt haben? Bei dem 14-Jährigen glaubte man einen IQ von 82 zu messen. Er sei aggressiv gehemmt, verlangsamt und unterdurchschnittlich intelligent. Dissoziale Entgleisungen träten immer wieder auf. Bei dem 24-Jährigen sah man Merkmale einer Fehlentwicklung: Kontaktgehemmtheit, Neigung zu aggressiven Durchbrüchen, jedoch keine schwere seelische Abartigkeit. 1993 bejahte man eine Alkoholabhängigkeit und befürwortete eine Maßregel gemäß § 64 StGB. Der psychiatrische Sachverständige hatte im Mordprozess 1996 eine testpsychologische Untersuchung durchführen lassen, die im HAWIE-R eine sehr inhomogene Leistung ergab mit einem Gesamt-IQ von 72, bei dem jedoch das intellektuelle Leistungsniveau für besser gehalten wurde. Prof. Rasch kam zum Ergebnis, dass keine sexuelle Perversion vorliege und keine sadistische Motivation. Er sei erschreckend gemütsarm, empathielos. Alkohol habe bei keiner der vielen Taten eine relevante Rolle gespielt. Die Persönlichkeit sei gekennzeichnet durch emotionale Instabilität und mangelnde Impulskontrolle, vor allem bei Kritik durch andere (tatsächlich waren die Morde aber keine impulsive wütende Reaktion auf Kritik von anderen, sondern gewollter Abschluss eines Raubes oder einer Vergewaltigung).

Der Verfasser erlebte Axel S. bei zwei Begutachtungen im Abstand von 8 Jahren als einen Mann, der ruhig und selbstsicher Kontakt mit dem Sachverständigen aufnahm und an seiner psychischen Intaktheit keinen Zweifel aufkommen lassen wollte. Er war psychopathologisch ungestört und in seinem Verhalten völlig kontrolliert. Er erklärte, er würde sich selbst gegenwärtig auch nicht aus der Haft entlassen, weil er das Risiko zu groß fände. Da sei zum einen der Trieb, und zum anderen sei bei ihm ja auch die Hemmschwelle für aggressive Taten gesenkt. Gleichwohl hatte man nicht den Eindruck, dass er obsessiven Gewaltphantasien unterliegt, die nach Verwirklichung drängten. Vielmehr präsentierte er sich als ein egozentrischer Mann, der bereit ist, sich auch gewaltsam durchzusetzen und den anderen zu verdeutlichen, dass sie bei ihm mit massiver Gewaltanwendung rechnen müssen.

Insgesamt ergab sich das Bild eines rücksichtslosen, gewalterfahrenen Mannes, der frei von Empathie zu handeln schien und der auch offensiv verteidigte, dass er allein auf seine Interessen schaue, weil ja niemand anderes sonst für ihn eintreten würde und die Anstalt nur gegen ihn arbeite. Er verkörperte eine weitgehende Gewaltbereitschaft, ohne dass diese psychopathologischen Gründen geschuldet war. Vielmehr imponierte sie als Ausdruck eines langdauernden sozialen Lernprozesses, der bei ihm zu einer entsprechenden kriminellen Identität geführt hatte, mit der er in Einklang lebte.

Im späteren Verlauf wurden bei ihm, wie bei vielen älteren Dissozialen, plötzlich prosoziale Interessen deutlich, auch der Wunsch nach Anerkennung durch andere für prosoziale Taten. Er wurde Vorsitzender des Gefangenen-Fußballvereins, engagierte sich für Gefängnisfeste, geriet in psychische Turbulenzen durch Misserfolge und Kränkungen. Aber das konnte nun alles gewaltfrei ausgestanden werden. Aber das ist eine andere Geschichte, über die „Elder Statesmen" des Knasts, und bis zu seiner Entlassung wird noch viel Wasser selbst so ein kleines Gewässer wie die Havel hinabfließen.

Sebastian J.: In the clearing stands a boxer ...

> Er ist schwarz und hat die Figur eines Mittelgewichtsboxers. Die Frauen hätten ihn doch retten können. Aber wenn es schiefgeht, kommt wieder die Vernichtungswut. Wenn die anderen und er sich selbst als Außenseiter sehen, dann hilft im entscheidenden Moment nur Gewalt, maximale, tödliche Gewalt. Die Justiz wollte das runterfahren zum Alkoholproblem.

Sebastian J. ist nun mehr als 40 Jahre alt; einer, der anfängt, gesetzt auszusehen mit einem Blick, der schon weiß: Da kommt nicht mehr viel. Inzwischen ist er chronisch krank. Die Krankenschwester, die ihn betreut, fühlt sich zu ihm hingezogen. Das sind so Momente, da denkt er wieder an Maja, die Frau aus dem Norden, und dass alles hätte gut werden können, immer noch, in der Mitte der Geschichte.

Der Anfang liegt im Osten von Berlin, nahe der Mauer. Die Mutter war eine typische Ostfrau, wie man sagte, alleinerziehend, zwei Söhne hatte sie mit einem Studenten aus dem sozialistischen Afrika. Dann war der Mann weg. Der Sohn erinnert sich noch, dass der Vater groß und stark war und ihn auf seinen Schultern trug. Die Mutter sagte später, der Vater habe eine Frau umgebracht, eine schlimme Geschichte. In Bautzen soll der Vater dann gesessen haben, aber die Mutter redete viel. Noch später, als eine

Therapeutin Sebastian J. drängte, suchte er Kontakt zur Botschaft des Vater-Landes. Man sagte, der Vater sei tot, und dass eine Waffe im Spiel gewesen sei. Aber sicher war das alles nicht.

Die Mutter war streng, pünktlich, ordentlich – aber mit ihren beiden Söhnen wurde sie nicht fertig. Er, Sebastian J., landete auf der Sonderschule, merkte, dass er mehr Zeit brauchte als die anderen. Aber er war stark und entschlossen, im Boxverein hatte er Erfolg und träumte von großen Wettkämpfen, bis die ersten Delikte bekannt wurden und sie ihn ausschlossen. Mit 15 Jahren ging er ab von der Schule, gute Lehrstellen kriegt man da nicht. Sein Bruder und er waren schon lange bekannt im Kiez und bei der Polizeiwache.

Die Jungs hatten ihre Clique, sie waren viele. Sie schlichen sich in die Hotels der Westgäste. Da war Luxus, das machte Spaß. Sie machten auch andere Sachen. Da war ein Mädchen, das es schon mit vielen gemacht haben soll. Zu 10, 15 Mann sind sie hinter ihr her bis ins Treppenhaus, jeder durfte mal anfassen, aber ihn und seinen Bruder griffen sie dann raus, natürlich. Sie waren bekannt wie bunte Hunde.

Dann war er allein unterwegs, gerade 17 und aus der ersten kurzen Haft entlassen. Das 12-jährige Mädchen, das er auf der Straße sah, war blond, irgendwie schon eine kleine Frau, reizvoll. Er ging ihr hinterher ins Treppenhaus. Als sie aufschloss, drängte er sie in die Wohnung und „wollte einfach mal rüber". Aber sie wehrte sich heftig, biss, kratzte und konnte fliehen. Er haute ab, aber natürlich kam man auf ihn, die Hautfarbe markierte ihn. Diese Tat räumte er nur vorübergehend ein, später sagte er stets, dass er das nicht war. Auch diese Haft war kurz, alles in allem vier Monate, dann kam die Amnestie, und er ist wieder draußen.

Da lag die Wende schon in der Luft, auch für ihn. Er traf die Frau aus dem Norden, eine norwegische Studentin. Er war 19, sie 26, und sie waren verliebt. Sie war anders, ruhig und klar. Sie wusste, wo es lang geht, und sie organisierte das Leben. Bei ihr war er ruhig. Wenn sie nicht da war, trank er viel und lebte mal hier und mal da.

Im Bus waren sie zu mehreren. Als ein Rentnerehepaar sich aufspielte und auch noch der mitgeführte Schnaps zu Bruch geht, schlug er zu. Die beiden Alten gingen zu Boden, er trat weiter zu, der Frau brach der Arm. Daran konnte er sich später nicht so richtig erinnern, aber diese Sache verlief nicht im Sande und Amnestien gab es nun auch nicht mehr. Dass da noch etwas offen sein würde, wusste er schon, als die Studentin aus dem Norden ihn zu sich in ihr reiches Land holte.

Dort fing ein neues Leben an, und nun hätte doch noch alles gut werden können. Die Freundin regelte die Formalitäten und verschaffte ihm Arbeit. Sie kam aus gutem Haus, man war da offen und tolerant. Ihre Eltern nahmen ihn freundlich auf, am Anfang. Zwei Jahre ging das so. Das Leben lief ruhig, und das war gut so. Er arbeitete als Praktikant in einem Kindergarten, lernte die Sprache – langsam, aber immerhin – und er wurde auch geschätzt. Ein gemeinsamer Sohn wurde geboren.

Ihm war das genug, aber nun wollte sie mehr – interessieren sollte er sich, Freunde haben, sich entwickeln. Er mochte die Ruhe und die kleine sichere Welt – sie und er und der Kleine – und interessieren tat er sich nicht. Die anderen waren ihm über, er wusste das, und manchmal spürte er nun, dass auch sie das merket. Sie stritten, und dann war sie weg. Es ging noch eine Weile hin und her, aber das Glück war zu Ende, es half nichts.

Er kehrte zurück nach Berlin. Da wartete die alte Strafsache auf ihn und der Knast und dann der Alkohol, und er war wieder der dunkelhäutige drahtige Boxer.

Seine Freunde waren nun wie er, es ging vor allem ums Trinken; darum drehte sich der Tag und darum drehte sich die Nacht. So ging die Zeit ins Land. Er war nun 25 Jahre alt, er hatte schon einen großen Aufbruch nach oben gehabt, heraus aus dem Stigma, eine schneeweiße Partnerin, ein Kind – den Aufbruch hatte er nun hinter sich. Jetzt wieder die Trinkerszene.

Jeder bezahlte mal, einer aber drückte sich immer und kam lange damit durch. Dann war es ihm zu viel. Er schlug zu, der Kumpel machte ein bisschen mit. Das Draufschlagen tat gut, schon lange war das fällig. Mit seinen Springerstiefeln trat er auf ihn ein. Dann waren sie mit dem fertig, tranken ein bisschen was, machten Pause. Aber der schnaufte und stöhnte, da schlugen sie von neuem zu, immer wieder mal in dieser Nacht. Als er am nächsten Morgen aufwachte, wusste er gleich: Der Typ ist tot. Das Opfer war 43 Jahre alt.

Das Gericht erkannte auf Vollrausch, 4 Jahre 6 Monate, § 64 StGB: Unterbringung in einer Entziehungsanstalt. Von der U-Haft kam er direkt in die Suchtbehandlung. Er sagte, dass er froh war über die Festnahme, allein wäre er da nicht mehr rausgekommen. Drei Jahre war er in der Klinik. Drei Jahre als Schuldausgleich für ein Menschenleben. Im Ausgang lernte er eine neue Freundin kennen, eine Krankenschwester. Er wäre, meint er später, gern noch länger in der Klinik geblieben, aber dann war auch da plötzlich Schluss. Die Freundin, zu der er nun gezogen war, wollte plötzlich nicht mehr, und dann war auch das vorbei.

Kopf hoch, die Jahre mit den Drogis hatten ihm eine neue Szene eröffnet. Er war noch jung, sah gut aus, er war stark, das kam an. Er machte auf Security, dealte, hatte Geld, eine Wohnung. Die jetzige Clique war jung und hip, hatte es nicht so mit Alkohol. Speed und Kokain waren eine ganz andere Liga, und es waren auch coole Mädels um ihn herum. Aber am Ende einer warmen Sommernacht stieg er doch wieder allein aus dem Bus, in einer Villengegend; die anderen fuhren weiter.

Vorgärten, alte gepflegte Einzelhäuser, leere Straßen. Es war still, die Sonne schien schon wieder strahlend. Ein 16-jähriges Mädchen ging vorbei, jung, schlank, zurück aus der Nacht. Weißes Top mit weitem Ausschnitt, darunter ein pinkfarbener BH, eine bis obenhin geschlitzte Hose und darunter ein weißer Tanga. Er war mit ihr ganz allein auf der Welt. Er ging hinterher, wie er früher schon andere Mädchen verfolgt und dann attackiert hatte. Sie verschwand in einem schönen Einfamilienhaus. Er lief drum herum über den feuchten Rasen, schaut durch die Fenster. Eines war gekippt, man musste etwas klettern über die Terrassenbrüstung. Gelenkig schaffte er das, er war nicht betrunken. Er war nun im Wohnzimmer, ein Sofa, eine Couch, hell, viel Holz – wie bei den Eltern der Frau aus dem Norden, dachte er noch. Aus der Küche holte er ein Glas Wasser und setzte sich hin. Dann lief er durch die Wohnung auf der Suche nach dem Mädchen. Plötzlich stand diese Person vor ihm und schrie. Er sagte später, er habe gar nicht gesehen, dass das eine Frau war, und auch nicht, dass sie nackt war. Er war erschrocken, sagte er, da war die Küche, der Messerblock; die Frau schrie – und er stach zu.

Dann war da diese andere Person im Schlafzimmer, die schrie auch und war groß. Später meinte er, dass ihm dadurch der Weg nach draußen versperrt war, als er fliehen wollte. Nichts war wirklich versperrt – aber das er wieder ertappt war, gestellt war, dass man ihn wieder auf das kleinste Format reduzierte, der Schwarze, der Fremde. Das dachte nur er, und es entfesselte eine unbändige Vernichtungswut. Jedenfalls stach er auch hier zu. Der Mann, 60 Jahre, starb sofort an den Messerstichen, die ihm mit Wucht zugefügt wurden. Die 42-jährige Frau hatte es schwerer. Sie lag noch Wochen im Koma, ehe es vorbei war. Sebastian J. floh aus dem Haus, ging aber später noch einmal zurück und sah dem Großaufgebot an Polizisten zu. Zwei Wochen versteckte er sich bei Freunden, bis er sich stellte. Er war nun 35, seit der Tötung des Zechkumpanen sind 7 Jahre vergangen.

Im ersten Durchgang bekam er wegen zweifachen Totschlags 14 Jahre und abermals die Unterbringung in der Entziehungsanstalt, weil er Drogenkonsum geltend machte. Der Bundesgerichtshof hob das Urteil mit scharfen Worten auf und im zweiten Durchgang gibt es lebenslang wegen Mordes in 2 Fällen plus Sicherungsverwahrung.

In der Begegnung war er immer ganz sympathisch, ruhig, freundlich. Es war nicht viel darüber zu erfahren, was in ihm vorgeht, was er so denkt. Gerade Frauen hatten Mitleid mit ihm, er sah auch lieb aus. Ob ihn das bewegt hat, dass er vaterloser Sohn eines Mörders war, der durch Gewalt zu Tode kam? Ich bin ein Mörder. Schon mein Vater war ein Mörder. Ob man da noch raus kommt?

Henning G.: Amoklauf eines schüchternen Mannes

> Mutterlos seit der Geburt, schielend, schüchtern. Froh, eine Partnerin zu finden. Nach Kündigung und drohender Verhaftung wegen Unterschlagung tötet er die missgünstige Schwester der Freundin und versehentlich ein Kind. Auf der Flucht erschießt er unbedrängt einen Unbekannten und verletzt dessen Tochter. Nach langer Haftzeit gelockert, tötet er im Freigang eine alkoholkranke Partnerin.

An einem Freitagvormittag im Herbst nach den Olympischen Spielen in München erschoss der 23-jährige Henning G. die gleichaltrige Gertrud S. in deren Wohnung, in der er ein- und ausging, aus nächster Nähe von hinten. Das Opfer war die ältere Schwester seiner damaligen 19-jährigen Freundin Hannelore. Zwei Schüsse trafen die 4-jährige Elke, die zu ihrer Schwester gelaufen war, in den Kopf und in den Hals und töteten das Kind. Das Schwurgericht erkannte bei der Tötung der Erwachsenen auf Heimtücke und lebenslang, bei der Tötung des Kindes auf fahrlässige Tötung.

Auf der kilometerlangen Flucht nach der Tat traf Henning G. am Nachmittag in einem Waldstück auf den ihm völlig unbekannten 34-jährigen Herrn T., der mit seiner 10-jährigen Tochter dort spazieren ging. Er erschoss den Vater von hinten. Auch dabei wurde fahrlässig das Kind getroffen und erlitt schwerste Verletzungen. Das Schwurgericht nahm auch hier Heimtücke an sowie das Ziel, eine andere Straftat zu ermöglichen, nämlich das Mädchen mitzunehmen und in der Nacht im Wald zu behalten.

Im Vollzug der lebenslangen Freiheitsstrafe benahm sich der freundliche und anpassungsbereite, durchschnittlich intelligente (HAWIE-IQ 91) Mann problemlos; er fand – 70er-Jahre – eine ganz engagierte, gut aussehende

Therapeutin, in die er sich verliebte und die das nutzte, um ihn zu lenken. Angesichts von drei getöteten Menschen und einer Schwerverletzten kamen frühe Lockerungen eigentlich nicht in Betracht. Aber nach 16 Jahren kam er in den offenen Vollzug. Er entwickelte, nur der Therapeutin bekannt, einen Alkoholmissbrauch. Er lernte eine junge Frau kennen und ging mit ihr eine enge Beziehung ein.

Im 19. Haftjahr war er maximal gelockert. Während eines Hafturlaubs bedrohte er die junge Frau in stark alkoholisierter Verfassung, er werde sie umbringen. Diese rettete sich mit einem Sprung durch das Badezimmerfenster ins Freie und verständigte die Polizei. Er kam vorübergehend wieder in den geschlossenen Vollzug, acht Monate später wieder in den offenen Vollzug. Er begann eine Lehre als Umschüler für das Bäckerhandwerk, fühlte sich diesen Anforderungen nicht gewachsen und trank zunehmend Alkohol.

Im 21. Haftjahr, er war inzwischen 43 Jahre alt, lernte er im Frühling auf einer Parkbank die alkoholabhängige, 43-jährige Anja kennen und begann mit ihr ein Verhältnis. Nach zwei Wochen kehrte er nicht mehr in die Anstalt zurück, sondern blieb bei der Frau in deren völlig verwahrloster, stromloser Wohnung. Das Zusammenleben war kaum von Sex, sehr von Alkohol und Tabletten bestimmt. Nach einigen Tagen kam es zum Streit um die Nutzung des einzigen Walkmans. Henning G. würgte Anja und durchtrennte ihr dann mit einem Messer die Halsschlagader. Er kehrte nach einigen Tagen bei der Leiche in die JVA zurück und wurde wegen Totschlags zu 8 Jahren Freiheitsstrafe verurteilt, die Berauschung wurde strafmindernd bewertet.

Henning G. wurde vier Jahre nach Kriegsende nichtehelich geboren; seine Mutter starb bei der Geburt. Mit zwei Monaten erkrankte er an einer Meningoenzephalitis und wurde zwei Monate lang stationär behandelt. Er wuchs dann im Haushalt der verwitweten Großmutter auf, die bei Kriegsende aus Schlesien nach Westdeutschland geflohen war. Es war eine Zeit voller Verluste und Narben. Man musste sich durchschlagen, mehr Ansprüche an das Leben konnte man realistisch nicht stellen. Er absolvierte neun Klassen der Volksschule ohne Sitzenbleiben. Er war unsportlich, neigte schon deswegen nicht zu Gewalt. Er schielte und konnte mit dem schielenden Auge kaum sehen. Er war ein Einzelgänger ohne Schulfreunde; auch das Verhältnis zur Großmutter, deren Herz sich verhärtet hatte, blieb kühl. Im Alter von 13 Jahren unternahm er einen Suizidversuch mit Medikamenten. Im letzten Schuljahr lief er von zu Hause weg und wurde schließlich von der Polizei aufgegriffen. Auf Wunsch der Großmutter machte er eine ungeliebte Lehre zum Kaufmannsgehilfen und fand eine Stelle bei Hertie, wo er nach dem Vorbild von Kollegen Waren unterschlug und selbst verkaufte. Auch in diesen Jahren hatte er weder einen festen Freund noch eine Freundin. Mädchen gegenüber fühlte er sich gehemmt. In seiner Freizeit ging er allein spazieren, las Comics oder Jerry-Cotton-Hefte oder ging ins Kino.

Mit 22 Jahren lernte er Hannelore kennen, Kollegin bei Hertie, er ging mit ihr zum Tanzen oder in der Stadt spazieren. Nach drei Wochen wurde er in die Familie eingeladen. Die Mutter seiner Freundin eröffnete ihm, dass sie gegen eine feste Beziehung sei, da Hannelore erst 18 sei und ihre Berufsausbildung abschließen müsse. Er stellte Hannelore auch seiner Großmutter vor, die das junge Mädchen von Anfang an ablehnte. Es störte sie, dass Henning G. jetzt häufiger spät nach Hause kam, und sie fürchtete, im Falle einer Heirat aus der Wohnung verdrängt zu werden. Sie warnte, das Mädchen habe einen schlechten Charakter und ihre Familie keinen guten Ruf. Hannelore hatte sie tatsächlich gefragt, wann sie ins Altersheim gehe, ob Manfred sich dann an den Kosten beteiligen müsse, und wieviel eine Beerdigung koste.

Gleichwohl wurde die Beziehung immer fester, er besuchte sie meist in ihrer Familienwohnung, wo er geduldig das ständige Meckern und Hetzen der Mutter und besonders von Gertrud, der ältesten Schwester Hannelores über sich ergehen ließ, die immer noch keinen Freund hatte. Mit der vierjährigen Elke kam er hingegen gut klar. Schließlich kam es nach vielen Monaten zum ersten, unbefriedigenden Geschlechtsverkehr mit Hannelore, der das alles nur wehtat, sodass er sich dann manuell befriedigen ließ. Meist erreichte er aber auch gar keine Erektion. Dennoch hing er sehr an Hannelore und erklärte ihr, er werde sie umbringen, wenn sie ihn verlasse.

Nach Äußerungen von Hannelores Mutter, dass im Falle einer Heirat ein Betrag von 10.000 DM fällig sei, beteiligte sich Henning G. immer stärker an den Straftaten seiner Kollegen bei der Firma Hertie und legte das so erlangte Geld auf einem Sparbuch an, das schließlich 8.000 DM aufwies. Er wechselte als Lagerarbeiter zu einer großen Autofirma, wo er ein Drittel mehr verdiente, sich aber körperlich überfordert fühlte. Er blieb der Arbeitsstelle fern, ohne sich abzumelden. Als die Großmutter erfuhr, dass er bei Hertie gekündigt hatte, warf sie ihn aus der Wohnung und wechselte die Schlösser aus.

Er zog in ein möbliertes Mansardenzimmer. Er kaufte für 900 DM eine Pistole Kaliber 7,65 mm und 200 Schuss Munition, um zur finanziellen

Absicherung notfalls einen Raub zu begehen. Er phantasierte, auch die gehässige Gertrud damit zu töten. Außerdem hatte er ein Fahrtenmesser, ein Schlachtermesser und einen Wurfdolch, den er meistens bei sich trug. In dieser Zeit saß er meist grübelnd in seinem Zimmer. Abends besuchte er die Familie S. und nahm die Sticheleien von Hannelores Mutter und Gertrud entgegen. Er schluckte alle Demütigungen, es kam aber zum Streit wenn Hannelore sich auf seine Seite stellte. Er lebte von seinen Ersparnissen. Wenn er in trüber Stimmung war, trank er Alkohol.

An jenem Freitagmorgen klopften um 8.45 Uhr zwei Polizeibeamte an der Tür von Herrn G. Sie wollten seine Wohnung durchsuchen wegen des Verdachts des Diebstahls und der Unterschlagungen zum Nachteil von Hertie. Er bat, sich zunächst anziehen zu dürfen. Die Beamten warteten vor der Tür. Er zog sich an und steckte die Pistole sowie Munition in die Jacke, damit sie bei der Zimmerdurchsuchung nicht gefunden werden. Die Beamten wollten aber auch ihn untersuchen. Er sagte: „Das geht aber zu weit". Er zog die Pistole, führte ein Magazin ein und lud durch. Mit vorgehaltener Pistole forderte er die Polizisten auf, sich auf die Couch zu setzen. Die Polizisten ließen sich einschließen und sicherten ihm einen Vorsprung von fünfzehn Minuten zu. Er nahm seine Reisetasche, die gepackt bereit stand. In der Tasche befanden sich eine geladene Gaspistole neben Munition, Pullover, Handschuhe, Strümpfe, Toilettensachen, Schuhputzzeug und ein Taschenschirm. Ehe er ging, drohte er: „Wenn ihr mir nachkommt, nehme ich mir unten eine Frau". Dann schloss er die Beamten ein.

Er begab sich zu einem Taxistand und ließ sich zur Wohnung seiner Freundin fahren, wo sich zu diesem Zeitpunkt, wie er wusste, nur deren Schwester Gertrud aufhielt, an die kleine Elke dachte er nicht. Er versteckte zunächst seine Reisetasche im Wald, dann ging er zur Wohnung und klingelte. Er sagte, seine Oma sei gestorben und er wolle seine Papiere aus der Kassette abholen. Gertrud habe gegrinst, ihn eingelassen und sei vor ihm in den Flur in Richtung Schlafzimmer gegangen. Er folgte ihr wortlos einige Meter in den Flur, zog die Pistole aus der Jackentasche und schoss Gertrud aus einer Entfernung von 60 cm in den Rücken. Danach gab er vier weitere Schüsse ab. Gertrud wurde insgesamt viermal getroffen. Elke wurde durch Querschläger von zwei Schüssen getroffen und starb ebenfalls.

Er verließ die Wohnung und ging in den Wald zu seiner Reisetasche. Er lud die Pistole wieder mit sechs Patronen, lud sie durch und entsicherte sie. Nach einer langen ziellosen Wanderung traf er sieben Stunden später, es begann zu dämmern, auf einen ihm unbekannten Mann und dessen Tochter.

Er folgte beiden und holte sie ein. Ohne die beiden vorher anzusprechen, schoss er aus einer Entfernung von drei Metern viermal von hinten auf den Mann; er gab noch mindestens einen Schuss auf den bereits Liegenden ab. Ein Schuss traf die 10-jährige Tochter und verletzte sie schwer, sie blieb aber bei Bewusstsein und redete auf den Täter ein: „Bitte schießen Sie nicht mehr, ich gebe Ihnen ja schon das Geld". Sie kroch zu ihrem am Boden liegenden Vater, nahm ihm die Geldbörse aus der Gesäßtasche und gab sie ihm. Er fragte, ob sie aufstehen und mitkommen könne. Als sie verneinte, gab er seinen Plan auf, das Mädchen mitzunehmen. Er blieb noch eine Weile am Tatort und ging, als er Geräusche hörte, schließlich weg. Aus der Geldbörse entnahm er einen 10-DM-Schein und etwas Hartgeld und warf die leere Geldbörse ins Gebüsch. Er ging wieder in den Wald, lud zunächst das Magazin seiner Pistole mit neuen Patronen.

Vier Stunden später wurde eine Streife auf ihn aufmerksam, er ließ sich widerstandslos festnehmen. Er machte einen abgehetzten Eindruck. Er war bei allen Taten nüchtern. In seinen Taschen fand man die durchgeladene Pistole, mehrere Schuss loser Munition, einige Päckchen mit Patronen und ein Springmesser. In Bezug auf Gertrud erklärte er: „Der Drecksau geschieht es recht". Er habe das gern getan. Alle anderen täten ihm leid, das habe er nicht gewollt.

Er hat die 8-jährige Haftstrafe wegen Totschlags inzwischen voll verbüßt, für die Morde wurde eine Mindestverbüßung von 25 Jahren festgesetzt. Er war bei der letzten Begegnung seit 41 Jahren in Haft, inzwischen auf einer Seniorenabteilung, weil die Gutachter ihm Lockerungseignung absprachen.

Es war natürlich schwer zu ergründen, worin die in den Taten zutage getretene Gefährlichkeit des nach wie vor schüchternen, genügsamen, duldsamen Mannes bestanden hat. Die Tat an der Mittrinkerin, beide verwahrlost; das bekannte Szenario der völligen Perspektivlosigkeit, des alkoholbeförderten Würdeverlusts und Ertrinkens. Aber rätselhaft bleiben die Taten an jenem Freitag im Herbst 1972. Das war nahezu ein apokalyptisches Geschehen, eine massive Verengung des Horizonts der Zukunft: Aus eigenem Ungeschick arbeitslos, bald würden die finanziellen Reserven aufgebraucht sein und das Zimmer nicht mehr zu bezahlen, mit der sturen Oma überworfen, mit Hannelores Familie auf Kriegsfuß. Hannelore immerhin hielt zu ihm. Und jetzt flogen auch noch die Diebstähle und Unterschlagungen bei Hertie auf, das Gefängnis wartete auf ihn (immerhin ging es um Beute von über 8.000 DM). Wieso hatte er an diesem Tag die Reisetasche schon gepackt? Er hat nie gesagt, was an diesem Tag geplant war. Aber es wurde so etwas wie ein Amoklauf, ein vorgeplanter Racheakt zum Abschied. Und dann, in zunehmender Ziellosigkeit und Erschöpfung, ein Mord an einem Unbekannten, neidisch auf das Glück des Vaters mit seiner Tochter? Ausgeschlossen von der Normalität und dem Glück der Anderen? All dies imponiert nicht als kalte Gemütlosigkeit, sondern im Gegenteil als eine egozentrische Auflehnung der Gefühle mit Zügen der autoaggressiven Selbstaufgabe und einem globalen Zerstörungswillen. Im Grundsatz wiederholte sich diese Konstellation der eingetretenen völligen Perspektivlosigkeit, der Selbstaufgabe, der finalen Zerstörungswut in der Tat gegen die Trinkfreundin 21 Jahre später.

Im Gespräch war Henning G. ein überraschend differenzierter, besonnener, nachdenklicher Mann; alles andere als „eiskalt“, sondern von einer scheuen, vorsichtigen Emotionalität geprägt; seit frühester Kindheit mit dem Makel der Wertlosigkeit kämpfend.

Schizophrene Mehrfachtöter

Nur eine kleine Minderheit der Schizophrenen begeht Tötungsdelikte. Das Risiko, dass ein Schizophrener einen anderen Menschen tötet, liegt aber 10-mal so hoch wie das Risiko eines psychisch Gesunden. In Großstädten wie Kopenhagen oder Berlin wird etwa jedes 10. Tötungsdelikt von einem Schizophrenen begangen (Gottlieb et al. 1987; Brennan et al. 2000; Kröber 2008). Auch in unserem Kollektiv sind Schizophrene deutlich überrepräsentiert – sie stellen etwa 1% der Bevölkerung, hier aber 7 der 45 Mehrfachtöter, also 15,6%.

Schizophrenie ist mit den Worten von Tölle (1994) eine Krankheit der ganzen Person, und wenn wir verstehen wollen, warum ein Schizophrener eine Gewalttat begeht, dann müssen wir zumindest ansatzweise ein Gespür dafür haben, was dieses Anderssein des Schizophrenen ausmacht. Die Ableitung der Tat aus einem Einzelsymptom der Schizophrenie, wie z.B. imperative Stimmen, ist stets unsinnig; warum sollte man den perversen Befehlen der Stimmen gehorchen, die man hört, das tut man doch sonst auch nicht. Viele Wahnkranke, auch wahnkranke Täter, hören auch keine Stimmen, und wenn, gehorchen sie üblicherweise nicht.

Nicht einzelne Symptome führen direkt zur Tat, sondern die Tat ereignet sich im Rahmen der tiefgreifenden Daseinsabwandlung des Schizophrenen. Diese Abwandlungen sind außerordentlich vielgestaltig (Conrad 1958; Kisker 1960; Bleuler 1972; Huber et al. 1979). Wissenschaft muss natürlich bestrebt sein, in der Vielfalt der Erscheinungen typische Muster zu erkennen, relevante Einflussfaktoren zu konstruieren, die Erscheinungsflut zu ordnen. Wenn es um die Analyse vergleichsweise seltener Ereignisse geht, ist es im ersten Schritt sinnvoll, die Struktur dieser seltenen Ereignisse zu betrachten und dann zu schauen, wie diese in den Hintergrund schizophrener Daseinsabwandlung im konkreten Fall hineinpassen.

Letztlich gibt es drei Grundmuster (Link et al. 1998; Stompe et al. 2004, 2018; Kröber 2018b):

- Überwiegend impulsiv begangene Taten im Rahmen einer sehr akuten paranoid-halluzinatorischen Symptomatik von Wahn und Halluzinationen, eine akut überwältigende Symptomatik im Sinne von Threat Control/Override (TCO) (Link et al. 1998). Gemeint ist das unmittelbare subjektive Erleben von Bedrohung (verfolgt, bestrahlt oder vergiftet zu werden), Kontrolliertsein von äußeren Mächten (Gedankenentzug, Gedankenbeeinflussung) mit Ausgeliefertsein und beginnender Überwältigung (Ich-Verlust, Untergang), das an die Tat heranführt. Diese Etappe entspricht weitgehend dem Unstetigwerden der Dynamik durch den Angsteinbruch in den akuten Psychosen im Sinne der Strukturdynamik von Janzarik (1959).
- Sorgfältig vorbereitete, besonnen begangene Taten aus einer chronischen Wahnentwicklung heraus.
- Taten geringerer Intensität in der Residualverfassung infolge eines krankheitsbedingten Persönlichkeitswandels mit oder ohne soziale Verwahrlosung.

Innerhalb der ersten Gruppe von Taten, die in einer akut psychotischen Verfassung begangen werden, gibt es nochmals ein breites Spektrum. An einem Ende stehen hier Taten, die fast als amentiell, als unstrukturiert chaotisch imponieren, die Thomas Stompe (2013) „apokalyptisch“ genannt hat: Hochgradig impulsiv begangen, mit einem manchmal sofort wieder verfliegenden motivationalen Hintergrund, bei einem hochgradig erregten und unruhigen Täter. Andererseits gibt es auch in der akut psychotischen Verfassung recht ruhig und zielstrebig agierende Täter, die den Taterfolg kontrollieren, ihn allerdings in einen wahnhaften Kontext einordnen, solange sie in der akut psychotischen Verfassung verbleiben.

Warum wird eine kleine Minderheit der Schizophrenen gefährlich, die große Mehrheit mit der gleichen Krankheit nicht? Thomas Stompe, Hans Schanda und Kristina Ritter haben in einer aufwendigen Studie „Prädiktoren für Gewaltdelikte bei Schizophrenie" (2018) 105 nicht-delinquente Schizophreniekranke der Wiener Uniklinik mit 119 schizophrenen Patienten der Justizanstalt Göllersdorf verglichen, die delinquent geworden waren. Durchgeführt wurde ein 3-Gruppen-Vergleich zwischen erstens 105 Nicht-Delinquenten, zweitens 44 Patienten mit leichten Delikten und drittens 75 Patienten mit schweren Delikten. Es erwies sich, dass die Delinquenten aus zwei unterscheidbaren Gruppen von Schizophrenen bestehen, nämlich der stärker dissozial geprägten Gruppe mit leichten Delikten und der durch einen besonders intensiven Krankheitsverlauf geprägten Gruppe mit schweren Delikten.

Die Gruppe mit den leichten Delikten war signifikant am frühesten erkrankt, war sehr häufig schon vor Erkrankungsbeginn delinquent auffällig, zwei Drittel als „Early Starter" bereits vor dem 14. Lebensjahr. Zum Deliktszeitpunkt bestand nur bei 18% Positivsymptomatik.

Die Gruppe mit schweren Delikten hatte den spätesten Krankheitsbeginn und war beim Erstdelikt bereits durchschnittlich 34 Jahre alt; 90% hatten Delikte erst nach Krankheitsbeginn begangen. Doppelt so häufig wie in der leichten Gruppe war für den Zeitpunkt des Delikts Positivsymptomatik zu erkennen.

Eindrucksvoll belegt die Studie, dass die Gruppen sich weniger durch die Psychopathologie als durch die sozialen Aufwuchsbedingungen unterscheiden.

> *„Die Herkunft aus der Unterschicht ist ein allgemeiner kriminogener Faktor, der schizophrene Straftäter mit leichten und schweren Delikten gleichermaßen von der Gruppe der nicht delinquenten Kranken unterscheidet." (Stompe et al. 2018, S. 98)*

69% der Patienten mit leichten Delikten, 54% derer mit schweren Delikten, aber nur 30% der deliktfreien Kranken kamen aus der Unterschicht. 60% der Patienten mit leichten Delikten waren in unvollständigen Familien aufgewachsen, 40% der Patienten mit schweren Delikten, 32% der Deliktfreien. In Österreich lag in jenen Jahren der Anteil unvollständiger Familien bei 15% der Gesamtbevölkerung. Keiner der Täter mit leichten Delikten lebte zum Zeitpunkt des 16. Geburtstages mit beiden leiblichen Eltern zusammen.

Dabei waren es durchgängig kinderreiche Familien. Die durchschnittliche Geschwisterzahl lag in Österreich bei 1,6; bei den allgemeinpsychiatrischen Patienten betrug die Geschwisterzahl 2,5, bei den leicht Delinquenten 4,6 und bei den schwer Delinquenten 4,4 Kinder. Broken home plus viele Kinder für die alleinerziehende Mutter. 41% der Kranken mit leichten

Delikten waren in Kindheit/Jugend im Heim gewesen, 26% derer mit schweren Delikten, nur 8% der Psychosekranken ohne Delikt.

Die mit leichten Delikten hatten zu 68% Substanzabusus (vor allem Alkohol) in der Herkunftsfamilie erlebt, 25% der mit schweren Delikten, 10% der Deliktfreien. Ein Substanzmissbrauch der Probanden fand sich in allen drei Gruppen, mit 70% am ausgeprägtesten in der leichten Gruppe, bei den Nichtdelinquenten in 54%, bei denen mit schweren Taten in 48%. Bei der Tat berauscht waren 19% der Täter mit leichten und nur 5% der Täter mit schweren Delikten.

Die Schizophreniebelastung in der Herkunftsfamilie war bei denen mit schweren Delikten mit 23% am höchsten, bei denen mit leichten Delikten am niedrigsten (11%), dazwischen lagen mit 16% die Kranken ohne Straftaten.

Die drei Gruppen zeigten eher wenig psychopathologische Unterschiede, die TCO-Hypothese (Link et al. 1998) konnte nur begrenzt bestätigt werden. TCO-Zustände traten bei allgemeinpsychiatrischen Patienten nicht seltener auf als bei delinquenten. In der Patientengruppe mit den schweren Delikten litten 87% der Fälle zum Zeitpunkt der Tat an wahnhaften Verfolgungsideen, darunter 23% im Sinne von „Threat". Dagegen handelten nur 20,5% der Kranken mit leichten Delikten aus wahnhaften Motiven.

In der Gruppe mit spätem Delinquenzbeginn und mit schweren Delikten fanden sich hingegen etwas später erkrankende Personen mit einem schweren, häufig durch einen systematisierten Verfolgungswahn gekennzeichneten Krankheitsverlauf, katastrophisch zugespitzt in Situationen existenzieller Bedrohung. Durch ihre prekären Sozialisationsbedingungen, zu denen häufig frühe Gewalterfahrungen und gewaltlegitimierende Männlichkeitskonzepte gehörten, neigten sie in solchen Situationen zur Bewaffnung und zur gewaltsamen wahnhaften Notwehr.

Bei unseren sieben schizophrenen Tätern mit mehr als einem Tötungsdelikt trotz zwischenzeitlicher Bestrafung oder aber strafrechtlicher Hospitalisierung ergibt sich ein nicht ganz einheitliches Bild. Dazu trägt bei, dass einige, die letzten drei Fälle, zwar im Tatzeitraum bereits psychisch erheblich auffällig waren, dass aber eindeutig schizophrene Krankheitsbilder erst danach manifest wurden. Die Krankheitsbilder sind unterschiedlich, die Herkunft aus sozial schwachen, kinderreichen Verhältnissen und dem Erleben einer Gewalterziehung überwiegt jedoch deutlich.

Die Herkunft der früher Erkrankten war überwiegend prekär, durch die soziale Lage oder durch das Familienklima oder beides: Der Vater des ersten Falles, Bernd N., war GI und fiel in Korea, er wuchs vaterlos wohlbehütet bei Mutter und Oma auf, ging auf die Kunsthochschule. Alles schien gut zu werden, dann wurde er krank. Der Zweite ist in einer kinderreichen kurdischen Rechtsanwaltsfamilie aufgewachsen, Mutter und ein Bruder sind ebenfalls schizophren; er besuchte ein Predigerseminar. Der Dritte war mit 5 Geschwistern in einer strengen Kleinbürgerfamilie mit einer schlagenden Mutter aufgewachsen; er war leistungsschwach und bald alkoholabhängig. Der Vierte war Einzelkind in einer Facharbeiterfamilie, ihm gelang der soziale Aufstieg zum Architekten. Der fünfte Fall stammte aus einer Handwerkerfamilie des väterlichen Jähzorns und der massiven Gewalt, vier Söhne lebten in dem vom Vater geschaffenen Gewaltraum. Der Sechste, Erstgeborener von zwei Söhnen des Inhabers eines Kleinbetriebs, war ab dem Kindergarten auffällig, feindselig, und versuchte, ab dem Alter von 15 Jahren zu töten. Der Letzte entstammte einer sozial schwachen Familie, war intelligent, phantasievoll und sah sich zu Höherem berufen. Auch hier war Gewalt von klein auf eine selbstverständliche soziale Option. Die schizophrene Affektstörung kam dann hinzu.

Bernd N.: Tötung bei Klinikaufnahme und nach einem Spaziergang

> Er ist ein Schusswaffenfan und kämpft sogar um die Rückgabe der beschlagnahmten Tatwaffe, mit der er getötet hat. Infolge der schizophrenen Erkrankung bestehen ein eigentümlicher Empathiemangel und ein Unvermögen, die von ihm begangenen Tötungsdelikte in ihrer Bedeutsamkeit (als Katastrophe für andere) zu erfassen. Unklar bleibt die Motivation bei den impulsiv, scheinbar grundlos begangenen Tötungsdelikten im Abstand von 11 Jahren.

Bernd N. wurde mit 22 Jahren wegen seiner akuten schizophrenen Erkrankung von seiner Mutter in eine psychiatrische Klinik gebracht. Er besaß zum Schutz vor seinen wahnhaften Verfolgern schon länger einen aufgebohrten Gasrevolver, den er mit scharfer Munition geladen hatte und versteckt bei sich trug. Er hatte mit der Mutter zusammen ein halbstündiges Gespräch mit dem aufnehmenden Arzt und wirkte ruhig. Danach wurde er routinemäßig von einem als Hilfspfleger tätigen 25-jährigen Medizinstudenten hinsichtlich der mitgebrachten Sachen und der Kleidung untersucht. In dieser Situation der Distanzunterschreitung, die er vermutlich wahnhaft verkannte, schoss er dem Hilfspfleger aus einer Entfernung von etwa 50 cm in den Kopf; der Schuss war tödlich. Als weitere Pfleger hinzustürzten, schoss er weitere Male, verletzte aber niemanden mehr; er wurde dann überwältigt und blieb bis zum Urteil über ein Jahr in der Psychiatrie. Er sprach sehr gut auf die Medikamente an.

Das Landgericht erkannte 14 Monate später auf Freispruch wegen Schuldunfähigkeit. Eine Unterbringung im psychiatrischen Maßregelvollzug wurde nicht angeordnet, weil die schizophrene Erkrankung bereits soweit gebessert und verschwunden sei, dass keine stationäre Behandlung mehr erforderlich sei. Es waren die 70er-Jahre und man machte das damals so. Tatsächlich gab es zwei Jahrzehnte lang keine gleichartigen Probleme. Er litt nicht an einer chronisch anhaltenden, sondern einer episodischen Verlaufsform der Erkrankung mit einem weitgehenden Verschwinden der Symptomatik in den guten Zeiten. Andererseits kam es mehrfach ganz plötzlich und heftig zu Krankheitsrückfällen, sodass wenig Zeit blieb, den Rückfall aufzuhalten.

Einundzwanzig Jahre später erschoss der 43-Jährige an einem Samstag im März 1993 einen 61-Jährigen, ihm bis zu diesem Tag unbekannten Polen. Dieser war der Vater einer gemeinsamen Freundin von Bernd N. und seiner

Ehefrau. Man hatte gemeinsam den Nachmittag und Abend mit Spazierengehen und Essen verbracht und einiges getrunken – Bernd N. hatte schließlich etwas über 2 Promille Alkohol im Blut. Das Gericht erkannte auf Schuldunfähigkeit und ordnete die Unterbringung des Beschuldigten in einem psychiatrischen Krankenhaus an.

Bernd N. war der Sohn eines amerikanischen Soldaten, der im Koreakrieg fiel, und einer deutschen Mutter; eigentlich wuchs er bei der Großmutter auf. Er besuchte das Gymnasium, erreichte die mittlere Reife, das Abitur schaffte er nicht. Er war ein guter Zeichner und studierte an einer Kunsthochschule, als erste, noch unspezifische schizophrene Krankheitszeichen auftraten. Der 20-Jährige zog sich immer mehr zurück, glaubte, die Leute redeten über ihn. Er fühlte sich gefährdet, lief nun stets mit dem aufgebohrten Gasrevolver herum, den er sich bereits zu Schulzeiten besorgt hatte. Schließlich entwickelte er wenige Wochen vor der ersten Tat einen Verfolgungswahn, der sich mit magischen Themen befasste. Er grübelte immer wieder über die Blocksbergszene aus Faust I, den Hexensabbat, aber auch über technische Apparaturen, vermutlich fühlte er sich bestrahlt. Die Symptomatik wurde plötzlich so ausgeprägt, dass sich die Angehörigen um eine stationäre psychiatrische Behandlung bemühten, was dann zu der beschriebenen katastrophal entgleitenden Aufnahme führte.

Zwei Jahre nach Klinikentlassung, mit 25, heiratete er das erste Mal. Mit 33 lernte er dann eine 17-Jährige kennen, mit der er acht Jahre später seine zweite Ehe einging. Einer eigenen beruflichen Tätigkeit ging er nicht nach, seine zweite Frau auch nicht. Dafür kämpfte er jahrelang um die Rückgabe der bei ihm beschlagnahmten Schusswaffen und schaffte sich eigene Vorderladerwaffen an. Das Verwaltungsgericht billigte ihm schließlich den Besitz der Waffen zu mit der Begründung, dass seit dreizehn Jahren kein neuer Krankheitsschub aufgetreten sei. Er erwarb nun den Revolver, mit dem er sieben Jahre später die zweite Tat beging.

Kurz vor der zweiten Tat 1993 fiel der Ehefrau auf, dass Bernd N. unkonzentriert wirkte, dass sein Gedankengang sprunghaft war. Er zog sich in sein Zimmer zurück, hielt die Fenster verschlossen, um, wie er seiner Frau erklärte, seine Waffen zu beaufsichtigen.

Drei Monate nach Festnahme am Tattag 1993 kam er in eine Klinik des psychiatrischen Maßregelvollzugs. Nach 7½ Jahren und mit den Auflagen, dass er sich in einer forensischen Spezialambulanz behandeln lässt, regelmäßig seine Medikamente einnimmt, die Tagesklinik besucht, keine Waffen erwirbt und keinen Alkohol trinkt, wurde er Ende 2000 bedingt entlassen.

Er hatte wenig Einsicht in das Vorhandensein einer schweren, überdauernd behandlungsbedürftigen psychischen Störung. Wegen Verstößen gegen die Auflagen wurde er mit einem sogenannten Sicherungshaftbefehl mehrmals für einige Wochen in die Klinik zurückgeholt. Er zeigte zeitweilig keinerlei Krankheits-, Delikt- und Medikationseinsicht. Er hielt sich für völlig gesund, sei unschuldig eingesperrt gewesen und brauche keinerlei Medikamente, zumal diese ihn nach seiner Ansicht impotent machen würden. Psychische Krankheit sei eine Erfindung der Ärzte, er sei eingesperrt gewesen, weil damit das Krankenhaus viel Geld verdienen kann.

Er akzeptierte aber in den Folgejahren die anhaltenden Kontrollen, denen periodisch mit einem Sicherungshaftbefehl Nachdruck verliehen werden musste. Er wurde immer wieder einmal begutachtet. Er war ein kleiner, rundlicher Mann mit einem markanten Kopf und einer inzwischen ergrauten Künstlermähne, aus dem Hosenbund hängendem weißen Oberhemd und – extra für den Gutachter – Krawatte. Er rauchte unentwegt, fragte jedesmal um Erlaubnis. Er war ein angenehmer, intelligenter, unangespannt wirkender Gesprächspartner, der fast übergangslos zwischen Interesse und Desinteresse schwankte. Er gab das intelligente, originelle, ideen- und einfallsreiche Einzelkind, um das sich alles dreht und das nun auch den Gutachter unterhält.

Tayfun A.: Der letzte Prophet

> Geboren in eine kurdische Familie mit hoher Schizophrenie-Belastung, erkrankt er früh, bewaffnet sich und tötet bald darauf seinen Schuldirektor. Das türkische Gericht erkennt auf Schuldunfähigkeit. Die Erkrankung verläuft zunächst episodisch, remittiert gut. Es gibt eine längere symptomarme Zeit, Übersiedlung in eine deutsche Großstadt, dort involviert in den Drogenhandel seiner Brüder. Acht Jahre nach der ersten Tat ein massives Psychose-Rezidiv, er entwickelt den häretischen Größenwahn, der letzte Prophet zu sein. In diesem Wahn begeht er ganz geordnet ein versuchtes und schließlich ein vollendetes Tötungsdelikt.

Tayfun A. wuchs mit fünf Geschwistern als Kurde in einer türkischen Provinzstadt auf, nicht ganz weit von der Grenze zum Iran; der Vater war dort ein angesehener Rechtsanwalt, eine Autorität, ein Herrscher. Als Tayfun A. zwei Jahre alt war, erkrankte er an Poliomyelitis, also Kinderlähmung, nicht sehr schwer, aber das rechte Bein blieb teilweise gelähmt, er hinkte, konnte mit den gleichaltrigen Jungen nicht mithalten, lief nebenher. Von der Mutter kam wenig, sie musste oft zum Psychiater, erst hieß es Depression, dann Wahnkrankheit; der Vater nahm sich schließlich eine neue Frau. Erst mit 9 Jahren kam er auf eine Schule, eine Priester- und Predigerschule. In diesem Predigerseminar blieb er neun Jahre lang. Er war keineswegs dumm, aber schlecht organisiert, ein wenig durcheinander, und ein Einzelgänger. Er war schlecht zu belehren, reagierte auf Kritik gar nicht oder trotzig aufbrausend. Dann wieder wirkte er unangemessen albern, lachte grundlos. Schließlich, als er 18 Jahre alt war, erkrankte er unübersehbar an Schizophrenie – wie die Mutter und später auch noch ein Bruder.

Im Predigerseminar nahm man die Krankheit nicht zur Kenntnis, derweil Tayfun A. sich gegen seine Verfolger bewaffnete. Man muss sich verteidigen können, wenn man merkt, dass es um Leben und Tod geht, um alles. Gegen Ende des Schuljahres wurde der 18-Jährige zum Direktor des Predigerseminars zitiert, der ihm im strengen Ton eine erzieherische Predigt hielt wegen seines fehlenden Fleißes und seiner Unordnung: Tayfun A. lachte seinem Direktor ins Gesicht, dieser ohrfeigte ihn. Tayfun A. zog aus seinem Hosenbund eine Pistole und schoss dem Direktor ins Gesicht und in die Brust.

Der Heranwachsende wurde wegen der Tötung eingesperrt und blieb ein Jahr in Haft. Er wurde in dieser Zeit psychiatrisch begutachtet, und das Gericht kam zu dem Ergebnis, Tayfun A. sei wegen einer Psychose schuldunfähig gewesen. Andernfalls hätte ihm die Todesstrafe gedroht. Aber er halluzinierte, wirkte zeitweise völlig apathisch, dann wieder kicherte er albern, blieb mit sich allein beschäftigt. Im Gespräch war er inkohärent, konnte nicht bei der Sache bleiben, war unfähig, mit dem Gegenüber über ein gemeinsames Thema zu reden: Die Gedanken brachen ab, sprangen davon, man wusste rasch nicht mehr, wo er sich thematisch befand. Tayfun A. wurde in eine Nervenheilanstalt eingewiesen und dort behandelt, nicht zuletzt mit antipsychotischen Medikamenten, die gut wirkten. Er wurde wesentlich geordneter, halluzinierte nicht mehr, hatte keine Verfolgungsideen mehr. Nach 13 Monaten wurde er entlassen und ging nach Istanbul, in den Westen der Türkei, wo Verwandte ihm beim Start halfen.

Dort traf er sich mit anderen Kurden, geriet ins Umfeld der PKK (Arbeiterpartei Kurdistan), fühlte sich verfolgt oder wurde verfolgt, das war nicht mehr leicht zu unterscheiden. Nach zwei Jahren ging er, inzwischen 23 Jahre alt, mit zwei Brüdern nach Deutschland, in eine Großstadt, und beteiligte sich an deren Drogenhandel; Haschisch konsumierte er auch selbst.

Zur Absicherung seines Aufenthalts ging er eine Scheinehe mit einer deutschen Staatsbürgerin ein. Im ersten Jahr in Deutschland bekam er eine Geldstrafe wegen Fahrens ohne Führerschein. Im zweiten Jahr wurde er erstmals als Drogenhändler verurteilt, ein Jahr auf Bewährung.

Im dritten Jahr wurde er wieder richtig psychotisch, zum effektiven Drogenhandel ungeeignet, und voller Ängste vor Verfolgern und Feinden. Die wähnte er in der Drogenszene. Im Stadtforst schoss der nun 26-Jährige Tayfun A. einem Kurden Ali Y., der vor einigen Jahren als Zeuge einen seiner Brüder in einem Rauschgiftverfahren belastet hatte, mit einer Pistole in den Bauch. Angeblich hätten Stimmen ihm das befohlen. Der Mann brach zusammen und flehte um sein Leben. Tayfun A. ließ von ihm ab und drohte, wenn er der Polizei etwas erzähle, werde er ihn vollends töten. Dann fuhr er das Opfer mit seinem Auto zu einem Imbiss, von dort wurde die Krankenhauseinlieferung und Notoperation veranlasst. Der Verletzte hielt dicht und verriet nicht, was passiert war und wer ihn angeschossen hatte.

Zehn Wochen später war Ali Y. aus dem Krankhaus entlassen und lief an einem leuchtenden, friedlichen Sommertag durch den gleichen braven, kleinbürgerlichen Stadtteil, als plötzlich Tayfun A. wieder vor ihm stand. Er feuerte nun sieben Mal aus seiner 7,65er-Pistole auf den Kopf und den Oberkörper seines Landsmannes. Später hat er dies nicht mit irgendwelchen Drogenhändeln oder Rache für die Zeugenaussage begründet, sondern religiös: Er selbst sei der neue Prophet[2], und im Kampf zwischen Dschinns und Engeln habe er den göttlichen Auftrag, die Teufel zu vernichten. Vor der Tat habe er ein durchdringendes, langes Pfeifen gehört; das bedeute eine tiefe, grundsätzliche Missachtung seiner Mission. Das sei das Zeichen gewesen, der Befehl, es jetzt zu tun. Beim ersten Mal hätten ihm die Stimmen befohlen, das Opfer zu verschonen; jetzt hätten sie befohlen, das Opfer zu vernichten. Brustschlagader und Halsschlagader wurden getroffen, das Opfer starb noch am Tatort durch Verbluten.

Tayfun A. kam ziemlich umgehend in ein hochgesichertes Krankenhaus des psychiatrischen Maßregelvollzugs. Man stellte einen religiösen Wahn fest mit Größenideen, aber Größe heißt eben auch Verfolgtwerden, Stimmenhören. Der Mann fühlte sich von fremden Kräften beeinflusst und

2 Die Vorstellung, der „neue" oder „letzte" Prophet zu sein, ist eine schwere Häresie, weil die islamische Lehre besagt, dass Mohammed der letzte Prophet ist, nach dem kein anderer mehr kommen wird. Wer sich selbst wahnhaft für den letzten Propheten hält, stellt sich über Mohammed. Dieses Wahnthema habe ich auch bei einem anderen Muslim in seiner akuten Psychose erlebt, auch da verbunden mit dem Auftrag, zu töten.

beeinträchtigt, war seltsam in seinen Gefühlsäußerungen, inadäquat zu dem, was gerade um ihn herum vorging. Nach wenigen Wochen versuchte er, sich mit einem Bettlaken zu erhängen, es wurde rechtzeitig bemerkt. Das psychiatrische Gutachten postulierte Schuldunfähigkeit aufgrund einer krankhaften seelischen Störung; durch die schizophrene Psychose sei die Fähigkeit zur Realitätsprüfung und damit zu einem realitäts- und normgerechten Handeln aufgehoben gewesen.

Er wurde nun jahrelang in einer Klinik für Forensische Psychiatrie behandelt, hinter Gittern. Seine Halluzinationen verschwanden bald, seine Wahnvorstellungen wurden immer blasser und für die Gegenwart bedeutungslos. Er blieb aber etwas seltsam, empfindsam, schnell überfordert, zog sich dann zurück, wirkte matt. Ein Bruder hatte 4½ Jahre wegen Rauschgifthandels abzusitzen. Ein anderer Bruder war in Betreuung der Allgemeinpsychiatrie, auch wegen Schizophrenie.

Über die Tat konnte man in all den Jahren kaum mit ihm reden. Es sei ein trauriger Tag gewesen. Gleichwohl hielt er Themen wie Ehre, Blutrache, Respekt hoch und glaubte, er sei ein Großer der kriminellen Szene gewesen. All die Jahre im Maßregelvollzug arbeitete er nicht, musste er auch nicht, da er von der Familie finanziell unterstützt wurde. Nur einmal ist er handgreiflich geworden, als ein Mitpatient ihn provoziert hat. Einmal, schon gegen Ende, ist er mit Kokainkonsum unliebsam aufgefallen. Man bemühte sich, nicht ohne Erfolg, Tayfun A. seine Erkrankung zu erklären, ihn zu einem Fachmann seines Leidens zu machen, um so seine Kooperation in der Behandlung zu sichern und seine Bereitschaft, bei Zeichen eines drohenden Rückfalls angemessen gegenzusteuern. Man geht davon aus, dass er nur dann gefährlich ist, wenn er akut psychotisch ist, dass er also in Freiheit kann, solange man dort genügend Kontrolle hat, einen drohenden Rückfall rechtzeitig zu bemerken.

Und so wurde er 13 Jahre nach dem zweiten Tötungsdelikt in eine eigene Wohnung entlassen, die sein Bruder finanziert. Er muss sich regelmäßig beim Bewährungshelfer und bei einer psychiatrischen Ambulanz melden. Sein gesunder Bruder ist inzwischen im Bereich Glücksspielautomaten „und solche Sachen“ tätig; Arbeit hat Tayfun A. nicht. Er hockt den ganzen Tag in einem Imbiss seiner Familie und drängt bei den Therapeuten auf Medikamentenreduktion. Demnächst wird er 40 Jahre alt.

Manuel T.: Schizophrener Muttermord

> Eine schweigsame, kommunikationsgestörte Biografie mit einer unerkannten, symptomarm verlaufenden Psychose mit massiven Beeinträchtigungen der Emotionalität, einer Verarmung von Interessen und deutlichen Denkstörungen.

Manuel T. wuchs zusammen mit seinen fünf Geschwistern in einfachen, geordneten Verhältnissen auf, wobei die Mutter als zwanghaft und auch als körperlich züchtigend geschildert wurde. Nach einer Zangengeburt und einer perinatalen Asphyxie (Sauerstoffmangel während und nach der Geburt) verlief die frühkindliche Entwicklung leicht verzögert. Trotz einer durchschnittlichen intellektuellen Begabung (IQ 105) musste Manuel T. die erste Klasse wiederholen und wurde sonderbeschult. Er war ein eher zurückgezogenes, kontaktarmes Kind, das als unstet und nervös beschrieben wurde. Der Alkoholkonsum begann im Alter von 15 Jahren und steigerte sich rasch, wobei Manuel T. mit Alkohol seine sozialen Ängste bekämpfen und sich freier fühlen konnte, sich aber auch impulsiv-aggressiv verhielt. Manuel T. wünschte sich heterosexuelle Beziehungen. Ob es aber nach Verbüßung der ersten Haftstrafe im Alter von 25 Jahren, als er sich etwas selbstsicherer fühlte, tatsächlich zu Sexualkontakten kam, ist unklar.

Im Alter von 20 Jahren tötete Manuel T. seine Mutter durch Hammerschläge auf den Kopf und durch Strangulation. Seine kleine Schwester, 6 Jahre alt, die anwesend war, versuchte er ebenfalls zu strangulieren. Der damalige Gutachter fand die seinerzeit bei Manuel T. beschreibbaren Auffälligkeiten noch nicht eindeutig pathologisch. Berichtet wurde eine eigentümliche Denkstörung, die im Rapport zu assoziativ miteinander verbundenen Gesprächsinhalten geführt habe und eine normale Gesprächsführung verunmöglicht (!) habe.

Von der achtjährigen Jugendstrafe verbüßte Manuel T. 5 Jahre, die er in einer Sozialtherapeutischen Anstalt zubrachte. Dort hatte er eine langdauernde Einzelpsychotherapie, in der er sich schließlich öffnen konnte. Er absolvierte eine Lehre als Tischler und wurde als gewissenhafter, sorgfältiger und penibler Mann beschrieben. Gegen Ende der Haftzeit söhnte er sich mit seinem Vater aus.

Nach der Haftentlassung im Alter von 25 Jahren stürzte er rasch in Alkoholabhängigkeit und Obdachlosigkeit ab und verlor endgültig den Kontakt zur Familie. In den sieben Jahren in Freiheit kam es zu Betrugsdelikten und mehreren Körperverletzungsdelikten im Obdachlosenmilieu.

Als Manuel T. 32 Jahre alt war, verstarb ein Mitbewohner im Obdachlosenasyl, nachdem ihm Manuel T., mäßig alkoholisiert, mit einem Stuhlbein auf den Kopf geschlagen hatte. Juristisch wurde dies als Körperverletzung mit Todesfolge gewertet; Manuel T. wurde zu einer Haftstrafe von acht Jahren verurteilt. Wie schon beim ersten Tötungsdelikt wurde wegen Alkoholisierung eine Schuldminderung angenommen, wobei stets betont wurde, dass Alkohol im vorliegenden Fall nicht das zentrale Problem sei.

Die zweite Haftstrafe verlief, ohne dass Ansatzpunkte für eine Resozialisierung gefunden wurden. Für eine erneute sozialtherapeutische Behandlung wurden seine kognitiven Fähigkeiten als nicht mehr als ausreichend angesehen. Zwei Versuche einer Einzelpsychotherapie scheiterten. Er galt als therapieunfähig, misstrauisch, zurückgezogen und explosibel. Er ging nicht mehr arbeiten und unterhielt keinerlei Kontakte. Sein einziges Interesse galt dem Kraftsport. Phasenweise waren depressiv-misstrauische Verstimmungen zu beobachten. Er äußerte eine Vielzahl eigentümlicher körperlicher Missempfindungen, zeigte einen eigentümlichen assoziativen Denkstil und hatte eine eigenwillige Darstellungsweise. Bei einer psychiatrischen Begutachtung am Haftende ergab sich der Verdacht auf eine blande verlaufende Schizophrenie. Manuel T. wurde später aufgrund geringerer Delikte im psychiatrischen Maßregelvollzug untergebracht.

Klaus F.: Vatermord, Jahre später versuchte Tötung der Mutter

> Vieles ist atypisch an diesem Fall: Sozialer Aufsteiger zum promovierten Architekt erkrankt spät an einer Psychose, erschlägt aber schon kurz nach Psychosebeginn raptusartig und ohne erkennbaren Grund seinen betagten Vater. Kurz danach vollständige Remission der Psychose, jahrelang symptomfrei, neue Ehe, Kind, Renovierung eines Hauses. Sieben Jahre nach Ersterkrankung Rückfall in die Psychose, die nun chronifiziert. Zwei Jahre später, 9 Jahre nach Tötung des Vaters, würgt er aus wahnhafter Vergiftungsangst die Mutter, bis er sie für tot hält. Sie überlebt.[3]

3 Eine ausführliche Darstellung dieses Falles und der hier sichtbaren kriminalprognostischen Grenzen finden sich bei Kröber H-L (2006) Praxis der kriminalprognostischen Begutachtung. In: H-L Kröber, D Dölling, N Leygraf, H Saß (Hrsg.) Handbuch der Forensischen Psychiatrie Bd. III: Psychiatrische Kriminalprognose und Kriminaltherapie. Darmstadt, Steinkopff, S. 173–192

Klaus F. ist in einer ordentlichen Facharbeiterfamilie aufgewachsen, machte auf dem zweiten Bildungsweg Abitur und studierte erfolgreich Architektur. Er war Einzelkind, ein älterer Bruder war mit drei Monaten gestorben. Die Eltern hatten erzählt, sonst hätte es ihn, Klaus F., nicht gegeben. Dies beschäftigte ihn später in seiner Psychose sehr.

Er war beruflich erfolgreich, heiratete, bekam trotz Bemühens kein Kind. Die Frau verließ ihn zugunsten eines anderen Mannes. Wenige Wochen später kam es zu einer depressiven Vorphase mit starkem Rückzugsverhalten. Daraus entwickelte sich eine kataton anmutende erste psychotische Episode. Die manifeste schizophrene Erkrankung begann spät, kurz vor seinem 40. Geburtstag. Er war zeitweise stark verwirrt, dranghaft unruhig, wahnhaft, denkgestört, emotional hochgradig labil. In dieser Verfassung wurde er in sein Elternhaus gebracht, wo er immer wieder von Angstgefühlen überwältigt wurde.

Am zweiten Tag des Aufenthaltes bei den Eltern riss er vormittags in der Küche seinen 79-jährigen Vater vom Stuhl und schlug wuchtig mit einer Holzkiste auf den am Boden liegenden Mann ein, wodurch er dem Vater den Kopf zertrümmerte. Danach ließ er sich widerstandslos festnehmen.

Er wurde in eine forensisch-psychiatrische Klinik aufgenommen, wo bereits nach wenigen Tagen die psychotische Symptomatik auch ohne antipsychotische Medikation abklang. Im Folgemonat kam es noch einmal für eine Woche zu einem Aufflackern psychotischer Symptomatik, aber zwei Monate nach der Tat war und blieb er symptomfrei. Er wurde wegen Schuldunfähigkeit freigesprochen, die Anordnung einer Maßregel gemäß § 63 StGB wurde mangels fortdauernder Gefährlichkeit abgelehnt. Er wurde aus der Freiheitsentziehung entlassen und zog zu seiner Mutter, die damals 66 Jahre alt war. Die erste Ehe wurde geschieden.

Zwei Jahre nach der Tat lernte er seine zweite Ehefrau kennen, mit der er dann zusammenzog; ein Jahr später wurde ein gemeinsames Kind geboren. Klaus F. erhielt eine Berufsunfähigkeitsrente wegen seiner schizophrenen Erkrankung, die allerdings zunächst nur vier Jahre nach der Tat in einer leichten Schwankung sichtbar wurde. Er arbeitete intensiv an der Renovierung eines Hauses, in das die kleine Familie einziehen wollte. Die Ehefrau fühlte sich von ihm aber stark vernachlässigt, vielleicht auch wegen seiner deutlich eingeschränkten Emotionalität. Sie trennte sich schließlich von ihm und zog mit der kleinen Tochter wieder in ihre Heimat.

So zog der inzwischen 47-Jährige allein in das fertig renovierte Haus, blieb dort aber nur ein halbes Jahr, weil sich zunehmend eine depressive Symptomatik entwickelte. Er betrieb außerdem einen erheblichen Alkoholmissbrauch und wurde schließlich stationär in akut wahnhafter Verfassung in der Allgemeinpsychiatrie aufgenommen. Er glaubte, in einem der Pfleger sei der vor seiner Geburt verstorbene Bruder zu erkennen. Er hatte paranoide Vorstellungen, dass alles inszeniert sei und Spielchen mit ihm gespielt würden. Die Gedanken brachen immer wieder ab. Er berichtete, seine Mutter habe versucht, ihn zu vergiften. Unter hochpotenten Neuroleptika minderte sich die Symptomatik; er war aber in keiner Weise krankheitseinsichtig, rationalisierte sein Verhalten und leugnete krankhafte Phänomene. Er befand sich fast drei Monate lang in stationärer Behandlung, wog inzwischen 100 kg bei mittlerer Größe. Er wirkte nun auch äußerlich etwas bizarr, war psychomotorisch unruhig, mit einem Rededrang. Er kehrte nochmal für wenige Monate in das renovierte Haus zurück, zog dann als 48-Jähriger ins Elternhaus zu seiner Mutter und wurde ambulant mit Clozapin behandelt.

Dort lebte er ein reduziertes Leben, schaute viel fern. Die Mutter habe alles für ihn gemacht und sich in den Zustand ihres Sohnes gefügt. Es habe keinen größeren Streit gegeben, berichtete er später, obwohl seine Mutter schon ein schwieriger Fall sei, weil sie sich sehr dominierend verhalte. Er trank relativ viel Wein, ließ schließlich vier Wochen vor der zweiten Tat seine Medikamente weg. Er teilte dies auch seinem behandelnden Nervenarzt mit.

Kurz vor seinem 49. Geburtstag würgte er frühmorgens seine Mutter bis zur Bewusstlosigkeit, ließ von ihr ab, als er sie für tot hielt. Zu diesem Zeitpunkt war er hochpsychotisch, hatte auch akustische Halluzinationen und vor allem ausgeprägte formale Denkstörungen. Er habe geklagt, er habe in der letzten Zeit schlecht geschlafen gehabt, seine Mutter habe so viel Lärm im Haus gemacht, ständig geklappert. Alles sei so ein Gemauschel gewesen. Er sei in das mütterliche Chaos einbezogen worden, von der Mutter erdrückt worden. Er hatte die wahnhafte Angst entwickelt, die Mutter könne sich an ihm rächen wollen und würde ihm Rattengift ins Essen mischen.

Die Mutter überlebte die Tat. Klaus F. wurde erneut wegen Schuldunfähigkeit freigesprochen, nun aber gemäß § 63 StGB in den psychiatrischen Maßregelvollzug eingewiesen, wo er dann acht Jahre lang behandelt wurde, die letzten Jahre weitgehend gelockert. Entlassen wurde er in eine kontinuierliche, engmaschige ambulante Weiterbetreuung.

Heiner C.: Wenn diese ungeheure Wut kommt ...

Heiner C. wächst in einer Familie jähzorniger Männer auf, mit einem massiv gewalttätigen Vater. Er ist ein scheuer und dann auch gewaltsamer Bedränger von Frauen und Mädchen. Er attackiert einen gewähnten Nebenbuhler mit dem Messer und tötet im Vollzug einen Mitgefangenen, der ihn provoziert hatte, mit einem einzigen Schlag mit einer Nagelschere in den Kopf. Im Verlauf der Unterbringung wird er erst periodisch, dann chronisch schizophren.

Anfang 1989 tötete der 29-jährige Koch Heiner C. in einer Haftanstalt den 33-jährigen Mitgefangenen Lothar R., indem er ihm eine Nagelschere so wuchtig in den Kopf stieß, dass diese über dem linken Ohr mit ihrer gesamten Scherenlänge in den Schädel eindrang. Herr R. starb drei Tage später in der Neurochirurgie. Der Tat war eine Auseinandersetzung über die Wäscheausgabe vorangegangen. Herr R. hatte Herrn C., der vom Sport kam, geduscht hatte und fror, zunächst nicht bedienen wollen, ihm dann bewusst eine nicht passende Unterhose ausgegeben. Als C. dies bemerkte, kehrte er zur Wäschekammer zurück, forderte R. auf, ihm eine passende Unterhose zu geben und warf ihm die ausgehändigte Unterhose an den Kopf. R. sagte, er lasse sich nichts an den Kopf werfen, und warf die Hose in den Flur zurück. Zwischen beiden kam es zu einem Wortgefecht, sie beschimpften und beleidigten sich. Heiner C. ging in seine Zelle, die der Wäschekammer genau gegenüber lag, ergriff dort die Nagelschere, lief dann direkt auf R. zu und schlug ihm die Nagelschere in den Kopf. Anschließend ließ er sich widerstandslos in seiner Zelle einschließen und dann in eine sogenannte B-Zelle bringen. Im damaligen Strafverfahren lernte ich ihn kennen.

Heiner C. verbüßte zu diesem Zeitpunkt eine Freiheitsstrafe von zehn Jahren wegen versuchten Totschlags, zu der er mit 22 Jahren verurteilt worden war. Wenige Tage zuvor war der Zweidritteltermin gewesen, eine bedingte Entlassung war abgelehnt worden wegen seines aggressiven Verhaltens gegenüber Mitgefangenen und Bediensteten. In den Gefangenenpersonalakten wurde tatnahe vermerkt, Herr C. sei durch sein Verhalten isoliert, habe wenig Kontakte. Er sei den Mitgefangenen gegenüber rechthaberisch, sehr aggressiv, ungehalten, den Bediensteten gegenüber schwer zu berechnen, häufig aggressiv durch Bedrohung, Herumbrüllen, er agiere völlig unkontrolliert. Er sei nicht ansprechbar und nicht zu lenken. Es wurde von einer

Reihe von Vorfällen berichtet, bei denen er bei kleinsten Anlässen lautstark auf dem Flur herumbrüllte.

Nach der Tötung des Mitgefangenen wurde C. in eine andere Haftanstalt verlegt. Auch dort gab es aggressives Verhalten, Grund für die Aggressionsausbrüche war durchweg seine Vorstellung, die betreffenden Beamten hätten in seinem Haftraum irgendetwas verändert. Zu diesem Ergebnis kam er auch, wenn sich überhaupt kein Beamter in seinem Haftraum aufgehalten hatte. Er war überzeugt, dass ein Beamter einen Schnitt in die Folie seines Schachspiels gemacht habe. Er bedrohte diesen Beamten mit einer Schere und kam in Einzelhaft. Er wurde dann wegen seiner ständigen paranoiden Realitätsverkennung und Stimmungsschwankungen in den psychiatrischen Maßregelvollzug verlegt.

Hier setzte sich das äußerst bedrohlich wirkende Erscheinungsmuster von extremer Gespanntheit wochenlang fort. Vermerkt wurden wahnhafte Denkinhalte und psychotische Erlebnisweisen; so spürte C. Bodenvibrationen, hörte Stimmen aus dem Radio mit seiner eigenen Stimmfrequenz. Die Einnahme von Medikamenten lehnte er massiv ab. Bei der psychiatrischen Begutachtung wurde eine tiefgreifende Persönlichkeitsstörung diagnostiziert, in der ausgeprägte paranoide und hypersensitive Persönlichkeitszüge zusammenfänden und die zudem die Kriterien einer schizotypischen Persönlichkeitsstörung im Sinne von DSM-III erfülle. Er wurde im Erkenntnisverfahren bei nicht ausschließbarer Schuldunfähigkeit gemäß § 63 StGB untergebracht. Zu einer deutlichen Besserung kam es dann, nachdem er 1991 eine neuroleptische Medikation akzeptiert hatte. Ende März 1997 wurde er aus der Psychiatrie entlassen.

Ziemlich prompt entwickelte er eine psychotische Symptomatik und musste nach gut zwei Monaten erneut aufgenommen werden; unter der Medikation klang die Akutsymptomatik abermals ab.

Heiner C. war der älteste von vier Söhnen eines seinerseits ebenfalls sehr impulsiven, zu Aggressionsdurchbrüchen neigenden Vater, der seine Söhne in deren Kindheit mehrfach erheblich körperlich misshandelte. Als kennzeichnend für alle Männer der Familie C. galt traditionell der Jähzorn was die alte Psychiatrie eine „explosible Psychopathie" nannte und die heutige eine „disruptive Störung" (DSM-5).

Der mit einem IQ von 119 überdurchschnittlich intelligente, sicherlich auch empfindsame und berührbare Heiner C. fand als Kind zu keinem Zeitpunkt eine dauerhafte, emotional tragende Beziehung. Er blieb äußerlich angepasst, eher verdeckt gab es bereits Rückzug und soziale Isolierung.

Er schaffte aber problemlos die Schule und trat eine Ausbildung als Koch an mit einer anhaltenden Bereitschaft, sich den Wünschen und Anweisungen des Elternhauses zu unterwerfen. Ab dem Alter von 17 Jahren begann er, bei Kränkungen und Zurücksetzungen schließlich aggressiv zu reagieren, nicht in der Familie, aber im beruflichen und im privaten Feld. Schwierigkeiten gab es im beruflichen Bereich. Aggressive Auflehnung im Lehrbetrieb war gefolgt von einer suizidalen Krise. Als 17-jähriger Kochlehrling forderte C. eine Frau unter Bedrohung mit einem Messer auf, sich auszuziehen. Der Frau konnte fliehen.

Ein Jahr später hatte C. seine Arbeit in einer Raststätte verloren, befand sich in einer depressiven Verfassung, fuhr häufig ziellos durch die Gegend, trank vermehrt Alkohol, hatte Suizidgedanken. Er hatte bis zum Alter von 21 Jahren keine sexuellen Beziehungen, überhaupt keine engeren Kontakte mit Frauen. 18-jährig beobachtete er nun in der Nähe eines Waldweges eine 28-jährige Frau, ging ihr nach, ging ein gutes Stück seitlich hinter ihr her und schlug ihr schließlich mit der Faust fest in den Magen; dann entfernte er sich. Am gleichen Tag fuhr er mit seinem Auto frontal gegen einen Baum, blieb unverletzt. Wenig später machte er einen Suizidversuch mit Tabletten und wurde kurzzeitig stationär behandelt.

19-jährig zwang er abends gegen 22.30 Uhr ein 16-jähriges Mädchen mit vorgehaltener Gaspistole, in seinen am Waldrand stehenden Pkw zu steigen und fuhr los. Er hielt in einem Waldweg und zog das Mädchen aus. Sich selbst zog er nicht aus. Er streichelte die Jugendliche am ganzen Körper, zwang sie, sich über seinen Kopf zu knien und leckte an ihrer Scheide, führte einen Vibrator ein. Das alles dauerte etwa eine halbe bis eine Stunde. Schließlich konnte die Geschädigte sich wieder anziehen und C. fuhr sie mit seinem Pkw an die Stelle zurück, an der ihr Moped stand, drohte ihr abschließend, nichts zu sagen.

Am Folgetag im Oktober 1978 attackierte er eine Frau, ergriff deren Kinderwagen und lenkte ihn auf seinen Pkw zu, zeigte der Frau ein stehendes Messer. Die erschreckte Frau, die nicht wusste, was er eigentlich von ihr wollte, bot ihm 200 DM an. Zufällig kam ein Ehepaar hinzu, und C. flüchtete mit seinem Pkw. Er wurde am nächsten Tag von der Polizei festgenommen. Ein Jugendschöffengericht verurteilte ihn wegen der Taten zu zwei Jahren Jugendstrafe, die er bis März 1980 teilweise verbüßte.

Er wurde in eine therapeutische Wohngemeinschaft entlassen, machte dort deutliche Fortschritte in seinem Sozialverhalten. Ab Anfang 1981 arbeitete er als Kraftfahrer. In dieser Zeit hatte Heiner C. zum ersten Mal eine sexuelle Beziehung zu einer Mitbewohnerin. Er konsumierte aber zunehmend Alkohol. Ab März 1981 hatte er eine eigene Wohnung.

Im Herbst 1981 beging er die Tat, die zur Verurteilung wegen versuchten Totschlags zu einer Freiheitsstrafe von zehn Jahren führte, und die vielleicht in den Bereich des aggressiven Stalkings fiel. C. hatte offenbar schon etwas länger eine Frau L. observiert, schließlich hatte er sie in ihrem Pkw mit seinem Motorrad verfolgt. Als sie parkte und ihr Ehemann hinzukam und ihn zur Rede stellte, attackierte er den Mann mit einem Messer mit einer Klingenlänge von 18 Zentimetern. Als dieser in seinen Pkw geflüchtet war, versuchte er die Türen zu öffnen, um weiter auf ihn einzustechen. Herr L. konnte nur durch sofortige Operation gerettet werden. Es schloss sich dann die Haftzeit an, in deren Verlauf die zur Unterbringung führende Tötung des Mitgefangenen begangen wurde.

1993 gab es seitens der Haftanstalt eine Ausführung zum Vater in dessen Wohnung. Die Bediensteten waren beeindruckt von dessen fehlender Fürsorglichkeit, geringen Belastbarkeit und seinem unangemessenen Konfliktverhalten (die Mutter war zwischenzeitlich verstorben).

> *„Beeindruckend war, wie Herr C. die über mehrere Stunden dauernden Schimpfkanonaden seines Vaters während des Hausbesuches aushielt, ohne aggressiv zu reagieren. Wie in den nachfolgenden Gesprächen deutlich wurde, verbarg sich hinter dieser stoischen Haltung eine große Aufgewühltheit, die ihn an die Grenze der Beherrschbarkeit gebracht habe; er habe Impulse verspürt, das Ganze abzustellen."*

Herr C. brach dann den Kontakt zu seinem Vater ab, nahm ihn Jahre später in vorsichtiger Form wieder auf. Er machte eine Ausbildung zum Berufskraftfahrer; wurde in eine eigene Wohnung beurlaubt und besuchte die Ambulanz. Zum Zeitpunkt der Entlassung hatte er seine Praktikumsstelle verloren und musste die Umschulung abbrechen. Er wirkte zunehmend paranoid, ging regelmäßig zum Arbeitsamt und kam mit dem Sozialhilfesatz nicht zurecht. Er berichtete in der Ambulanz, dass jemand in seiner Abwesenheit Gegenstände in seiner Wohnung umstelle und beschädige. Das müssten Justizpersonen sein, die ihn überwachen. Er war fest davon überzeugt, dass diese Dinge in seiner Wohnung passieren. Medikamente lehnte er ab, warum sollte er Medikamente nehmen, wenn andere Personen in seine Wohnung eindringen. Er setzte auch die Strafvollstreckungskammer über die Vorkommnisse in Kenntnis. Man habe ihm auch einen Sender in den Zahn implantiert. Nachbarn fühlten sich zunehmend bedroht. C. trommelte nachts an die Scheiben und schrie sehr laut.

Es erging ein Sicherungshaftbefehl, er willigte nun letztlich in eine erneute medikamentöse Behandlung ein. Die Aussetzung der Maßregel wurde widerrufen. Nach Abklingen der Akutsymptomatik dann wieder depressiv. Wegen der immer wieder auftretenden psychotischen Zustände scheiterte eine dauerhafte Entlassung. C. verweigerte schließlich standhaft die antipsychotischen Medikamente. Ich habe ihn wieder aufgesucht. Er war einsam, wütend, ohne jegliches Vertrauen in die Klinik oder irgendeinen anderen Menschen; immerhin war er bereit, abermals mit mir zu reden, aber er konnte meinen Ratschlägen keinen Glauben schenken. Er sah sich als gesund und ausschließlich als Opfer der Justiz und der Psychiatrie.

Gunnar K.: Early Starter, jugendlicher Mörder, erwachsener Schizophrener

> Ein sehr schwieriges Kind in gutbürgerlichen Verhältnissen, unbeeinflussbar, schließlich im Heim. Ein motivlos wirkender Tötungsversuch am Zimmergenossen mit 15 bleibt ungeahndet. Er erschlägt mit 16 eine 68-jährige Ladeninhaberin und nimmt ihren Schlüsselbund mit, wird nicht entdeckt. Mit 19 besorgt er sich eine Schusswaffe und erschießt, ohne erkennbares Motiv, einen Spielhallen-Angestellten. Er gesteht und schweigt seither.

Er lässt sich nicht mehr begutachten. Die Strafakten sind 25 Jahre alt und älter, und es gibt zahlreiche Berichte von psychiatrischen Kliniken. Die Diagnosen blieben oft unbestimmt und weitgespannt zugleich: Schwere Persönlichkeitsstörung hieß es meist, narzisstisch, schizoid oder etwas auf Borderline-Niveau. Inzwischen schreibt er manieriert wirkende Briefe, die zumindest an eine wahnhafte Störung denken lassen, am ehesten jedoch an eine Schizophrenie.

Dass die 22-jährige Mutter ihn, ihren Erstgeborenen, nach einem halben Jahr entnervt und erschöpft für ein paar Monate ihrer Schwester überließ, war für manche Gutachter Grund genug, die Mutter als auffällig und erziehungsuntüchtig zu etikettieren; andere werteten ihr Verhalten als verantwortungsbewusstes Eingeständnis der Hilflosigkeit vor einem Kind, bei dem man nichts richtig machen konnte. Der 1½ Jahre jüngere Bruder gedieh gut unter der mütterlichen Fürsorge der jungen Frau. Beide Eltern entstammten der Mittelschicht, der Vater hatte einen kleinen Betrieb, die Mutter war kaufmännische Angestellte. Nach der Geburt der Kinder blieb sie zuhause; so war das immer schon geplant gewesen. Man wohnte im eigenen Haus mit Garten in einem Viertel, dessen Straßen nach Blumen benannt sind. In der Familie war Gewalttätigkeit kein Thema, Alkohol wurde nur mäßig konsumiert, die Eltern hatten sich auf ihr erstes Kind gefreut.

Aber Gunnar K. war anders. Im Kindergarten war er wegen seiner Aggressivität nicht tragbar, und zu Hause zerstörte er Dinge vollständig. Er drangsalierte seinen Bruder, provozierte und drängte sich in den Vordergrund. Er verhielt sich boshaft, kniff plötzlich zu mitten im Schmusen, spuckte und würgte, aber er war auch weinerlich, kaute an den Fingernägeln, fürchtete sich vor Schmutz und wusch sich dauernd die Hände. Mit 4½ Jahren stürzte er in die Tiefe, als er sich vom Balkon im 3. Stock abseilen wollte. In der Wohnung knüpfte er Bindfäden zwischen Gegenstände. Er mochte kleine spitze Gegenstände, die er auch gegen Personen oder Dinge einsetzte. Einer Heilpädagogin, die sich ein paar Jahre mit ihm abmühte, verwüstete der Achtjährige mehrfach den Raum, bis sie die Behandlung abbrach. In einem ersten Psychiatrieaufenthalt im Alter von neun Jahren schlug er in einem Übermaß an Empörung stereotyp den Kopf auf den Boden, als er auf den Widerstand von Gleichaltrigen stieß. Als schließlich seine Heimunterbringung erwogen wurde, drohte er mit Selbstmord. Auf einer Helferkonferenz in größerem Kreis verhielt sich der Junge plötzlich völlig angemessen und äußerte sich adäquat und vernünftig.

In einem frühen Test hielt man ihn für minderbegabt, aber später fand man im HAWIE einen IQ von 100. Nach anfänglicher Sonderbeschulung scheiterte er am Hauptschulabschluss. Da wohnte er schon nicht mehr zu Hause. In dem betreuten Wohnheim, das ihn aufgenommen hatte, zündelte er, verstopfte die Toiletten und verklebte die Schlösser. Weiterhin blieben die Eltern bemüht und fürsorglich; an den Wochenenden holten sie ihn zu sich und auch später noch, bis zu seiner endgültigen Unterbringung im Alter von 19 Jahren, wohnte er bei ihnen.

Am Töten versuchte er sich, seit er 15 Jahre und sechs Monate alt war. Als sein Vater ihn an einem Sonntagabend zurück ins Heim zurückbrachte, wirkte er wie immer, hatte aber den Hammer schon in der Tasche. 40 Minuten nach Ankunft wirkte er ruhig und besonnen, als er mit dem Heimleiter sprach. In der Zwischenzeit hatte er seinen Zimmergenossen unter einem Vorwand aus dem Haus gelockt und ihm an der nahegelegenen Bushaltestelle mit dem Hammer auf den Kopf geschlagen, 16-mal. Der Junge überlebte das offene Schädel-Hirn-Trauma schwerstbehindert. Dass zwischen ihm und

Gunnar K. zuvor irgendetwas vorgefallen wäre, das Spannungen hätte begründen können, konnte nicht festgestellt werden. Gunnar K. ließ die Tatwaffe verschwinden und wirkte anschließend ganz unverändert.

Er wurde für strafunreif erklärt und vier Wochen lang psychiatrisch untergebracht. Dann wurde er seinen Eltern mit nach Hause gegeben.

Fünf Monate später tötete der 16-Jährige die 68-jährige Inhaberin eines Kurzwarengeschäfts, in deren Laden er sich zuvor länger aufgehalten hatte, mit brutalen Schlägen gegen den Kopf der Frau und Stichen bis in den Halswirbelkanal. Er raubte die Ladenkasse aus und nahm einen Schlüsselbund mit. Er blieb als Täter unerkannt.

Eskalierende Auseinandersetzungen mit seinen Eltern führten einen Monat später zu einem halbjährigen Psychiatrieaufenthalt, dann kehrte er zurück. Im Betrieb seines Vaters beschäftigt, führte er sich als Sohn des Chefs auf und war nicht tragbar. Nun war er arbeitslos und immer häufiger allein unterwegs, in Spielhallen, in Pornokinos. Schlüssel und Schlösser faszinierten ihn. Er wurde mit Arrest bestraft wegen des Missbrauchs von Notrufen und des Aufbrechens von Automaten.

Der letzte Mord war gut vorbereitet. Eine Woche zuvor brach er, inzwischen 19 Jahre alt, bei seinem Onkel ein und entwendete einen Trommelrevolver und Munition. Am Tattag packte er einen Meißel ein und verbrachte den Tag in Pornokinos und Spielhallen. Am Ende war er allein mit einem Spielhallenangestellten, der schließen und zuvor noch auf die Toilette wollte. Als er wiederkam, wurde er wortlos von Gunnar K. zunächst durch einen Schuss in den Bauch niedergestreckt, dann erhielt er einen aufgesetzten Schuss in den Kopf. Gunnar K. trat auf den Toten, zog ihn Richtung Toilette, dachte länger nach. Er raubte die Automaten aus, löschte das Licht und versteckte den Revolver. Dann spielte er in anderen Spielhallen weiter. Zufällig wurde die Tatwaffe aufgefunden, und er geriet in Verdacht. Er gestand beide Tötungsdelikte, gegen die alte Verkäuferin und gegen den Spielhallenmann, und schwieg fortan dazu. Natürlich auch zum Motiv.

Das Gericht sah eine erheblich verminderte Schuldfähigkeit wegen einer nicht näher bezeichneten „schweren Persönlichkeitsstörung". Eine sechsjährige Begleitstrafe verbüßte Gunnar K. seinem Wunsch entsprechend vorab im Erwachsenenvollzug. Seit nunmehr 20 Jahren ist er in stetem Wechsel zwischen den verschiedenen Maßregelvollzugskliniken seines daran nicht armen Bundeslandes untergebracht.

Rückblickend lässt die Symptomatik des Kindes und Jugendlichen an eine Autismus-Spektrum-Störung denken, die spätere Entwicklung spricht dafür, dass dies jedenfalls die Prodromal-Symptomatik einer Schizophrenie war. Hinsichtlich der Motivation der Tötungsdelikte fällt auf, dass 2 der 3 Taten als „motivlos" imponieren, die erste und die letzte - obwohl sie sorgsam vorbereitet waren und sich nicht auf ein Zufallsopfer bezogen. So kommt man auf den Gedanken, dass die emotionale Erkaltung im Vorfeld schizophrenen Erkrankens hier zu einer Faszination des Tötens geführt hat. Sich selbst erleben in dem ultimativ bösen Akt.

Kant hatte geglaubt, nur einem teuflischen Wesen sei es möglich, Böses allein um des Bösen willen zu tun. Edgar Allan Poe sah das anders:

> *„Das Böse, das Sündhafte oder Schädliche in irgendeiner Handlung ist oft die unwiderstehliche Macht, die uns zwingt, allein zwingt, dieselbe zu begehen. Und dieser zügellose Hang, das Böse um des Bösen willen zu tun, spottet jeder Analyse, jeder Auflösung in tiefer liegende Elemente. Es ist ein radikaler, primärer, elementarer Beweggrund."* (E.A. Poe 1845/2008: Der Wider-Geist, S. 225)

Hermann A.: Das kalte Herz

> Richtet mit 19 den nervtötenden Ehemann seiner Schwester hin. Seine psychologische Gutachterin bleibt weiter im Kontakt und vermittelt ihm eine Ehefrau. Die betrügt er in demütigend offensichtlicher Weise und prügelt sie, bis sie dann doch das Haus verlässt. Allein, schleppt er eine betrunkene Frau ab, die im letzten Moment nicht will und die er mit ihrem BH erdrosselt. Der psychiatrische Gutachter hat viel Verständnis. Später der Bürgermeister mit seinem nun schizophrenen Widersacher aber gar nicht.

Der nun 61-jährige, intelligente, aber sehr verschrobene Mann wurde schließlich unbefristet im psychiatrischen Maßregelvollzug untergebracht, weil er den Bürgermeister der Stadt, in die er gezogen war, in seinen schizophrenen Wahn einbezogen hatte und auf Pappschildern vor ihm warnte. Der Bürgermeister fühlte sich von dem zweifachen Mörder bedroht und ruhte nicht, bis er nach drei Jahren erreicht hatte, dass der Mann in der Psychiatrie untergebracht wurde, mit dem Segen des Bundesgerichtshofs.

Er hatte Tag für Tag an einer Bushaltestelle gestanden, mit einer skurrilen Bekleidung wie ein Kolonialsoldat in Afrika, und seinem Bürgermeister vorgeworfen, er benutze „Nazimethoden gegen erwerbsunfähige Sozialhilfeempfänger!!!" Er hielt ein Pappschild mit der Aufschrift: „B., das kalte

Herz". Dr. B. war der Bürgermeister der idyllischen kleinen Weinstadt. Hermann A. soll einmal eine Passantin mit einem Messer bedroht haben, weil die gesagt habe, den Bürgermeister findet sie gut. Ein anderes Pappschild hatte die Aufschrift „B. jagt Menschen wie Tiere". Nachdem eine vom Bürgermeister angestrengte zivilgerichtliche Unterbringung von Hermann A. gescheitert war, hatte Dr. B. ihm einen öffentlich-rechtlichen Fernsehsender auf den Hals gehetzt und ein Münchner Wochenmagazin, die berichten sollten, dass dieser verrückte Mörder weggesperrt gehört. So hatte Hermann A. dann auch Schilder um den Hals getragen mit den Aufschriften „B. Rufmord für TV", „Bürgermeister begeht Rufmord".

Hermann A. hatte, 19 Jahre alt und damals noch geistig gesund, den 25-jährigen Ehemann seiner geliebten Schwester mit acht Schüssen aus einem Revolver quasi hingerichtet. Die Schwester hatte wiederholt Klage über ihren brutalen, versoffenen und untreuen Ehemann geführt. Bei einem Kirmesbesuch im August kam es in einer Gaststätte zu einem heftigen Streit zwischen ihr und dem betrunkenen Mann. Sie beschloss, die Nacht lieber in der elterlichen Wohnung zu verbringen. Hermann A. hingegen sollte in ihrer Wohnung übernachten und den Schwager „beruhigen" und am Randalieren hindern. Die Schwester übergab ihm ihre Wohnungsschlüssel.

Hermann A. holte aus seiner Wohnung seinen Revolver, ein Revolverhalfter und eine Packung von 50 Patronen und begab sich damit in die Wohnung seiner Schwester. Dort angekommen, lud er seinen Revolver und steckte drei weitere Patronen in die Tasche seiner Lederjacke und wartete auf das Eintreffen seines Schwagers. Als dieser wenig später hochgradig alkoholisiert eintraf, die Wohnungstür hinter sich geschlossen hatte und mit hängenden Armen auf ihn zukam, schoss er aus kurzer Entfernung zügig sechsmal auf den Schwager, der tödlich getroffen zusammenbrach.

In der Küche entfernte Hermann A. die leeren Hülsen aus der Trommel seines Revolvers und lud diesen nach. Er ging dann wieder in den Flur, bückte sich zum Schwager etwas nieder und schoss dem Toten sicherheitshalber noch zweimal in den Kopf. Den durch die Schüsse alarmierten Nachbarn sagte er: „Geht die Polizei holen, ich habe den Willi erschossen, ich glaube, der geht hinüber". Die Polizei wurde verständigt, er übergab seinen Revolver und wurde festgenommen. Er berief sich auf Notwehr, der Schwager sei bedrohlich auf ihn zugekommen.

Er wurde wegen Totschlags zu einer Jugendstrafe von vier Jahren und sechs Monaten verurteilt, von denen er drei Jahre zu verbüßen hatte.

Der Strafrest wurde schließlich erlassen. Er war mit einem tyrannischen Alkoholiker als Vater aufgewachsen, vielleicht sah man da Milderungsgründe.

Trotz guter Intelligenz (im HAWIE ein IQ von 109) verließ er die Schule nach Wiederholung des siebten Schuljahrs, schaffte keinen Lehrabschluss, wurde schließlich Matrose. Zum Zeitpunkt der Tat war er Wehrpflichtiger bei der Bundeswehr, Waffen und Munition hatte er sich aber illegal besorgt.

Schon in der Haft hatte er Kontakt zu seiner renommierten psychologischen Gutachterin aus dem Strafverfahren gehalten, die ihm bei der sozialen Eingliederung half und ihn gezielt mit einer 10 Jahre älteren geschiedenen Krankenschwester mit vier Kindern bekannt machte, die er dann heiratete. Frau Professorin war Trauzeugin. Die nunmehrige Ehefrau arbeitete weiter im Krankenhaus; er machte den Realschulabschluss und besuchte einen Abiturkurs, beschäftigte sich mit psychologischer Literatur und war Hausmann.

Es zeigte sich nun die „moral insanity", der Verlust an Normbezug, Moral, Einfühlungsbereitschaft und Rücksichtnahme im Vorfeld mancher schizophrener Erkrankung ebenso krass wie in der Tat gegen den Schwager: Er betrog seine Ehefrau mit allen ihren Freundinnen, und zwar nicht heimlich, sondern ostentativ in der eigenen Wohnung im Beisein der Ehefrau, die dann aus dem Zimmer geschickt wurde. Den 14-jährigen Stiefsohn zwang er zum Analverkehr. Die Ehefrau schlug er wiederholt und bedrohte sie mit einer Machete, sodass sie um ihr Leben fürchtete. In Gesprächen in dem intellektuellen Bekanntenkreis machte er deutlich, dass er die Tötung des Schwagers keineswegs bereue, es sei durch das Verhalten seines Schwagers gerechtfertigt gewesen.

All das nahm man lange hin, es waren die permissiven 70er-Jahre, anything goes, man kann alles zerreden. Die Ehefrau fand einen Brief ihres Mannes an die Psychologie-Professorin, in dem dieser die Persönlichkeit seiner Ehefrau analysierte und zu dem Schluss kam, dass sie ihn zerstöre und er sie daher töten müsste. Die Ehefrau verzieh ihm immer wieder, sah ihn als Opfer der Haftzeit, die ihn geschädigt habe. Als sie schließlich doch mit Trennung drohte, machte er Suizidversuche, kam in psychotherapeutische Behandlung der befreundeten Rechtspsychologin sowie eines Psychiaters, der auf „Narzissmus" erkannte. Und die Frau blieb.

Ein Jahr später jedoch, nachdem sie von ihm wieder heftig geschlagen worden war, verließ die Frau mit ihren beiden Söhnen unter Polizeischutz die eheliche Wohnung; die Ehe war zu Ende. Hermann A. bezog erst Sozialhilfe, mietete eine Einzimmerwohnung, begann zu arbeiten, hatte kaum noch Kontakte, außer zu seiner verwitweten Schwester. Nach einigen Monaten fiel er bei der Arbeit durch gereiztes Verhalten auf, fuhr 150 km zu seiner Schwester, die er aber nicht antraf, kehrte zurück. Die nächsten zwei Tage ging er nicht zur Arbeit, erreichte auch den befreundeten Psychiater nicht.

An einem Augusttag, exakt vier Jahre nach Haftentlassung, saß der 26-jährige Mann nachmittags in einem Wirtshaus und lernte hier die bereits angetrunkene 28-jährige Gelegenheitsprostituierte Barbara A. kennen. Sie erklärte sich gegen Abend bereit, ihn in seine Wohnung zu begleiten; die wohnsitzlose Frau wollte gern über Nacht bleiben. Beide richteten die Schlafcouch ein und entkleideten sich. Nun, so Hermann A., habe sich die Frau seinem Wunsch nach Geschlechtsverkehr widersetzt und erklärt, sie wolle jetzt gehen. Das habe ihn sehr in Wut versetzt. Ein damals berühmter Psychiater spekulierte später, Hermann A. sei „von archaischen Verlassensängsten überwältigt" worden. Jedenfalls würgte er die Frau angesichts ihrer Beischlaf-Verweigerung und erdrosselte sie dann mit ihrem Büstenhalter. Anschließend zog er der toten Frau noch Slip und Strumpfhose aus, vollzog mit der Leiche Geschlechtsverkehr und kam zum Samenerguss. Er schrieb dann zwei Briefe, einen an seine Ehefrau (er gehe nun in die Fremdenlegion) und einen an den noch unbekannten künftigen psychiatrischen Sachverständigen, dem er – durchaus geschickt – die Gründe darlegte, warum er vermindert schuldfähig oder gar schuldlos sei. Das Opfer habe sich ihm plötzlich verweigert, da sei bei ihm eine Sicherung durchgeknallt (im Sinne der tiefgreifenden Bewusstseinsstörung); er habe erst wieder Erinnerung ab dem Moment, als die Tote schon zugedeckt dalag.

Er floh nach Frankreich, kehrte aber sechs Wochen später zurück und stellte sich der Polizei. Er wurde zunächst wegen Mordes zu lebenslanger Freiheitsstrafe verurteilt und ging in Revision. Dank der Unterstützung durch die psychologische Gutachterin aus seinem ersten Strafverfahren (die diesen Fall später in einem Buch grob verzerrt darstellte) sowie dank des psychiatrischen Gutachters aus Hamburg wurde er schließlich wegen Totschlags zu einer Freiheitsstrafe von zehn Jahren verurteilt. Diese zehn Jahre hat er voll verbüßt und wurde 1988 aus der Haft entlassen.

In dieser Haftzeit ist er offenbar, wie es die Strafprozessordnung ausdrückt, „in Geisteskrankheit verfallen", nämlich eine dann bald chronifizierte Schizophrenie. Allerdings hatte er schon während dieses Strafprozesses manche Symptome einer Schizophrenie geboten; er verfasste wirre, lange, hochgradig arrogante und beleidigende Schriftsätze gegen die Richter und weitere Prozessbeteiligte, was aber als narzisstische Persönlichkeitsstörung und rechtlich als „schwere andere seelische Abartigkeit" interpretiert wurde. Er war, bis in die Gegenwart, auch immer gut zu einer „doppelten Buchführung" imstande, also dazu, das Feld seiner Verrücktheit abzudecken und sich im Kontakt mit anderen Menschen grundsätzlich situationskonform zu verhalten, also sein ausgedehntes Wahndenken im unmittelbaren Kontakt einigermaßen zu verbergen, zu dissimulieren.

Er kam nach der Haftentlassung zunächst bei seiner geliebten Schwester unter, die er aber schließlich bedrohte, und zog bald darauf in die besagte kleine Stadt. Auf Hausbesuchen im Wahlkampf lernten sich Hermann A. und der Bürgermeister-Kandidat Dr. B. kennen, in dem Hermann A. rasch einen Agenten der jüdisch-katholisch-nationalsozialistischen Verschwörung entdeckte, die auch ihn verfolgte und sich in den Besitz seiner Gedanken und seiner übergroßen Intelligenz bringen wollte.

Drei Jahre brauchte Bürgermeister Dr. B., um Hermann A. dauerhaft in die Psychiatrie unterzubringen. Verschiedene Psychiater kamen übereinstimmend zu der Diagnose einer Schizophrenie – und einer fortdauernden Gefährlichkeit. Wie bereits in den Taten sichtbar, gab es bei Hermann A. keine inneren Hemmungen gegen gravierende Rechtsbrüche, weder im sexuellen Bereich noch gegenüber Tötung. Eine Interpretation wäre, dass der Krankheitsprozess, der im Vorlauf bereits zu einer massiven Persönlichkeitsveränderung führen kann, die Phänomene des radikalen Egoismus, der Rücksichtslosigkeit und Eigenweltlichkeit, aber auch der massiven Verachtung für andere Menschen bedingt hat. Ein kaltes Herz.

Zusammenfassung: He did it again.

Nachdem nun alle 45 Fälle vorgestellt wurden, mal kürzer, mal länger, kommen wir zurück zu der Ausgangsfrage: Was unterscheidet die 3% der Tötungsdelinquenten (wenn es denn so viele sein sollten), die nach einer ersten Tötung erneut einen Menschen zu töten versuchen, zumeist mit dem angestrebten Erfolg, von den 97% der wegen Mord oder Totschlag Verurteilten, die ihre Strafe absitzen und zumindest nie wieder eine Straftat gegen das Leben begehen?

Wenn eine lebenslange Strafe 15 Jahre und mehr verbüßt wurde oder der Verurteilte aus anderer Bestrafungsform mehr als 10 Jahre in Freiheitsentziehung war, ist auch die allgemeine Rückfälligkeit mit Straftaten sehr gering – bei Langstrafern unter 10%. Es sei denn der Täter war beim ersten Kapitaldelikt noch sehr jung und wurde nach Jugendstrafrecht verurteilt. Die sehr niedrige kriminelle Rückfälligkeit entlassener Langstrafer gab es schon bei den früheren Haftpopulationen, die noch völlig untherapiert, ohne jahrelange Deliktbearbeitung samt Rückfallvermeidungsplan ihre Strafe absitzen bzw. abarbeiten durften. Im vorliegenden Kollektiv waren es wenige, die nach der ersten Tötung in lebenslange Haft gekommen waren. Einer, gleich der erste Fall unserer Sammlung, war von 21 Haftjahren für drei Raubmorde völlig unbeeindruckt und machte bald darauf in seinem Metier weiter; er kannte eigentlich seit der Jugend nichts anderes als Knast mit Urlauben dazwischen zwecks Straftatbegehung. Ein anderer hingegen (Torben L.)

war nach 21 Haftjahren wirklich ordentlich geworden und versuchte nach Kräften, seinen Platz zu finden; erst nach dem schrittweisen schicksalhaften Scheitern gab er sich auf. Einige andere blieben auch in Haft gefährlich und nutzten Hafturlaube für neue Taten. Die große Mehrheit aber war entlassen, häufig nach Jugendstrafen und zeitigen Freiheitsstrafen, auch unter 10 Jahren.

Wer hat also eine Chance, ein zweites Tötungsdelikt nach Bestrafung zu begehen? Zunächst einmal: Wer bei der Indextat Jugendlicher oder Heranwachsender war. Weil er bei Haftentlassung noch sehr jung ist, und weil in der Jugendhaft ein erhebliches Risiko der kriminellen Nachsozialisierung besteht, und weil ihm normale Erfolgswege relativ verschlossen sind. Junge Totschläger und Mörder haben im Knast sofort einen hohen Status, selbst gegenüber den Bediensteten. Sie genießen Respekt, und sie bekommen kriminelle Angebote. Sie müssen nicht wieder ein Tötungsdelikt begehen, aber sie haben sich für die kriminelle Szene qualifiziert – es sei denn, sie sind psychisch sehr verquer, zu einzelgängerisch, zu unkooperativ, oder zu faul.

Schwenken wir noch einmal zu den Schizophrenen. Hier haben wir zu wenige Fälle, um hinreichend Hypothesen für den tötenden Rückfall zu gewinnen. So bleiben wir bei den Risikofaktoren, die schon für die erste Tat gelten. Ein erhöhtes Risiko hat unter den Schizophrenen derjenige (Stompe et al. 2018; Kröber 2018b), der

- emotional verwahrlosten Verhältnissen entstammt und gewaltsozialisiert ist,
- aus dem psychiatrischen Betreuungssystem dauerhaft ausschert und
- in einer kritischen Sozialsituation landet.

Hinzu kommen prämorbide Täter, deren psychische Gestörtheit zu spät und unzureichend erkannt wird, insbesondere die Vorformen des schizophrenen Autismus und der Affektstörung. Wenn tatsächlich tatüberdauernd ein gravierender Empathiemangel vorliegt (und nicht nur der trotzige Schutzmantel egozentrisch-dissozialer Gleichgültigkeit gegenüber anderen), sollte an eine beginnende schizophrene Erkrankung gedacht werden.

Rückfallgefährdet, vor allem hinsichtlich Gewalttaten, ist der verrohte Einzelgänger, der zudem noch einen chronischen Alkoholkonsum hat, der Obdachlosen-Rambo, der sich auf niedrigstem Niveau über andere erhebt. Er hat jedes positive Selbstkonzept aufgegeben, hat keine Ziele mehr, weiß untergründig, dass sein Leben gescheitert ist. Es ist im Grunde das Meiste egal, abgesehen von den kleinen Annehmlichkeiten des Alltags, ein trockener, guter Platz um Platte zu machen, eventuell eine Chance auf Sex, eine stabile Versorgung mit hinreichend Nahrung und Alkohol, und dann auch die Genugtuung, dass man in dieser Truppe hier zumindest allseits respektiert, ja gefürchtet ist. Auf einen Toten mehr kommt es nicht an?

Sicher kann man sagen, dass die Rückfälligkeit nicht daran liegt, dass diese Täter besonders intelligenzschwach und undifferenziert wären. Der durchschnittliche IQ in unserer Gruppe lag gering über 100; wir hatten eine ganze Reihe von Tätern, die zwischen 115 und 125 rangierten, die also über eine leicht überdurchschnittliche Intelligenz hätten verfügen können. Sie waren aber oftmals Underachiever, standen sozial schlechter da, als es ihrer intellektuellen Leistungsfähigkeit gemäß möglich gewesen wäre. Mancher von ihnen wurde sogar sonderbeschult; unter den gegebenen Lebensbedingungen waren sie nicht in der Lage, ihre intellektuellen Möglichkeiten in Leistung umzusetzen. Wenn sie in Haft darin trainiert wurden, war es bisweilen schon zu spät, um daraus soziales Kapital zu schlagen.

Wer schlau und leistungsfähig ist, aber keine sozialen Aufstiegschancen hat, weil sein Strafregister zu eindeutig ist, kann einen anderen 2. Bildungsweg anstreben, hinein in Führungspositionen in der dissozialen oder kriminellen Szene. Sie haben ein Selbstkonzept, dass man in der Kriminaltherapie „narzisstisch" schimpfen würde, eine Mischung aus Selbstbewusstsein und Durchsetzungsbereitschaft, oft aber mit dem sozialen Handicap mangelnder Kooperationsbereitschaft. Sie haben Chancen, erfolgreiche Kriminelle zu werden, aber manche scheitern dabei auch. Wenn man in die wirklich kriminelle Szene geht, hat man durchaus Chancen, nach dem zweiten Tötungsdelikt nicht ermittelt und bestraft zu werden.

Das vorliegende Buch geht nicht von einer Dichotomie von „Persönlichkeitstäter" versus „Situationstäter" aus, wie sie Frank Urbaniok vertritt (Urbaniok 2012). Klar ist, dass dies eine polare Gegenüberstellung von Idealtypen ist. Situationstäter sollen Menschen sein, die von einer fatalen Situation überrascht in einer falschen Reaktionsweise eine Straftat begehen, aber keine wesentlichen Risikofaktoren für Delinquenz und Rückfälligkeit aufweisen. Dass sie straffällig wurden, ist in diesem Sinne ein Zufall, der der Situation geschuldet war. Ein Persönlichkeitstäter ist hingegen jemand, der eine Reihe von Risikomerkmalen in sich trägt und der von sich aus aktiv Situationen schafft, in denen er eine Straftat begehen kann. Im Alltag wird aus dem Persönlichkeitstäter, buchstäblich im Handumdrehen, die Täterpersönlichkeit. Dann ist jemand immer schon ein Vergewaltiger, Schläger, Totschläger oder Betrüger, und ohne Therapie wird sich das nicht ändern, glaubt man. Dass jemand wiederholt vergewaltigt hat, wird bei Urbaniok zur „chronifizierten Vergewaltigungsdisposition", das Delikt wird plötzlich zu einem intrinsischen Persönlichkeitsmerkmal.

Das ist parareligiöses Denken, der alte Ausdruck heißt „Besessenheit". Eine Disposition zum Vergewaltigen haben wir alle wie auch zum Schlagen oder zum Zündeln. Ich glaube nicht, dass die Männer dieses Untersuchungskollektivs eine chronifizierte Tötungsdisposition haben, jedenfalls wäre mir diese Verdinglichung zu platt. Es ist nicht die ganze Persönlichkeit zum Totschläger geworden, oder bei Erfüllung von Mordmerkmalen zum Mörder, oder bei einer getöteten Frau zum Sexualmörder. Die männliche Disposition zum Vergewaltigen bedeutet: Ein Mann kann es, und ein Mann kann ein Motiv haben, so etwas zu tun, und er muss es mit seinem Selbstkonzept abgleichen, ob er sich so etwas erlaubt. Ob er so jemand sein will, der vergewaltigt. Eher nicht – oder doch, wenn die Gelegenheit besonders günstig ist? Ob er jemand sein will, der tötet? Keinesfalls. Ob er denn zur Vertuschung seiner Täterschaft töten könnte, ausnahmsweise einmal?

Betrachtet man die Fälle, so scheint es Männer zu geben, die eine bestimmte innere Überzeugung herausgebildet haben, dass bestimmte zugespitzte soziale Situationen durch Tötung aufzulösen sind, und die dabei glauben, es sei alternativlos. Zum zweiten scheinen sie durch solche Taten emotional nicht besonders belastet zu sein, ja bei ehrlicher Prüfung in der Rückschau in den Taten eigentlich recht wilde Abenteuer zu sehen, die man da bestanden hat. Die Opfer kommen bei dieser Situationsprüfung nicht vor, zumal wenn sie völlig unbekannt waren – man hat sie nur für Minuten gesehen, man erinnert mit Mühe den Namen, den man später erfahren hat. Empathie mit einem Individuum, das man überhaupt nicht kennt, von dem man kein Bild hat, lässt sich nicht im Nachhinein herstellen.

Bei manchen hat man außerdem den Eindruck, dass sie nach der ersten Tat in ihr Selbstkonzept den wichtigen Bestandteil integriert haben, dass sie eben Menschen sind, die töten. Mit der selbstgewählten Lizenz zum Töten. Sie sind fair, sie sind hilfsbereit, sie haben auch gar keine übertriebenen Wünsche und Bedürfnisse, sie haben Pech gehabt mit der Kindheit und den Verurteilungen, so sehen sie sich, und sie haben nun mal getötet. Wenn sie könnten, würde sie es rückgängig machen und das Kainsmal zurückgeben, aber das geht nun bekanntlich nicht.

Zu den sorgsam gehüteten Geheimnissen des Gerichtssaals gehört, dass viele der Tötungsdelinquenten angesichts des ganzen Ärgers mit der Strafverfolgung zwar ihre Tat bedauern, diese aber eigentlich als grandioses, positives Erlebnis erinnern. Erlebnisse werden Teil unseres Wertesystems und haben Einfluss auf weitere Entscheidungen, aber sie werden nicht unsere Persönlichkeit, sondern bleiben ein kleiner Teil von ihr, deren Anblick und Bedeutung sich auch verändern kann.

Wenn die Tötung ein positives Erlebnis war, dann war mit der Gewalttat und Herstellung einer Machtsituation eine lustvolle Erregung verbunden, ein enormer Arousal, ein grandioser Ausnahmezustand, also die von Weierstall u. Elbert (2012) verhandelte hohe positive Valenz. Es mag sein, dass dieses Erleben unter Tätern, die trotz Bestrafung ein weiteres Mal töten, häufiger vorhanden ist als bei den Einmaltötern. Was auch immer man damit erreichen wollte - Geld oder Sex oder die Bewunderung der Peers - das Töten hat ihnen ein grandioses Erlebnis von Stärke und Unantastbarkeit vermittelt, sie waren stark und großartig, männlich und erfolgreich. Töten als Lusterlebnis - nicht im Sinne einer sexuellen Lust und eines sexuellen Sadismus, sondern eines Macht- und Wirksamkeitsrausches und eines Omnipotenzerlebens.

Niemand trägt dies im Strafprozess vor, um nicht als Bestie zu gelten, aber auch das Unausgesprochene bleibt, und unausgesprochen belastet es das klärende Gespräch mit anderen. Solches Erleben kann einhergehen mit einer desperadohaften Lebensweise, einer basalen Beziehungslosigkeit, die sich aber keineswegs in Vereinsamung und Vereinzelung äußern muss, sondern kaschiert sein kann durch eine Vielzahl von sozialen Kontakten und Beziehungen, die emotional bedeutungslos bleiben.

Es gibt wiederum andere Fälle, in denen durchaus ein intensiver Beziehungswunsch besteht, aber immer erneut ein intensives Scheitern erlebt wird, sicherlich auch infolge eigener Unfähigkeit, sich in die Abhängigkeit einer Beziehung zu entlassen, und wo es dann in erneuten Krisenzuständen wieder um Leben und Tod geht, Vernichtung oder Untergang. Hier ist die Tötung in ihrer Grandiosität sozusagen ein Äquivalent der grandios enttäuschten Liebe, also der nicht seltenen hysterischen Beziehungskonfiguration; man kann darin ein klassisches romantisches Muster erblicken. So sehr habe ich dich geliebt, dass ich dich/mich töten musste. Auch das lässt sich wiederholen, weil sich solche unreifen Beziehungsformen wiederholen.

Bei all unseren 45 Fällen wird deutlich, dass intrinsische, persönlichkeitseigene Faktoren der Täter eine entscheidende Rolle dafür zu spielen scheinen, dass es erneut zu einem Tötungsdelikt gekommen ist. Es ist nicht Arbeitslosigkeit, Perspektivlosigkeit, Armut oder soziale Ausschließung, sondern die Taten werden oftmals unter sozialen Rahmenbedingungen begangen, die grundsätzlich nicht als massive Überforderung imponieren. Es haben sich aber in Kindheit und Jugend unter feindseligen Lebensbedingungen Verhaltensmuster herausgebildet, die zunächst einmal eine funktionale Valenz hatten; die Jungen wollten – überleben wäre zu dramatisch – durchkommen, sich buchstäblich durchschlagen. Sie haben im Laufe der Zeit auch andere Erfahrungen gemacht, alternative, korrigierende, ergänzende. Sie haben immer neue Entscheidungen über ihr weiteres Leben getroffen. Es wäre zu flach, vom Persönlichkeitstäter zu sprechen, als wäre in ihnen ein festes Programm installiert, das dann jeweils abläuft, jetzt in der Tat und später im Rückfall. Sie haben ein Arsenal von Verhaltens- und Entscheidungsoptionen, die abgeglichen werden mit der Situation, der Wertigkeit des Ziels und mit dem Selbstkonzept.

Wenn wir solchen Verurteilten nur Großfaktoren wie „Dominanzstreben", „dissoziale Einstellungen", „Narzissmus", „chronische Aggressivität" zuordnen und diese Großfaktoren mit ihnen durcharbeiten wollen, können wir den Einzelfall nicht auffinden und behandeln an ihm vorbei. In diesem Sinne würde man gern erst einmal wissen, welche Motivation damals für die Tat bestand, welches Selbstkonzept und welche Spannung zwischen beiden, und wie sich die Situation entwickeln musste, dass es so kam, wie es kam. Es ist die Frage nach der „psychischen Rationalität" der Tat, die ja nicht das irgendwie zustande gekommene Produkt von Risikofaktoren ist.

Der Verurteilte muss, wenn es eben geht, aus seiner Einsamkeit gelöst werden. Viele bekommen die Dinge mit sich allein nicht mehr geordnet, weil das bisherige Scheitern wie eine Trümmerwüste alle Ressourcen und verbliebenen Chancen überdeckt. Ein großer Fortschritt wäre, wenn der Verurteilte bereit und imstande wäre, hierüber mit einer Vertrauensperson in eine Bestandsaufnahme einzutreten. Wer bin ich jetzt, wie wollte ich einmal sein, und welche Chancen gäbe es denn, nochmal anders zu sein? Wenn die Vertrauensperson nichts anderes betreiben würde, als das gute Selbstkonzept gutzuheißen und im motivationalen Interview dieses gute Selbstkonzept argumentativ zu stützen. Wenn die Vertrauensperson den Verurteilten nicht auf das Selbstkonzept Mörder oder Vergewaltiger festlegen würde (was in der sog. Kriminaltherapie massenhaft geschieht), sondern auf ein prosoziales Selbstkonzept – dann wäre das Vertrauen des Verurteilten in diese Person gerechtfertigt. Diese Person mag Therapeut sein oder Bewährungshelfer oder Freund oder jede andere Person, die sich trotz schlimmster Taten respektvoll wertschätzend zuwenden mag.

Auch und gerade am Ende dieses Buches ist daran zu erinnern, dass die Rückfallwahrscheinlichkeit nach einem verbüßten Tötungsdelikt gering ist, bereits für kleinere Delikte gering, für ein erneutes schweres Verbrechen außerordentlich gering. Für diejenigen, die nochmals schwere Gewalttaten begehen, gibt es auch nach dieser Untersuchung kein stabiles Erkennungszeichen: Das Leben entwickelt sich nach vorn und ist nicht determiniert. Die Zahl der positiven Überraschungen ist bei den entlassenen Langstrafern deutlich größer als die der negativen. Es gelten natürlich auch für verurteilte Tötungsdelinquenten die gleichen allgemeinen Risikomerkmale, und wir haben gute Gründe für die Erwartung, dass diejenigen, die sich stabil fernab der dissozialen Szene integrieren, weitestgehend geschützt sind. Anders lief es vor allem da, wo diese dissoziale, kriminelle, süchtige Szene nie verlassen wurde, wo die Zeiten zwischen Inhaftierungen kurz waren, und sich auch keiner groß um diesen Menschen gekümmert hat.

Es bleibt die Hoffnung, dass das Studium dieser Einzelfälle die Vielgestaltigkeit biografischer Abläufe verdeutlicht hat, die Haftkraft des dissozialen Milieus, die fatalen Folgen des lebenslangen Einzelgängertums, des Hungers der auch emotional Verarmten nach Erfolg. Abgesehen von den tatsächlich Kranken, den Schizophrenen, gab es kein Pathologisieren – kein Umdeuten sozialer Verhältnisse, schlechter Erfahrungen, falscher Entscheidungen, Bosheit und menschlicher Schwächen in eine Persönlichkeitspathologie oder „schwere seelische Abartigkeit". Diese Männer sind keine Illustration psychologisch-kriminologischer Theorien, sie sind keine Persönlichkeitstäter und keine Täterpersönlichkeiten, sondern Männer mit einer sehr belasteten, aber letztlich selbst gestalteten Lebensgeschichte. Die Vielgestaltigkeit dieser Geschichten beweist, dass es keine allgemeine Theorie ihres Rückfalls geben kann, und dass Gott eben doch bisweilen würfelt.

Literatur

Baberowski J (2012) Räume der Gewalt. Forens Psychiatr Psychol Kriminol 6: 149–157

Baberowski J (2015) Räume der Gewalt. Fischer, Frankfurt a. M.

Bleuler M (1972) Die schizophrenen Geistesstörungen im Lichte langjähriger Kranken- und Familiengeschichten. Thieme, Stuttgart

BMJ – Jehle J-M, Albrecht H-J, Hohmann-Fricke S, Tetal C (2013) Legalbewährung nach strafrechtlichen Sanktionen. Eine bundesweite Rückfalluntersuchung 2007 bis 2010 und 2004 bis 2010. Forum Verlag, Bad Godesberg

Brennan A, Mednick SA, Hodgins S (2000) Major mental disorders and criminal violence in a Danish birth cohort. Arch Gen Psychiatry 57: 494–500

Conrad K (1958) Die beginnende Schizophrenie. Versuch einer Gestaltanalyse des Wahns. Thieme, Stuttgart

Dannecker M, Reiche R (1974) Der gewöhnliche Homosexuelle. Eine soziologische Untersuchung über männliche Homosexuelle in der Bundesrepublik. Fischer, Frankfurt a. M.

de Sade DAF (1787) Justine oder die Leiden der Tugend. Mit einem Essay von Albert Camus. Übers. von Raoul Haller. Insel, Frankfurt a. M. (1990)

Dern H (2011) Profile sexueller Gewalttäter. Theoretische Grundlagen und praktische Anwendung der Operativen Fallanalyse. Boorberg, Stuttgart

Elbert T, Schauer M, Moran J (2015) Die Lust an Terror und Menschenjagd – Sieben unangenehme Einsichten über den Menschen. Psychologie in Österreich 35: 355–361

Elbert T, Weierstall R, Schauer M (2010) Fascination Violence – on mind and brain of man hunters. Eur. Arch. Psychiatry Clin. Neurosci. 260: 100–105

Freud S (1909) Analyse der Phobie eines fünfjährigen Knaben. (Der kleine Hans). Jahrbuch für psychoanalytische und psychopathologische Forschung 1: 1–109. In: S Freud (1973) Gesammelte Werke, Bd. VII, S Fischer, Frankfurt a. M., 243–377

Gottlieb H, Kramp P, Gabrielsen G (1987) The practice of forensic psychiatry in cases of homicide in Kopenhagen, 1959 to 1983. Acta Psychiatr Scand 67: 514–22

Hermann D (2009) Erklärungsmodelle von Delinquenz. In: H-L Kröber, D Dölling, N Leygraf, H Saß (Hrsg.) Handbuch der Forensischen Psychiatrie Bd. 4: Kriminologie und Forensische Psychiatrie. Steinkopff, Darmstadt, 286–320

Huber G, Gross G, Schüttler R (1979) Schizophrenie. Eine verlaufs- und sozialpsychiatrische Langzeitstudie. Springer, Berlin/Heidelberg/New York

Janzarik W (1959) Dynamische Grundkonstellationen in endogenen Psychosen. Springer, Berlin/Göttingen/Heidelberg

Janzarik W (1991) Desaktualisierung als Prinzip von Steuerung und Handlung. In: H Schütz et al. (Hrsg.) Medizinrecht-Psychopathologie-Rechtsmedizin. Festschrift für Günter Schewe. Springer, Berlin/Heidelberg/New York, 218–238

Kisker KP (1960) Der Erlebniswandel des Schizophrenen. Springer, Berlin/Heidelberg/New York

Könne C (2018) Schwule und Lesben in der DDR und der Umgang des SED-Staates mit Homosexualität. In: Deutschland Archiv, 28.02.2018. URL: www.bpb.de/265466 (abgerufen am 14.12.2018)

Kröber H-L (1993) Persönlichkeit, konstellative Faktoren und die Bereitschaft zum „Affektdelikt". In: H Saß (Hrsg.) Affektdelikte – Interdisziplinäre Beiträge zur Beurteilung von affektiv akzentuierten Straftaten. Springer, Berlin/Heidelberg/New York, 77–94

Kröber H-L (2008) Kann man die akute Gefährlichkeit schizophren Erkrankter erkennen? Forens Psychiatr Psychol Kriminol 2: 128–36

Kröber H-L (2009) Sexualstraftäter – Klinisches Erscheinungsbild. In: H-L Kröber, D Dölling, N Leygraf, H Saß (Hrsg.) Handbuch der Forensischen Psychiatrie Bd. 4: Kriminologie und Forensische Psychiatrie. Steinkopff, Darmstadt, 420–457

Kröber H-L (2012) Mord – Geschichten aus der Wirklichkeit. Rowohlt, Reinbek

Kröber H-L (2018a) Lebensverlauf, Zufall und individuelle Kriminalprognose. Forens Psychiatr Psychol Kriminol 12: 73–82

Kröber H-L (2018b) Blitzlicht: Drei Gruppen von Schizophrenen. Forens Psychiatr Psychol Kriminol 12: 279–281

Kröber H-L, Paar C (2009) Klinisches Erscheinungsbild und psychiatrische Aspekte der Eigentums- und Vermögensdelinquenz. In: H-L Kröber, D Dölling, N Leygraf, H Saß (Hrsg.) Handbuch der Forensischen Psychiatrie Bd. 4: Kriminologie und Forensische Psychiatrie. Steinkopff, Darmstadt, 470–497

Link BG, Stueve A, Phelan J (1998) Psychotic symptoms and violent behaviours: probing the components of 'threat/control-override' symptoms. Soc Psychiatry Psychiatr Epidemiol 33: 55–60

Metz KH (2010) Geschichte der Gewalt. Krieg Revolution Terror. Primus – WBG, Darmstadt

Neitzel S, Welzer H (2012) Soldaten. Protokolle vom Kämpfen, Töten und Sterben. S. Fischer, Frankfurt a. M.

Nietzsche F (1883/2014) Also sprach Zarathustra (Vom bleichen Verbrecher). Kröner, Stuttgart, 39–41

Nitschke J, Osterheider M, Mokros A (2009) A cumulative scale of severe sexual sadism. Sexual Abuse: A Journal of Research and Treatment 21(3): 262–278

Paczensky S von (1984) Verschwiegene Liebe. Lesbische Frauen in unserer Gesellschaft. Rowohlt, Reinbek, S 40ff.

Pfäfflin F (1982) Zur Lust am Lustmord. Nervenarzt 53: 547–550

Poe EA (2008) Der Wider-Geist. In: ders. Streitgespräch mit einer Mumie und andere Erzählungen. Insel Verlag, Frankfurt/Leipzig, 220–232 (engl. Original: The Imp of Perverse, 1845)

Popitz H (1992) Phänomene der Macht. Mohr, Tübingen

Rettenberger M, von Franqué F (Hrsg.) (2013) Handbuch kriminalprognostischer Verfahren. Hogrefe, Göttingen/Bern

Rode I, Legnaro A (1994) Psychiatrische Sachverständige im Strafverfahren. Subjektive Aspekte der Begutachtung. CH Beck, München

Saß H, Herpertz S (2009) Forensisch-psychiatrische Aspekte der Gewaltdelinquenz. In: H-L Kröber, D Dölling, N Leygraf, H Saß (Hrsg.) Handbuch der Forensischen Psychiatrie Bd. 4: Kriminologie und Forensische Psychiatrie. Steinkopff, Darmstadt, 367–399

Schmidhäuser E (1966) Über die Aktualität und Potentialität des Rechtsbewußtseins. In: Festschrift für H. Mayer zum 70. Geburtstag. Beiträge zur gesamten Strafrechtswissenschaft, Berlin, 317 ff.

Schorsch E, Becker N (1977) Angst, Lust, Zerstörung – Sadismus als soziales und kriminelles Handeln. Rowohlt, Reinbek

Starke K (2008) Leben von Lesben und Schwulen in der DDR. Selbstreflexion und Einstellung von Hetero- zu Homosexuellen und Homosexualität. In: LSVD Landesverband Sachsen-Anhalt (Hrsg.) Lesben und Schwule in der DDR. Tagungsdokumentation, Halle (Saale) 2008, 24ff.

Stoller RJ (1979) Perversion: Die erotische Form von Haß. Rowohlt, Hamburg

Stompe T (2013) Versuch einer Typologie von Tötungsdelikten schizophrener Patienten. Spectrum Psychiatrie 1: 26–31

Stompe T, Ortwein-Swoboda G, Schanda H (2004) Schizophrenia, delusional symptoms, and violence: the Threat/Control-Override concept reexamined. Schizophr Bull 30: 31–44

Stompe T, Ritter K, Schanda H (2018) Prädiktoren für Gewaltdelikte bei Schizophrenie. In: T Stompe, H Schanda (Hrsg.) Schizophrenie und Gewalt. Medizinisch Wissenschaftliche Verlagsgesellschaft, Berlin, 91–154

Tölle R (1994) Psychiatrie. Springer, Berlin/Heidelberg/New York

Trofimova A (2018) Lebenslang wegen Mordes: Daten zum Tatgeschehen, zu Biografie, Herkunft und sozialem Status der Berliner Strafgefangenen mit lebenslangen Freiheitsstrafe. Als Dissertation eingereicht, Charité Berlin

Urbaniok F (2012) Persönlichkeitstäter, Situationstäter und Prognostische Syndrome als Konzepte für Risikobeurteilungen und Risikomanagement. In: J Endrass, A Rosegger, F Urbaniok, B Borchard (Hrsg.) Interventionen bei Gewalt- und Sexualstraftätern. Medizinisch Wissenschaftliche Verlagsgesellschaft, Berlin

Weierstall R, Elbert T (2012) Formen und Klassifikation menschlicher Aggression. In: J Endrass, A Rosegger, F Urbaniok, B Borchard (Hrsg.) Interventionen bei Gewalt- und Sexualstraftätern. Medizinisch Wissenschaftliche Verlagsgesellschaft, Berlin, 3–14

Epilog: Töten ist menschlich.[4]

Down by the river I shot my baby. Dead. Dead. Shot her dead. (Neil Young)

Jemanden getötet zu haben, kann in ratlose Verzweiflung stürzen, davon singt Neil Young. Jemanden unwiderruflich in den Tod zu schicken, davor soll einem schaudern; auch für den Mörder gibt es keinen Weg zurück. Das Lied gibt dem Täter eine Stimme und verdeutlicht, dass er kein Herz aus Stein hat. Aber können normale Menschen zum Mörder werden?

Die meisten von uns sind zu derart romantischen Verwicklungen nicht fähig, in denen es um Liebe oder Tod geht, sondern werden bedenkenlos, wenn auch nicht klaglos Single oder alleinerziehend. Selbst zu töten interessiert uns nicht. Oder doch? Man trifft bei Gelegenheit auf lebhafte Befürworter der Todesstrafe; ich habe oft nachgefragt, ob man denn bereit wäre, mit eigenen Händen das Todesurteil zu vollstrecken, das Beil zu nehmen und – zack! Ich dachte, eine solche Frage würde abschreckend wirken, aber nein: Manch ein Freund der Todesstrafe war gern dazu bereit. Muss wohl heißen: Jemanden zu töten, wäre ihm eine Freude, nur bräuchte er dafür einen guten Grund, eine Rechtfertigung. Man würde sich gern extra einen Hass aufbauen, den man bisher noch nicht hatte, um ihn tödlich auszuleben.

4 Statt eines Nachworts folgt hier die unredigierte Fassung eines Essays des Verfassers, der am 11.10.2012 in der Wochenzeitung „Die ZEIT" auf Seite 17–19 erschien: http://www.zeit.de/2012/42/Toeten-Mord-Psychologie-Kriminalistik.

Wir würden nicht töten, höchstens Rache nehmen

Die Methode ist einfach: Man identifiziert sich mit einem persönlich unbekannten Opfer (einem Kind), als wäre man selbst das Opfer, und erteilt sich die Lizenz zur Rache. So kommen mir diese Demonstranten vor, die auf Plakaten „Keine Menschenrechte für Kinderschänder" fordern: Sie sehnen sich nach einem Grund, als Lynchmob tätig zu werden. Oder die Neonazis, die auf ihren Autos „Todesstrafe für Kinderschänder" fordern: Sie möchten die Lieblingsbeschäftigung ihrer geistigen Vorfahren, das Töten, erstmal im kleinen Rahmen wieder etablieren. Auch wenn es gewiss manchem Mitglied der ultrarechten Szene das Leben kosten würde. Es sind nicht nur Extremisten so. Eine reizende alte Dame forderte im RBB-Kulturradio am helllichten Mittag in wohlgesetzten Worten die öffentliche Hinrichtung von Sexualstraftätern, der Moderator bedankte sich höflich für diese interessante Meinung. Und dann gäbe es da noch die ungebrochene Sympathie der Fernsehzuschauer für Dexter, den Serienkiller für die gute Sache. Wie groß ist sein Abstand zum NSU?

Ein amerikanischer Sozialforscher namens David M. Buss (2007) hat herausgefunden, dass die Mehrheit der befragten Erwachsenen rund um den Globus schon ernsthafte Mordphantasien gegen eine andere Person hatte, Frauen wie Männer. Bei den Frauen richtete es sich vorrangig gegen eine Rivalin in Liebesdingen, bei den Männern häufiger gegen Rivalen im Arbeits- und Geschäftsbereich. Sie hatten schon ernsthaft überlegt, wie man so etwas machen könnte, und schließlich bedauert, dass sie sich doch nicht trauen, die Tat auszuführen. Nur ganz wenige tun es, die Zahl der Tötungsdelikte ist in den letzten Jahren in Deutschland so niedrig wie nie. Der Abstand zwischen Todeswünschen und Töten ist zum Glück – in geordneten Sozialwesen – riesig. Man hätte – bei uns – zu viel zu verlieren. Aber nein, sagen manche Psychologen und Hirnforscher – der Unterschied ist ein anderer: Wir sind empathisch. Mörder sind empathielos. Unsere Spiegelneurone machen uns mitfühlend. Deren Spiegelneurone versagen (sie müssen „Spiegelneurone" nicht kennen. Sie können stattdessen auch „Gehirn" sagen oder „Nervenzellen"). Wir sind normal, und die nicht. Mörder: Das sind die ganz anderen, und wenn man sie schon nicht mehr hinrichtet, muss man sie zumindest therapieren. „Empathietraining" heißt das liebliche Wort. „Therapieunterbringung" ist das neueste Bankert des Gefängniswesens.

Schauen wir nach, wie es sich mit den Mördern und der Empathie verhält. Beginnen wir mit der Frage, was uns einfühlsame Empathen denn am

Töten so interessiert, wo wir selbst zu töten doch gar nicht vorhaben? In unserer friedlichen Privatwelt kommt Töten nicht vor. Aber daneben gibt es die andere Welt, in der geschossen, geprügelt und geplündert wird und in der Häuser in prächtigen Feuerstürmen zum Himmel fahren. Wir erfahren von dieser Welt aus dem Fernsehen und dem Internet, aus Reportagen und Blockbuster-Spielfilmen. Über den fast schon gemütlichen, privaten, zivilen Mord – erste Meldungen gab es nachmittags bei „Brisant" und „Exklusiv" – berichtet zusammenfassend sonntags der „Tatort".

Doch in meiner persönlichen Welt, in meiner Wohnung, meiner Familie, an meinem Arbeitsplatz ist mit Mord nicht zu rechnen. Menschen zu töten, scheint eine exotische Angelegenheit, „nicht normal", statistisch in Deutschland so selten wie nie zuvor – nachdem noch vor 75 Jahren Menschen in einer Zahl umgebracht wurden, die jedes Vorstellungsvermögen sprengt.

Wir leben aber in beiden Welten, der Informations- und Kulturwelt, die verblüffend voll ist von Tod und Vernichtung, und der unmittelbaren Lebenswelt, in der zwar das Sterben durch Krankheit und im Alter eine Rolle spielt, aber Zigaretten und AIDS die vergleichsweise kontrollierbaren Hauptfeinde darstellen. Die cowboyfreie Marlboro-Reklame „Don't be a Maybe" – sei kein Weichei – fordert dazu auf, dem Krebstod mannhaft in die Augen zu sehen. Rauchen ist unser Todesmut des Alltags.

Privat und seit frühester Kindheit sind wir Bundesdeutsche überzeugt: Du sollst nicht töten! Schon Tiere zu töten, die Kätzchen zu ertränken, ist etwas Schlimmes. Das absichtliche Töten eines Menschen ist ein Sakrileg, eine Todsünde. Wir haben sehr hohe Hemmungen dagegen, und entsprechend ist es ganz selten. Nicht ganz logische Folgerung: Wer dennoch so etwas tut, kann nicht normal sein, muss verrückt sein oder schwer traumatisiert oder ein ideologisch verblendeter Fanatiker (Anarchist, Rassist, Islamist, Tschetschene, Taliban …). Kaum einer kennt solche Täter persönlich, und so fällt es nicht sehr schwer, sich das Täterbild nach Belieben einzurichten – bis die Polizei anrückt und erklärt, der eigene Sohn werde wegen Totschlags gesucht.

Wie war das doch noch, vor 75 Jahren?

Im kollektiven Gedächtnis der Menschen dieses Landes aber steckt, dass es die Aufgabe der Männer zwischen 16 und 60 ist, sich Uniformen anzuziehen, zu töten und getötet zu werden. Bis zum ersten Weltkrieg wurden diese Kriege als ritterlich geschönt – zu Unrecht, wie man weiß. Im zweiten Weltkrieg war das Kriegshandwerk dann verschwistert mit ideologisch argumentierendem Massenmord, für den es keinerlei moralische Rechtfertigung mehr gab, die man öffentlich hätte bekunden können.

Wenn man biologistische Erklärung für den Mörder im Jahr 2012, den Hirnabweichler, überprüft, muss man schauen, ob sie auch für die Mörder von 1942 passt. Von Hannah Arendt (1990) bis Harald Welzer (2007; Neitzel u. Welzer 2012) ist dargetan worden, dass die Menschen, die im vergangenen Jahrhundert Millionen Menschen mit eigener Hand umgebracht haben, nicht geisteskrank, nicht hirngeschädigt, und auch nur eine Minderheit fanatische Rassisten waren. Dagegen regt sich Widerstand bei Soziologen wie Rolf Pohl und Joachim Perels (2012): Massenmörder könnten eo ipso nicht normal sein, und Antisemitismus sei ein Wahn. Sofort kommt der Vorwurf der Verharmlosung der Shoah. Wie erklärt man dann beispielsweise, dass Ärzte, Psychiater, Pfleger, Krankenschwestern, die nach dem Krieg sozial gut integriert weiterlebten, 70.000 psychisch Kranke und geistig Behinderte umbrachten?

Gestritten wird um den Begriff „normal". Unstreitig waren die sozialen Verhältnisse spätestens 1933 bis 1945 aus heutiger Sicht nicht „normal", sondern ein System entfesselter totalitärer Macht. Fraglos gab es abnorme Persönlichkeiten unter den Führern und Tätern – aber weitere hunderttausend Täter hat man vor und nach ihrer Mörderlaufbahn nicht als nennenswert psychisch gestört bezeichnen können. Psychisch normal ist nicht nur der brave, aggressionsfreie und stets normgetreue Kleinbürger – manche Historiker erschrecken vor dem, was zur normalen psychischen Ausstattung des Menschen gehört. Manche Täter der NS-Zeit sagten hinterher, dass sie nur die ihre Pflicht taten. Sie taten es oft mit augenscheinlichem Vergnügen. Die berauschende Erfahrung, Macht auszuüben, Herr über Leben und Tod zu sein. Sie sahen sich über der Moral, in einem neuen Herren-Recht des Mächtigen. Aber sie wussten in ihrer großen Mehrheit, dass ihre Mütter verzweifeln würden, wenn sie wüssten, dass ihr Sohn Männer, Frauen und Kinder ermordet, und manche ahnten, dass dies nicht ohne Strafe enden würde.

Täter und Opfer des massenhaften Todes seit 1914 waren Millionen ganz normaler Menschen. Das Risiko, gewaltsam getötet zu werden, war in der Generation meiner Eltern und Großeltern immens hoch. Plötzlich ist es ganz gering. Die Informationswelt aber verdeutlicht uns, dass wir nur ins

Flugzeug steigen und ein paar Stunden fliegen müssen, um noch heute Abend an einem Ort der Vernichtung zu sein, wo ein Menschenleben nichts gilt. Ich glaube, dass uns deswegen von Kindesbeinen an so brennend alles interessiert, was mit Töten zu tun hat: die unwahrscheinliche, seltene, aber unkalkulierbare Gewalt, die uns unwiderruflich zerstören kann. Wir leben mit einer historisch belegten, gegenwärtig aber imaginären Bedrohung, die jedoch, so fürchten wir, ganz plötzlich umkippen und real werden kann, wie die Fernsehbilder zeigen. Und dann wäre es zu spät.

Dass wir selbst Täter werden, scheint uns weiterhin ausgeschlossen. Das fünfte Gebot einzuhalten, fällt uns leicht, wir wollten eh nicht töten. Mord wird zum Rätsel. Es gab einen jungen Mann, der seit Jahren an Tatorten oder vor Strafgerichten auftauchte und die Frage „Warum?" auf sein Pappschild gemalt hatte, dazu hielt er schweigend eine Gedenkkerze. Man darf sicher sein, er fürchtete nichts mehr als die Antwort des Täters: „Warum nicht?". Das „Warum" des Zufalls ist nicht hintergehbar, alles andere aber muss keineswegs ratlos machen.

Aber welchen Grund könnte jemand denn heute noch haben, einen anderen Menschen zu töten? Kommen nun die kaputten Spiegelneurone zum Zug? Kategorisieren wir: Es gibt Tötungsdelikte aus überwiegend rationalen Motiven: Um Beute zu machen, materiell oder auch sexuell. Um Macht zu etablieren oder aufrechtzuerhalten. Und es gibt Tötungsdelikte aus überwiegend emotionalen Motiven: aus Angst, tatsächlicher oder vermeintlicher Notwehr. Aus Wut, Gereiztheit, Niedertracht. Aus Rache; Rache, hat Nietzsche gesagt, ist das reinste Motiv. Manche nennen es auch: Bestrafung. Aus Zerstörungslust; es gibt Menschen, sagt der böse Joker am Ende von Batman II, die nicht für Millionen Dollar, die für kein Geld der Welt morden würden – sondern allein, um zu zerstören. Das ist vielleicht ein Sonderfall der Rache an dieser Welt. Und es gibt eigenartige, aber gar nicht so seltene Tötungsdelikte, vor allem bei jungen Leuten: Um sich selbst zu erfahren, wie stark man sein kann, was man aushält, wieviel Macht einem zukommen wird. Viele haben dies früher in Uniform herausgefunden.

Das Motiv Angst wird sichtbar in manchen Taten von Wahnkranken. Der Kranke wird verfolgt. Er weiß noch nicht genau, wer hinter den beschimpfenden Stimmen steckt, die ihn quälen, hinter den unsichtbaren Strahlen, die seinen Körper verbrennen, aber er bewaffnet sich, trägt stets ein Messer bei sich oder besorgt sich gar eine Schusswaffe. In wahnhafter Fehldeutung einer banalen Situation fühlt der Psychosekranke sich attackiert, und zu seinem und des Opfers Unglück greift er zur Waffe. Das Opfer hat nur nach dem

Weg gefragt, der Täter glaubt: Dies ist das Angriffssignal, der Judaskuss. 99% der Schizophrenen sind ungefährlich, aber eine kleine Teilgruppe dieser Kranken begeht etwa 7% der Tötungsdelikte in Großstädten. Das markant Kranke liegt in dem Wahn; der allein führt aber nicht zur Gewalttat. Zur Tat führt die ständige Angst, die hohe Erregtheit und Anspannung, die ihn auch nicht mehr schlafen lässt, und die ihm Gegenwehr und Angriff nahelegt.

Sei deine eigene Schutzmacht!

Das sind Kranke. Wir sind gesund. Schauen wir uns Täter an, deren Motive wir für rational halten, weil sie dem Eigennutz entsprechen. Beute machen. Mutter und Sohn beschließen, dessen Lebensgefährtin mit Lebensversicherungen zu überhäufen, um durch deren Tod richtig viel Geld zu bekommen. Es geht nicht um den genauen Euro-Betrag – es geht um das erträumte ganz andere Leben, das man haben könnte, den eigenen großen Reiterhof, den man besitzen wird – den man anders nie erreichen wird. Sich lösen aus dem bedrängten Dasein und dicke Geldbündel in den Hosentaschen haben – es geht um die Träume, was man mit einem riesigen Lottogewinn alles machen würde. Wenn da nur noch ein einziger Mensch im Wege steht? Dieser Mensch, in den ich einmal verliebt war, wird zum Feind, weil er mich trennt von der Verwirklichung meiner Träume. O ja, der Täter hatte empathische Gefühle für seine Freundin: Bis aus der Idee mit der Lebensversicherung ein Plan wurde. Für das große Ziel musste man sich mit einer gewissen Gleichgültigkeit wappnen.

Beute und Macht sind durchaus triftige Gründe für Verbrechen, allemal in der professionellen Szene. Eine schlüssige Antwort auf das „Warum" der Tat wäre hier: Der Täter hatte ein rationales Motiv, und er hatte gelernt, dass Töten funktioniert, den gewünschten Erfolg hat und nur selten bestraft wird. Oder die Strafe den Einsatz wert ist.

In den 90er-Jahren agierten in Berlin und Norddeutschland hochkonspirativ serbische Diebesbanden, die aus einem dafür berühmten Belgrader Stadtteil stammten; sie hatten geheime Wohnungen und Decknamen. Nichts fürchteten sie, außer Verrat an die Polizei, der alles zerstören würde. Ein junger, gutaussehender Serbe erschoss in einer solchen Geheimwohnung in Berlin einen vermeintlichen Verräter – vor den Augen zweier Frauen und eines Kollegen. Es war kurz und knapp eine sozusagen geschäftsmäßige Hinrichtung, zwei Schüsse genügten, und zugleich ein imponierender

Auftritt eines starken Mannes. Ob die Gruppe hier etwas paranoid war, oder ob der Getötete wirklich mit der Polizei zusammenarbeitete, war nicht zu erfahren. Der junge Mann war jedenfalls psychisch völlig gesund, sozial kompetent, intelligent, wendig. Er kurierte im Haftkrankenhaus seine Lungen-Tuberkulose aus, die er in Freiheit nicht hatte behandeln können, und wurde in der anschließenden Gerichtsverhandlung vom Vorwurf des Mordes freigesprochen: Die Tatzeugen waren inzwischen verschwunden, die anderen konnten sich an nichts erinnern. Alle wussten, dass er es getan hatte, aber er verließ als freier Mann den Gerichtssaal und kehrte nach Belgrad zurück, wo man ihn gefeiert haben wird.

Wir würden so etwas nicht machen, wir sind keine Gangster. Bei Gangstern mag das wichtig sein, dass die jeweils anderen wissen, dass man notfalls auch zum Töten bereit ist. Das ist so ähnlich wie das atomare Gleichgewicht des Schreckens zu den Zeiten von Kennedy und Chruschtschow. Wenn man sein Geld mit Drogen, Prostitution, Waffen oder schlicht mit geklauten Autos verdient, wenn man bereits mit 24 Jahren im Lamborghini cruisen will, dann muss man dafür sorgen, dass niemand anderes einem den hart erarbeiteten steuerfreien Reichtum wegnimmt. Man kann nicht zur Polizei gehen. Also muss man sich etwas vom Gewaltmonopol des Staates ausleihen, eine Pumpgun besorgen und sie gut sichtbar, passend zum langen Staubmantel in der Szene herumtragen, dazu eine stattliche Faustfeuerwaffe, und schon weiß jeder: Das hier ist eine wehrhafte Firma. War es einst so ähnlich bei den Capulets und den Montagues?

Der Gangster muss keineswegs eine besondere Vorliebe für Gewalt haben. Er kann vielmehr eine große Vorliebe für gute Geschäfte, Geldbündel, Goldketten, schnelle Autos, sexy Frauen und Parties haben und Gewalt nur als notwendige Absicherung ansehen, die er anderen delegiert. Auch die dafür angeheuerten Männer müssen nicht besonders gewalthungrig sein, sondern tun oft nichts anderes als ihre Pflicht, sozusagen Security-Personal von der anderen Seite. Spaß an der Arbeit nicht ausgeschlossen. Das einzige Argument, dass dieser Gangster einen „Empathiemangel" hat, liegt darin, dass er anderen Menschen schlimmes Leid zufügen lässt. Er kann das verdrängen und verwinden, er sieht sich als einen Chirurg, der ein Bein amputieren muss: der sollte dabei auch nicht weinen. Wie hieß es doch im Irak-Krieg: „chirurgische Operationen" durch ferngesteuerte Raketen, die in Bagdad einschlugen. Hatten diejenigen, die steuerten, einen Empathiemangel? Oder unterscheiden wir alle in unseren Gefühlen zwischen Freunden und Feinden?

Jugendliche Fighter trainieren ihre Aggressionsfähigkeit

Gewaltanwendung, zumal von Jugendlichen, wird von manchen Rechtspolitikern zu einer unerklärlichen, neuartigen Bedrohung gemacht, als lebten wir nicht im friedlichsten aller jemals vorhandenen Deutschlands. Dabei ist Gewalt völlig normal. Gewaltanwendung gehört als wichtige Fähigkeit zum Menschen wie Sexualität, Hunger oder Kooperationsfähigkeit. Aggressivität und Gewaltfähigkeit sind notwendig zur Durchsetzung gegen eine feindliche Natur und zur Selbstbehauptung gegen die Mitmenschen, die genauso auf ihren Vorteil aus sind wie ich (Popitz 1992; Baberowski 2012, 2015; Elbert et al. 2015). In der Gewaltanwendung wird Macht nicht symbolisiert, sondern manifestiert: Das ist die Voraussetzung dafür, dass schließlich auch symbolische Repräsentationen genügen.

Unter den Gewalttätern finden wir erstaunlich viele schwache Menschen, sozial, psychisch oder intellektuell Schwache. Wirkmächtig zu sein, sich durchsetzen zu können, ist das natürliche Bestreben auch des Schwachen. Gewalt ist für manche, nicht zuletzt manche Kinder, die einzige Chance, sich überhaupt bemerkbar zu machen; sie sind sonst sozial nicht existent. Krafttraining ist die beliebteste Sportart im Knast. Auch der körperlich schwache Mensch, etwa der durch Alkoholismus Gebeutelte kann die Grenzen seiner Leibeskräfte überschreiten und Sieger werden: Durch Waffen, durch Technik, und durch Kooperation mit anderen; notfalls kann man mit einem Feuerzeug ein ganzes Opernhaus anzünden.

Aggressionsfähigkeit gehört zur natürlichen Ausstattung des Menschen. Nun bedürfen alle starken menschlichen Bedürfnisse und Strebungen gerade wegen ihrer Intensität einer besonders starken Kulturierung, also einer starken sozialen Regulierung, Ritualisierung und Kontrolle, damit sie nicht den sozialen Zusammenhalt gefährden und sozial zersetzend wirken (Kröber 2012). Es gibt daher keine „natürliche“ Sexualität, sondern stets eine gesellschaftlich regulierte, in ihren Möglichkeiten, Formen und Spielräumen durchformte Sexualität. Entsprechend gibt es eine sozial strikt reglementierte Aggressivität und Gewalterlaubnis – heute wie vor 2000 Jahren. Es ändern sich aber die Regeln des Umgangs mit Gewalt und die Denkweisen über den Umgang mit Gewalt im Laufe der historischen Zeit in Abhängigkeit vom sozialen Wandel. Sklaven darf man nicht mehr hängen, untreue Frauen bei uns nicht steinigen, Duelle, an denen früher sogar führende SPD-Politiker verstarben, sind verboten, die meisten Studenten schlagen sich nicht mehr mit Säbeln, Eltern und Lehrer dürfen die Kinder nicht mehr grün und blau prügeln. Alle diese Fortschritte sind nicht durch Therapie erreicht worden, sondern durch staatliche Strafandrohung, veränderte Formen der Sozialisierung und neue kulturelle Vorbilder.

Die im öffentlichen Diskurs allgegenwärtige Verdammung von Gewalt und Tötung und die starke Tendenz, dies zu pathologisieren, kontrastiert eindrucksvoll mit dem erzieherischen und kulturellen Stellenwert von Gewalt. Fast alles, was als Bericht und Erzählung über das „wahre Leben" an Kinder, Jugendliche und Erwachsene herangetragen wird, verhandelt den Umgang mit der Gewalt. Sehr viele Märchen, viele Klassiker der Unterhaltungs- sowie der Hochliteratur, die in immer neuen Versionen vom Actionfilm bis zum Computerspiel aktualisiert werden, sind, man kann es nicht anders sagen, gewaltverherrlichend, beginnend bei der Ilias und der Odyssee. Mit Wohlbehagen liest man, wie Odysseus, der sich jahrelang zu Hause nicht blicken ließ, die zudringlichen Freier seiner Frau nicht einfach vertreibt, sondern kunstvoll abschlachtet. Heute würde man Odysseus fraglos als Psychopathen einstufen: narzisstisch, umtriebig, rücksichtslos, pathologisch angstfrei, gewalttätig (zudem hat er natürlich ein absolut inakzeptables Frauenbild). Die Kinder lernen: Gewalt ist immer schon da, zumindest als Bedrohung. Viele Märchen zeigen auf, dass man der vitalen Bedrohung nicht ausweichen kann, dass man sich gewaltsam wehren, kämpfen muss. Dann kommen die Heldensagen, dann Harry Potter und Voldemort, Darth Vader und Sephiroth; ich kenne mehrere junge Mörder, die sich mit gebrochenen Helden aus Final Fantasy identifizierten. Gewalt war immer schon da, auf höchstens der Hälfte des Erdballs einigermaßen domestiziert und staatlich eingehegt, aber etappenweise gnadenlos entfesselt. Manche zögerten, in Batman III zu gehen, weil tausende Kilometer entfernt in Aurora Besucher des Films im Kino ermordet wurden. Die Anfälligkeit unseres Sicherheitsgefühls für einzelne, entfernte Tötungsdelikte verdeutlicht, wie stark die Risiken gewaltsamer Bedrohung innerpsychisch präsent sind.

Unser Urgroßonkel Kain: Als Töter geadelt

Die Bibel beginnt, gleich nach Schöpfung und Vertreibung aus dem Paradies, mit einem Mord. Auch historisch ist die Menschheitsgeschichte eine Geschichte des Tötens. Der französische Mittelalter-Historiker René Girard (1994) sagt, dass der Mord aus dem Begehren erwächst. Schon in den zehn Geboten findet sich die Formel „Du sollst nicht begehren …" – des anderen

Weib, Vieh, Land, Hof, Hab und Gut, nicht seinen Reichtum, seine Gesundheit, seine Schönheit, seinen Erfolg.

Die zehn Gebote sind elementare Sozial-Normen. Ein Oberarzt in Süddeutschland spritzte Schmutzwasser aus Putzeimern in Infusionen, mit denen sein Konkurrent um eine Professorenstelle erfolgreich schwerkranke Patienten behandelte. Er tötete Patienten, um die wissenschaftliche Studie seines Kollegen zu ruinieren und ihn in der Gunst seines Chefs (und möglicher Headhunter) zu überflügeln. Er war nicht krank, nicht vorbestraft, aber sehr ehrgeizig. Als es herauskam, er in Untersuchungshaft saß und feststellte, dass all seine Lebenspläne zunichte waren, hat er sich selbst getötet. Fremdtötung und Selbsttötung wohnen oft nah beieinander.

Kain, der erste Mörder, erschlägt seinen jüngeren Bruder Abel, weil Gott dessen Opfer gnädig annimmt, nicht aber das von Kain. Diese Geschichte findet sich gleichermaßen im Koran. Kain ist Ackerbauer, Abel Schafhirt, der aus vielen Western bekannte Konflikt Ackerbauer versus Viehzüchter. Gott reagiert ganz eigentümlich und sicherlich nicht Bildzeitungs-konform: Er verstößt Kain, aber er lässt Kain laufen, und er zeichnet Kain mit einem Mal, „dass ihn keiner erschlage, der ihn finde". Rastlos und ruhelos werde er sein auf Erden, hatte Gott Kain gesagt. Kain zeugte erstmal einen Sohn und gründete dann eine Stadt. Kain, der Mörder, wird mit seinem nachgeborenen Bruder Seth zu einem der beiden Stammväter der Menschheit (angeblich sind später in der Sintflut durch die Arche nur die Nachkommen Seths wie Noah selbst gerettet worden – aber aus welcher Linie Noahs Frauen stammten, bleibt dunkel). Bei manchen Menschen, die getötet haben, entdeckt man bei genauem Hinsehen das Kains-Zeichen, in ihrem Gesicht, ihrer Haltung, ihrem Sprechen. Kain war nur der erste, der mit untilgbarer Schuld zu leben hatte. Wir sind zumindest sozial seine Nachfahren und der gnädigen Bewahrung vor Unheil bedürftig.

Der heroische Liebestöter

Manche Liebe endet in Untreue und Verrat. Das Liebesbegehren wird lebensgefährlich, wenn es romantisch überhöht wird, wenn es die Hirne und Hormone zu Nano-Schaum verquirlt. Das zeigen uns zahllose Shakespeare-Tragödien von Othello über Richard II. bis zu Romeo und Julia, aber auch seine Komödien bis hin zum Sommernachtstraum, wo man ja auch bei all den freigelassenen Begierden und Berauschungen nur knapp mit dem Leben und dem eigenen Leib davonkommt. So ist es auch im sozialen Alltag: Wo der Mann plötzlich überzeugt ist, nichts sei wichtiger als seine Liebe zur misshandelten Ehefrau, die ins Frauenhaus geflüchtet ist und ihn als Unhold und Versager darstellt, wo er weint und schluchzt und sentimentale CDs auflegt mit „unserem Lied“, da ist auch das Zustechen mit dem Messer bis zum Eintritt des Todes durch Verbluten nicht mehr allzu fern. So groß ist die Liebe, so groß ist das Leid, dass er dafür sogar zu töten bereit war – an die Folgen, gar Strafe zu denken, wäre kleinkrämerhaft gewesen. Hier ging es um wahrhaft Großes, für das man sein Leben in die Schanze wirft. Ein Jahr später hält er das für eine Riesendummheit, da hat er sich schon ein bisschen ans Gefängnis gewöhnt. Das großartige Buch von Peter von Matt über den Liebesverrat verhandelt jede Nuance des Zusammenpralls von Liebe und Tod.

Hier finden wir ihn wieder: den heroischen Mörder. Der Soldat sieht sich im Zweifel als jemand, der aus Gründen des Heldentums seine Pflicht erfüllt. Der Gangster dient oftmals nur in einer anderen Truppe. Der sentimentale, selbstmitleidige Mann, der seine ihn verlassende Partnerin tötet, nachdem er vorher alle Konflikte hartnäckig verleugnet hat, sieht sich als Held, und altruistisch ist er obendrein: Er hat nicht kleinlich auf seinen Vorteil geguckt. Er hat nun auch alle Freunde verloren, aber das können dann ja wohl, denkt er, keine wirklichen Freunde gewesen sein.

Und dann gibt es die gänzlich unerfreuliche Abart des Begehrens, die sexuelle Triebhaftigkeit, die nur noch in außergewöhnlichen Praktiken und der Zerstörung des Sexualleibs die grandiose Erregung zu erreichen vermag, mit oder ohne Orgasmus. Diese statistisch sehr kleine Gruppe sadistischer Sexualmörder füllt die Fernsehserien und Kriminalitätsreportagen. Experten, in magischem Grün und Blau beleuchtet, berichten von einer finsteren Triebwelt, die teils in den Hoden, teils im Hirn verortet wird. Überlassen wir diesen wenigen Mördern, welche die Medien stets in den Vordergrund spielen, für heute den Bestsellerregalen.

Die Viererbanden

Bleiben zwei typische Gruppen von Gewalttätern, eine große und eine kleine (Kröber 2012). Die große hat es immer schon gegeben. Es sind Jugendliche, Heranwachsende, manchmal noch Kinder, selten einmal sind Mädchen dabei, junge Krieger in Sneakers, die herumziehen und Kämpfe suchen.

Manche haben auch Springerstiefel und Glatze (gemeint sind hier die unorganisierten Kleingruppen), manche haben Fußballtrikots und nennen sich Hooligans und behaupten, sie kämpften nach fairen Regeln. Diese Kämpfe gibt es zahlreich, und selten einmal enden sie tödlich – aber stets zu oft.

Typische Konstellation: vier Jungs als Täter, zwei von vorneherein unterlegene, oft stark alkoholisierte Opfer. Von den vier Tätern hat einer eine Zerstörungswut und psychische Probleme, er ist trotzdem oft der Anführer; zwei sind relativ kompetent, aber noch dabei herauszufinden, wer sie eigentlich sein wollen, und der vierte Junge ist nicht selten mustergültig prosozial eingestellt, aber auch interessiert, das Leben, den Kampf und die Männlichkeit zu erfahren. In der Schule haben die Lehrerinnen ihnen erzählt: Gewalt ist überflüssig, man kann – stattdessen – über alles reden. Wie vorher die Kindergärtnerinnen, und Mutti. Dabei wissen sie schon längst: alles Frauengerede. Gewalt konstituiert Macht, schon in der Schule. Gewaltandrohung reicht nicht aus, man muss die Drohung auch wahr machen. Der Gewalt kann man nicht immer ausweichen. Man kann nicht über alles nur reden. Um selbst eine Position im sozialen Spiel zu gewinnen, um Stärke zu repräsentieren, muss man bereit sein, zu kämpfen. Man muss lernen, zu widerstehen. Man muss lernen sich durchzusetzen. Dies geht gemeinsam mit anderen oft besser als allein.

Es geht um Selbstbehauptung und zugleich um den Erwerb von Tugenden, die gelernt und geübt werden müssen: Mut, Tapferkeit (die eigene Angst überwinden), Loyalität mit anderen (früher hieß das „Treue"), eine gewisse Rücksichtslosigkeit gegen sich selbst, sich von möglichen nachteiligen Folgen für einen selbst nicht abschrecken lassen, wenn das Handeln denn notwendig ist – ein sozusagen heldenhafter Altruismus oder altruistisches Heldentum. *Heldentum?* Das gab es, das ist gar nicht lange her. Seit der Niederlage gegen Napoleon bis zum Desaster des Nationalsozialismus standen soldatisches Heldentum und der Opfertod des jungen Mannes im Zentrum deutscher Mannbarkeitsvorstellungen; sie wurden dann von der Hochkultur fluchtartig verlassen, sind aber keineswegs verschwunden. Heute wird das Bild des Helden von der Massenkultur gezeichnet, vom Actionfilm bis zum Computerspiel, und zwar kaum im Ego-Shooter, wo die Sache eher kampftaktisch-wehrtechnisch aufgefasst und man regelmäßig erschossen wird, sondern gerade in Rollenspielen wie Final Fantasy.

Was ist Männlichkeit?

In der Hochkultur und in der Pädagogik werden Konzepte von Männlichkeit zu Sekundärtugenden: Mut, Tapferkeit, Stehvermögen, Wehrhaftigkeit, Stärke - wozu soll das gut sein? Eine „weiche" Pädagogik versucht den Kindern einzureden, dass Gewalt böse ist, dass sie immer zu vermeiden ist, dass man im Zweifel nicht widerstehen, sondern bei Erwachsenen Hilfe suchen soll, die das dann anstelle des Kindes regeln. Keine eigene Macht aufbauen (als jemand, der Respekt genießt oder einer Gruppe angehört, die Respekt genießt), sondern im Schlepptau von Starken agieren; man begreift, dass dieses Konzept bei den Jungs im Kindergarten, im Schullandheim oder bei der Bundeswehr auf sehr wenig Begeisterung stößt.

In der Lebensphase, in welcher der Jugendliche ein Selbstkonzept entwickelt, wer er denn ist und sein will, lockt stets die Rolle des Kämpfers, genauer: des Kriegers. Dem am nächsten steht das Konzept des Sportlers, und in beiden Fällen geht es um den Einsatz, das Erproben und Riskieren des eigenen Leibes. Natürlich gibt es andere Rollenangebote, die nicht selten abwechselnd oder parallel geübt werden: das der Fürsorglichkeit, des altruistischen Helfers, des Liebenden, des Phantasielandbewohners und andere. Den Krieger gibt es gewöhnlich in der Gruppe, im Trupp, in der Mannschaft, in der Garde. Es gibt ihn aber auch schon bei Jugendlichen als isolierten Einzelkämpfer, der sich allein gegen alle sieht, und der immer schon überschießend gewaltsam auf echte und vermeintliche Provokationen reagiert.

Die vitale Kampfbereitschaft von jungen Männern wird traditionell ins Außenfeld kanalisiert: in Kämpfe mit den Jugendlichen aus dem Nachbardorf, in Kämpfe mit den Anhängern anderer Sportmannschaften, in Übergriffe auf Gruppen anderer politischer Ausrichtung, Konfession, Herkunft und Lebensweise. Die Anziehungskraft bestimmter militanter Gruppen liegt nicht in ihrer speziellen Ideologie, sondern in ihrer Gewaltbereitschaft. Man geht zu den Hools und nicht zur normalen Fangruppe, wenn man Gefahr erleben möchte, den Zusammenhalt im Kampf, den eigenen Mut und Sieg. All diese Gruppen, ob Hooligans, ob Neonazis, ob Anarchisten, ob Stadtteil-Gangs, gewinnen ihre Mitglieder nicht auf Schulungsabenden und durch ideologische Überzeugungsarbeit, sondern indem sie diese in Aktionen führen; man muss sich gemeinsam der Gefahr aussetzen. Man kommt zusammen, um zu kämpfen, und manch einer stellt sich vor, ob er wohl so ein starker Mann sein könnte, der auch tötet.

Aus den Taten solcher Jungengruppen können Tötungsdelikte entstehen. Manches hängt von Zufällen ab, ob man Waffen dabei hat. Von Sieg oder Niederlage hängt manchmal ab, wer als Täter und wer als Opfer bestimmt werden wird. Dass ein solcher Jugendlicher getötet hat, muss nicht bedeuten, dass er dauerhaft gefährlich ist, nicht einmal, dass er ein Gewaltproblem hat.

Schwierig, fast schon verloren sind vor allem die frühen Einzelkämpfer. Es soll hier nicht geleugnet werden, dass es eine Gruppe Jugendlicher und Heranwachsender gibt, bei denen überdauernd eine Aggressionsproblematik vorliegt, ja ein Hang zur Destruktivität. Empirisch gut belegt sind dies besonders solche Jugendliche, die frühe und lange Gewalterfahrungen haben, Zuschauer der Gewalt gegen die Mutter, selbst vom Vater oder von jedem neuen Lover der Mutter verprügelt. Dann abgeschoben in die emotionale Leere von Heimen, in denen sie sich nur als Kämpfer einen Namen machen konnten. Nachdrücklich und demütigend auf die Schwäche und Verletzlichkeit des eigenen Leibes gestoßen – bis man stark genug ist, zurückzuschlagen. Geblieben ist ein anhaltendes Bewusstsein der steten eigenen Gefährdung, ein Drang zur Bewaffnung, und der dringende Wunsch, alle kommenden Kämpfe siegreich zu bestehen, alle Widersacher dauerhaft zu vernichten. Oft bleiben sie auch als Heranwachsende in einer gewaltbereiten Szene rücksichtsloser Durchsetzung, was intrapsychisch auch zu einer Verrohung und emotionalen Verwahrlosung führen kann, die möglicherweise zudem durch Gefängnisaufenthalte, Substanzmissbrauch und anderes unterstützt wird. Keine Frage, dass sie ein Anrecht auf Therapie haben müssten, auch wenn es fast schon zu spät ist, wenn sie erstmal erwachsen sind. Eine schwierige Therapie, die sie nicht als Hirnabweichler behandelt und die nicht gerade das trainiert, was sie schlecht können.

Die grundsätzliche Ächtung von Gewalt, in der Schule, in der Familie, im öffentlichen Raum, überall, ist richtig und wichtig. Das kann gar nicht nachdrücklich genug geschehen. Aber können wir uns besser schützen gegen Gewalt und Mord? Im Moment fließen erhebliche Summen in Präventionsprogramme, und Millionen werden in den therapeutischen Ausbau der Sicherungsverwahrung gesteckt. Was die Effizienz dieser Maßnahmen betrifft, darf man höchste Zweifel haben. Der Glaube an die Therapierbarkeit von Kriminalität hat höchst illusionäre Ausmaße angenommen. Seitdem ich im Beruf bin, verfechte ich die Notwendigkeit von Kriminaltherapie und eines resozialisierenden Strafvollzugs. Man kann aber nur reparieren, was kaputt ist, und man sollte da behandeln, wo tatsächlich Behandlungsbedarf und Behandlungsnotwendigkeit besteht.

Das führt zum Elend der biologistischen Gewalterklärung, die gegenwärtig bei Pädagogen und Psychologen zunehmend hoch im Kurs steht: der Pathologisierung von Dominanzstreben, körperlicher Rivalität, Erproben von Härte und Ertragen von Schmerzen und Gefahren, und nicht zuletzt der ominöse „Empathiemangel". Wir sind wieder beim „geborenen Verbrecher" angelangt, dem Hirnabweichler, den der italienische Anthropologe Lombroso schon vor gut 130 Jahren propagierte. Obwohl jeder Fachmann weiß, dass es regelhaft eine erstaunliche Diskrepanz zwischen Tat und Täter gibt, werden Menschen wieder ausschließlich über ihre Tat definiert („Mörder") und ihr Lebensschicksal bei den Interventionen ausgeblendet. Sie werden mit standardisierten verhaltenstherapeutischen Programmen überzogen, ob sie die nun brauchen oder nicht. Allemal ist klar: Das Problem liegt im Täter, nicht außerhalb von ihm. Nun sind zwar die Erfolgsquoten bei der Therapie richtig psychisch kranker Rechtsbrecher sehr hoch, aber die Erfolgsquoten bei der Therapie psychisch gesunder Straftäter sind dürftig: Etwa 10% weniger werden spürbar gebessert. Um 10% weniger Verbrechen lohnt sich der Einsatz, wenn man ihn da hinbringt, wo er gebraucht wird. Aber man darf nicht vergessen: Das allgemeine Wissen, dass man mit dem „genetischen Fingerabdruck" durch DNA-Spuren fast jeden Täter überführen kann, hat sicher mehr Vergewaltigungen verhindert als alle Sexualtherapie.

Die vorstehende Musterung von Mordmotiven zeigt, dass es keine empathischen Morde gibt, dass aber „Empathiemangel" sehr wenig beiträgt zur Lösung der Frage, warum Menschen töten. Die Argumentation ist in der Regel zirkulär: Weil er getötet hat, ist er gefühllos. Weil er gefühllos ist, hat er getötet. Eine bestimmte Person hat *an einem bestimmten Tag* keine Rücksicht auf die Gefühle seines Opfers genommen. Unterstellt wird, dass er die Gefühle des anderen *prinzipiell* nicht nachvollziehen kann, dass ihm dafür in seinem Hirn die nötigen Antennen fehlen. Nun weiß man aber, dass die meisten Täter diese Antennen sehr wohl haben. Dann besteht der Empathiemangel darin, dass sie zwar sehr differenziert die Gefühle anderer wahrnehmen – und auch manipulativ ausnutzen können –, dass sie sich davon aber in ihren Entscheidungen und Handlungen nicht beeinflussen lassen. Setzen wir uns einmal vor den Spiegel und betrachten wir ehrlich unser psychisches Funktionieren, dann stellen wir fest: Genau so sind wir selbst gemacht. Wir können uns entscheiden, ob wir das Leiden des anderen oder aber unsere eigenen Interessen wichtiger finden. Sollen die Kinder des Nachbarn hungern oder meine eigenen? Auch für große Verbrechen, so der Gewalt-Theoretiker Heinrich Popitz (1992), genügt Gleichgültigkeit.

Und Gleichgültigkeit kann man lernen und trainieren, man kann sie je nach Gelegenheit an- und abstellen.

Gewalt muss man einhegen. Stärke schafft Respekt.

Zu einem rationalen Umgang mit der Gewaltgefahr gehört, dass wir sie nicht in sublime Hirnbezirke mit kaputten Spiegelneuronen verbannen, sondern als normal begreifen. Gewalt gehört zur Conditio humana, dies zu verleugnen ist lebensgefährlich. Man kann Gewalt nicht durch Anti-Gewalt-Training oder Empathie-Training beseitigen, man kann sie nur möglichst gut „einhegen", wie die Historiker sagen, in Fesseln legen wie einst die Liliputaner den Gulliver.

„Einhegen" heißt Lenken, Steuern, Räume verschließen und Räume öffnen. Es gelingt natürlich nur in Maßen. Es gibt keine sichere Prävention gegen Tötungsdelikte. Wenn der Ehekrieg schon jahrelang tobte, kann die Situation so instabil sein, dass auch der Eingriff von außen alles zum Kippen bringen kann. Wenn der Mord selbst sich lohnt, schützt allein die hohe Wahrscheinlichkeit von Bestrafung.

Das wichtigste bei der Einhegung, Kanalisierung und Entschärfung von Gewalt ist ein sichtbares, eindeutiges und wirksames Auftreten der staatlichen Repräsentanz von Gewalt. Mögliche Täter einzuschüchtern, indem ihnen eine rasche Ergreifung und Bestrafung nicht nur zugesichert, sondern garantiert wird, ist eine essenzielle Voraussetzung. Ein männlicher Umgang mit den jugendlichen Tätern ist wichtig: dass sie nicht als schwach und belehrungsbedürftig behandelt werden, sondern als verantwortlich, stark und erfahren. Dass man sie nicht zu Mädchen erziehen möchte, sondern zu selbstdisziplinierten starken Jungs. Empathietraining ist so clever wie Farbtraining für Farbenblinde: Entweder hat es die Person nicht nötig, weil sie Empathie kann, oder es bleibt ohne nachhaltigen Effekt, führt der Person nur ihre Defizite vor. Überall sonst trainiert man Stärken, Fähigkeiten: darum muss es auch beim Umgang mit Straffälligen gehen. Viele von ihnen haben durchaus prosoziale Fähigkeiten: Neugierde, Hilfsbereitschaft, Fürsorglichkeit.

Man muss gerade bei den Jungen aber auch das Kämpfen zulassen und gestalten, das körperliche, das geistige, allein und in Mannschaften, natürlich auch am Computer. Den eigenen Körper gut zu beherrschen, ist ein lohnendes Ziel. Auch im Kampf die eigenen Gefühle beherrschen und Regeln einhalten können, ist ein lohnendes Ziel. Die Regeln dürfen nicht von oben kommen, sondern müssen von allen geteilt und getragen werden, Verstöße führen zu Auszeiten und Strafen. Trainierte Selbstdisziplin, gerade auch wenn es wehtut und man wütend wird, ist ein Ausdruck eigener Stärke.

Die Täter sind selten perspektivlos, aber ihre Lebensperspektive ist noch in Arbeit. Da kann man ja helfen, vielleicht könnten sich auch mal gestandene Männer um solche Jungs kümmern. Wer nicht begreift, was Hanteltraining in diesem Alter bedeutet, wer keinen Sinn für die Lust hat, die Gewaltausübung bereiten kann, und kein Gespür für die dahinter stehenden Selbstkonzepte von Jugendlichen und jungen Männern, der wird mit diesen Tätern nicht in ein konstruktives Gespräch kommen und Gewalt tabuisieren, statt sie zu formen und einzuhegen. Am Ende geht es eindringlich um die Frage, was jemand mit seinem Leben anfangen will und kann, und wie er dafür werden muss.

Und die Mörder? Man muss kein Aggressionsproblem haben, um Mörder zu werden. Wenn zum Schuldausgleich die Strafe verbüßt ist, kann man die Ungefährlichen laufen lassen. Ihre Zelle wird nicht ewig leer stehen. Aber es werden weniger. Solange der Rechtsstaat stabil bleibt.

Literatur

Arendt H (1990) Macht und Gewalt. Piper, München

Baberowski J (2012) Räume der Gewalt. Forens Psychiatr Psychol Kriminol 6: 149–157

Baberowski J (2015) Räume der Gewalt. Fischer, Frankfurt a. M.

Buss DM (2007) Der Mörder in uns – Warum wir zum Töten programmiert sind. Elsevier/Spektrum, Heidelberg

Elbert T, Schauer M, Moran J (2015) Die Lust an Terror und Menschenjagd – Sieben unangenehme Einsichten über den Menschen. Psychologie in Österreich 35: 355–361

Girard R (1994) Das Heilige und die Gewalt. Patmos, Düsseldorf (frz. Original: La Violence et le sacré, 1972)

Kröber H-L (2012) Zusammen kämpfen, zusammen schlagen? Der junge prosoziale Gewalttäter. Forens Psychiatr Psychol Kriminol 6: 166–176

Neitzel S, Welzer H (2012) Soldaten. Protokolle vom Kämpfen, Töten und Sterben. S. Fischer, Frankfurt a. M.

Pohl R, Perels J (Hrsg.) (2012) Normalität der NS-Täter? – Eine kritische Auseinandersetzung. Offizin, Hannover

Popitz H (1992) Phänomene der Macht. Mohr, Tübingen

Welzer H (2007) Wie aus ganz gewöhnlichen Menschen Massenmörder werden. S. Fischer, Frankfurt a. M.